U0225832

产科临床手册

Obstetrics Clinical Manual

主　审　苟文丽　西安交通大学第一附属医院

主　编　蔺　莉　北京大学国际医院
　　　　赵扬玉　北京大学第三医院

副主编　刘国成　广东省妇幼保健院
　　　　马玉燕　山东大学齐鲁医院

编　委（按编写顺序排序）

李春芳　西安交通大学第一附属医院
王晨虹　南方医科大学深圳医院
李胜利　深圳市妇幼保健院
张　丽　广东省妇幼保健院
杨　桦　首都医科大学附属北京友谊医院
韩肖燕　首都医科大学附属北京友谊医院
尹　红　北京市昌平区妇幼保健院
王　静　北京大学国际医院
张永岗　北京大学国际医院
周　颖　厦门大学附属第一医院
李　璨　郑州大学附属郑州中心医院
杨　静　北京大学第三医院

人民卫生出版社
·北　京·

图书在版编目（CIP）数据

产科临床手册 / 蔺莉，赵扬玉主编．—北京：人民卫生出版社，2022.11（2023.10 重印）

ISBN 978-7-117-34051-9

Ⅰ.①产… Ⅱ.①蔺…②赵… Ⅲ.①产科病—诊疗—手册 Ⅳ.①R714-62

中国版本图书馆 CIP 数据核字（2022）第 218120 号

产科临床手册

Chanke Linchuang Shouce

主　　编：蔺　莉　赵扬玉
出版发行：人民卫生出版社（中继线 010-59780011）
地　　址：北京市朝阳区潘家园南里 19 号
邮　　编：100021
E - mail：pmph @ pmph.com
购书热线：010-59787592　010-59787584　010-65264830
印　　刷：北京盛通印刷股份有限公司
经　　销：新华书店
开　　本：889 × 1194　1/32　　印张：10.5　　插页：8
字　　数：252 千字
版　　次：2022 年 11 月第 1 版
印　　次：2023 年 10 月第 4 次印刷
标准书号：ISBN 978-7-117-34051-9
定　　价：50.00 元

序

妇女儿童健康是“健康中国2030”规划的重要组成部分。近年来，尽管我国妇幼健康核心指标降幅趋势持续向好，但仍面临“优质医疗资源总量不足”“结构不合理”与“分布不均”等问题。2017-2020年全国产科质量控制报告提示产科服务质量存在明显地域不均衡性，整体上呈现西部落后于东部的差异。一些重要的母胎结局指标如严重产后出血率、早产率等，均呈现西高东低的分布特征。产科服务质量的地域不均衡性是我国长期以来存在的挑战，特别是生育政策调整以来，高龄、多产次等高风险孕产妇构成比例显著增加，妊娠并发症、出生缺陷发生风险增加，妊娠合并症疾病谱发生变化。持续改善产科服务质量，尤其注重提升西部地区孕产保健综合服务能力是各级产科医疗机构的工作重点与努力方向。

面临长期存在的问题以及新形势下的新挑战，我国各级医疗机构产科医务人员更需练好内功、夯实专业理论基础、提高专业技能，在临床实践中不断提升产科合并症、并发症早期识别与规范救治能力，重视危急重症救治快速决策与应变能力，加快实现“高质量围产保健，降低妊娠并发症发生，最大限度保障母婴安全”的目标。

本手册从产科三个亚学科领域，即围产保健内容、常见合并症、特有并发症进行阐述，注重实际操作的规范化培训。具体分为妊娠生理及产前保健、产前超声、产程及助产、妊娠合并症及并发症、常见产科危急重症的处理和抢救流程、常见产科急救的演练模板六章。撰写内容以循证医学证据及最新产科相关疾病与其他交叉学科国内外指南为依据；遵循言简意赅、突出重点、归纳总结原则；技能操作目标明确、精炼实用、注重细节，旨在改进各级产科医疗机构围产保健质量与水平，提高产科医务人员在妊娠合并症、并发症以及分娩并发症早期识别与综合诊治能力，规范医护人员对产科危急重症抢救应变能力。全面提升产科服务质量、最大限度保障母婴安全。

本手册为著名妇产科专家苟文丽教授倡导、长期兢兢业业工作在产科临床一线的产科专家蔺莉及赵扬玉教授指导下编撰。相信在产科临床实践中，本手册可成为广大产科医务人员“手边书”，高效指导临床实践。本手册编写过程中如有疏漏与不当之处，殷切希望同道们给予批评指正。

乔 杰

2022 年 11 月

前　言

孕产妇死亡率是全球公认的衡量国民健康水平与社会进步的三大综合指标之一，我国整体上已实现“将孕产妇死亡率降低3/4”这一千年发展目标。但由于经济地域文化水平发展不均衡，西部及基层边远地区孕产妇死亡率及妇幼保健质量与东部地区，特别是发达地区相比依然差距较大，面临巨大挑战。围产保健医务人员专业水平是影响孕产妇死亡率下降和孕产妇保健质量的重要因素之一，是未来几十年改善中国人口素质健康水平的重要因素。

近8年来，中国优生科学协会以妇儿临床专业委员会为主的医学专家团队深入西部各省基层临床一线，开展查房、教学、手术示范、学术讲座、危重症抢救等工作，为提高基层妇幼保健、预防出生缺陷、临床诊疗及危重症抢救质量做了大量工作。在基层工作中专家们发现，基层医护人员短缺、临床工作繁忙，他们缺少一本内容简明扼要，体积小且携带方便，便于临床医师学习，尤其在急救时便于查阅的工具书。基于上述原因，中国优生科学协会组织全国产科部分有丰富临床经验的专家，编写了这本《产科临床手册》，以满足基层产科临床医师的需求，为提高产科质量、降低孕产妇死亡率尽微薄之力。

本手册包括妊娠生理及产前保健、产前超声、产程及助产、妊娠合并症及并发症、常见产科危急重症的处理和抢救流程、常见产科急救的演练模板六章。编写内容注重实用性，尽力满足产科临床医师解决实际问题之需求；写作内容除注重常规诊疗方案外，编者还融入了自身临床经验、新技术、新技能及国内外相关指南和专家共识的新观点，力求规范性及先进性；为了体现手册快速查阅的特点，方便读者更清晰、快速地掌握要点，本手册尽量采用表格、图例形式展示内容；操作性强的内容尽量以视频形式展示，便于基层医师理解、参考和掌握。请下载“人卫图书增值客户端”观看视频，扫描方法见配套增值内容步骤说明。

我们希望本手册能成为实用性、科学性、规范性及先进性均较好的读本，恳切希望广大读者在参阅过程中对本手册的编写提出意见和建议，欢迎发送邮件至邮箱zhangyonggang@pkuih.edu.cn，或扫描封底二维码，关注“人卫妇产科学”，以期再版修订时进一步完善。

衷心感谢全体编委在繁忙的临床医疗、教学、科研工作中完成本手册的写作，感谢中国杨凌本真社区公益基金会对本手册的支持与推广，以及对基层围产保健的贡献。

蔺 莉 赵扬玉

2022 年 11 月

目 录

第一章 妊娠生理及产前保健……1

第一节 骨盆常用测量值及骨盆形态……2

第二节 胎产式、胎方位……4

第三节 妊娠期母体的变化……6

第四节 胎儿循环系统的特点……8

第五节 电子胎心监护及生物物理评分……9

第六节 宫颈 Bishop 评分……16

第七节 孕期营养及孕期体重管理……17

第八节 产科合理用药……19

第二章 产前超声……21

第一节 各孕周胎儿超声测量值……22

第二节 胎儿出生体重表……40

第三节 胎盘、脐带及羊水异常……44

第四节 常见胎儿超声软指标的临床意义……59

第五节 常见胎儿结构畸形超声特点及咨询要点……73

第六节 胎儿水肿……93

第七节 胎儿缺氧的血流动力学改变及多普勒超声表现……98

第八节 胎母输血综合征 ……103

第三章 产程及助产 ……107

第一节 妊娠晚期引产及催产术 ……108
第二节 正常分娩 ……120
第三节 产时胎心监护 ……123
第四节 臀位分娩 ……125
第五节 肩难产 ……128
第六节 子宫内翻 ……130
第七节 软产道裂伤 ……135
第八节 常见的胎方位异常 ……143
第九节 阴道助产 ……151
第十节 子宫下段剖宫产术 ……158

第四章 妊娠合并症及并发症 ……167

第一节 妊娠期高血压疾病 ……168
第二节 妊娠合并糖尿病 ……180
第三节 妊娠剧吐 ……190
第四节 早产 ……194
第五节 胎膜早破 ……202
第六节 双胎妊娠 ……206
第七节 胎儿生长受限 ……210
第八节 前置胎盘 ……215
第九节 胎盘早剥 ……218
第十节 妊娠期及产褥期静脉血栓栓塞症 ……221
第十一节 妊娠期肝内胆汁淤积症 ……228

第十二节　妊娠期 TORCH 感染 ······231
第十三节　围产期 B 族链球菌的筛查及临床处理 ······238
第十四节　妊娠期和产褥期脓毒症 ······240
第十五节　妊娠合并呼吸道疾病 ······244
第十六节　妊娠合并心脏病 ······247
第十七节　妊娠合并甲状腺疾病 ······257
第十八节　妊娠合并急性阑尾炎 ······262
第十九节　妊娠合并胰腺炎 ······264

第五章　常见产科危急重症的处理和抢救流程 ······269

第一节　产后出血 ······270
第二节　羊水栓塞 ······275
第三节　产时心衰 ······279
第四节　肺栓塞 ······283
第五节　新生儿窒息复苏 ······289
第六节　子痫 ······296
第七节　产科心肺复苏 ······301
第八节　产时酮症酸中毒 ······304
第九节　高血压急症 ······308

第六章　常见产科急救的演练模板 ······315

第一节　B-Lynch 缝合术 ······316
第二节　子宫动脉上行支结扎 ······316
第三节　新生儿窒息复苏 ······317

参考文献 ······318

《产科临床手册》配套增值内容步骤说明

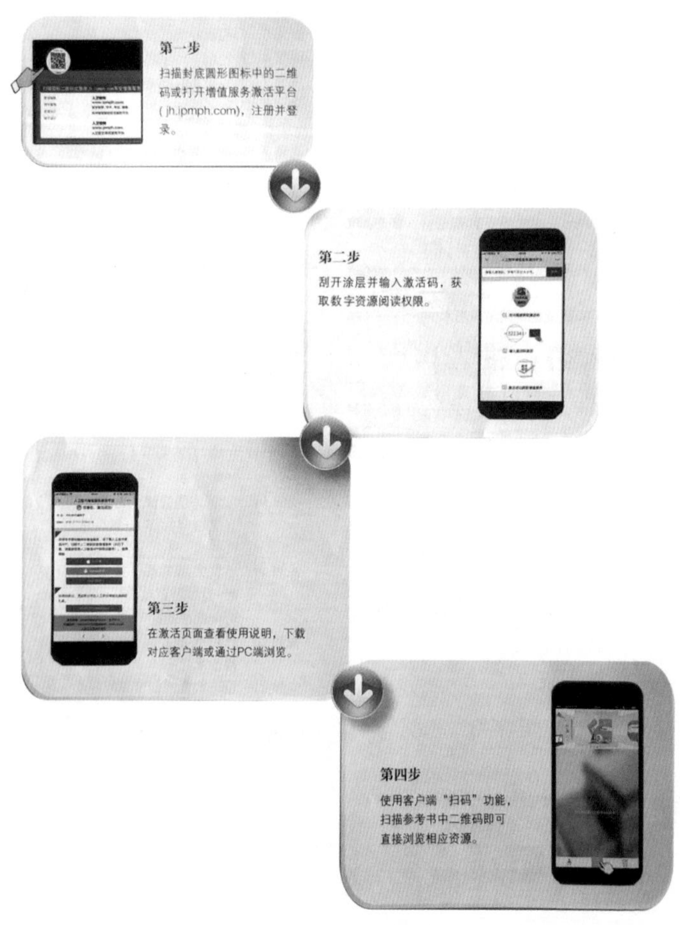

二维码资源

（以下视频需下载“人卫图书增值客户端”，扫描方法见配套增值内容步骤说明）

视频 3-1 正常分娩……122

视频 3-2 臀位分娩……127

视频 3-3 肩难产……130

视频 3-4 产钳助产术……155

视频 3-5 胎头吸引术……158

视频 3-6 子宫下段剖宫产术……166

视频 6-1 B-Lynch 缝合术……316

视频 6-2 子宫动脉上行支结扎术……317

视频 6-3 新生儿窒息复苏……317

第一章

妊娠生理及产前保健

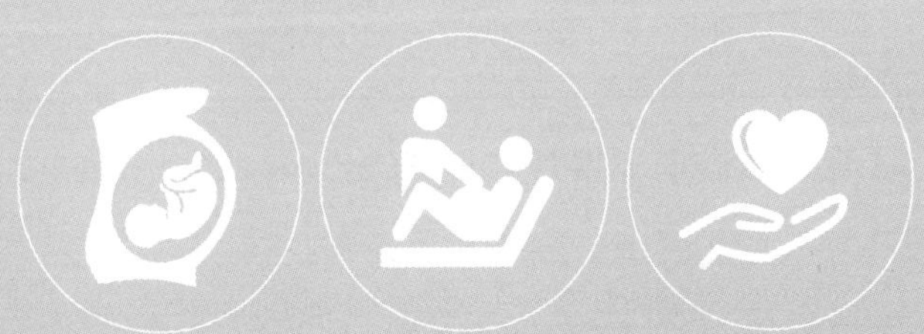

第一节　骨盆常用测量值及骨盆形态

【概述】骨盆大小及其形状对分娩有直接影响，是决定胎儿能否顺利经阴道分娩的重要因素。产前检查时必须作骨盆测量。

【骨盆测量及正常值】骨盆测量分外测量和内测量两种，各径线正常值见表 1-1。

表 1-1　骨盆测量及正常值

骨盆外测量		骨盆内测量	
径线	正常值	径线	正常值
髂棘间径	23~26cm	对角径	12.5~13cm
髂嵴间径	25~28cm	坐骨棘间径	10cm
骶耻外径	18~20cm	坐骨切迹	5.5~6cm
坐骨结节间径	8.5~9.5cm		
出口后矢状径	8~9cm		
耻骨弓角度	90°		

【骨盆形态】根据骨盆形状，分为 4 种类型(表 1-2 及图 1-1)。

表 1-2　骨盆类型及特点

骨盆类型	特点
女型	骨盆入口呈横椭圆形，入口横径较前后径稍长。骨盆侧壁直，坐骨棘不突出，耻骨弓较宽，坐骨棘间径 ≥ 10cm。最常见，为女性正常骨盆
扁平型	骨盆入口呈扁椭圆形，入口横径大于前后径。耻骨弓宽，骶骨失去正常弯度，变直向后翘或深弧形

续表

骨盆类型	特点
类人猿型	骨盆入口呈长椭圆形,入口前后径大于横径。骨盆两侧壁稍内聚,坐骨棘较突出,坐骨切迹较宽,耻骨弓较窄,骶骨向后倾斜,故骨盆前部较窄而后部较宽
男型	骨盆入口略呈三角形,两侧壁内聚,坐骨棘突出,耻骨弓较窄,坐骨切迹窄呈高弓形,骶骨较直而前倾,致出口后矢状径较短。骨盆腔呈漏斗形。易造成难产

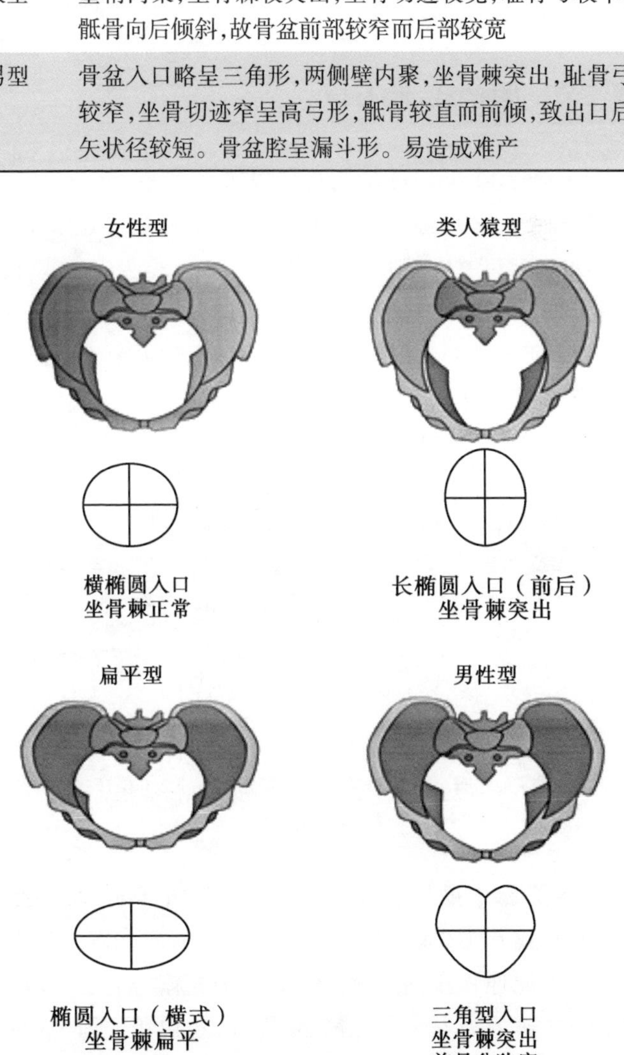

图 1-1　四种骨盆形态

【狭窄骨盆】骨盆径线过短或形态异常，致使骨盆腔小于胎先露部可通过的限度，阻碍胎先露部下降，影响产程顺利进展，称为狭窄骨盆。包括入口平面狭窄、中骨盆平面狭窄、出口平面狭窄、均小骨盆及畸形骨盆。

（李春芳）

第二节　胎产式、胎方位

【胎产式】胎体纵轴与母体纵轴的关系，称为胎产式。胎体纵轴与母体纵轴平行者，称为纵产式，占足月妊娠分娩总数的99.75%；胎体纵轴与母体纵轴垂直者，称为横产式，仅占足月分娩总数的0.25%；胎体纵轴与母体纵轴交叉者，称为斜产式。斜产式属暂时的，在分娩过程中多转为纵产式，偶尔转成横产式（图1-2）。

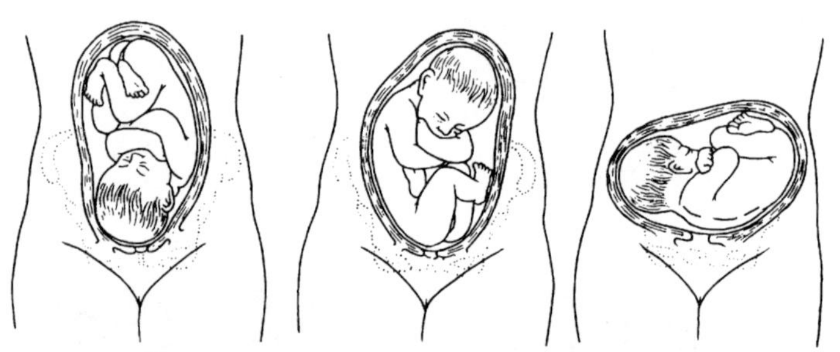

（1）纵产式-头先露　（2）纵产式-臀先露　（3）横产式-肩先露

图1-2　胎产式

【胎先露】最先进入骨盆入口的胎儿部分，称为胎先露。纵产式有头先露和臀先露，横产式为肩先露。头先露根据胎头屈伸程度，分为枕先露、前囟先露、额先露及面先露。臀先露分为混合臀先露、单臀先露、单足先露、双足先露。横产式时最先进入骨盆的是胎儿肩部，为肩先露。偶见胎儿头先露或臀先露与胎手或胎足同时入盆，称为复合先露（图 1-3、图 1-4）。

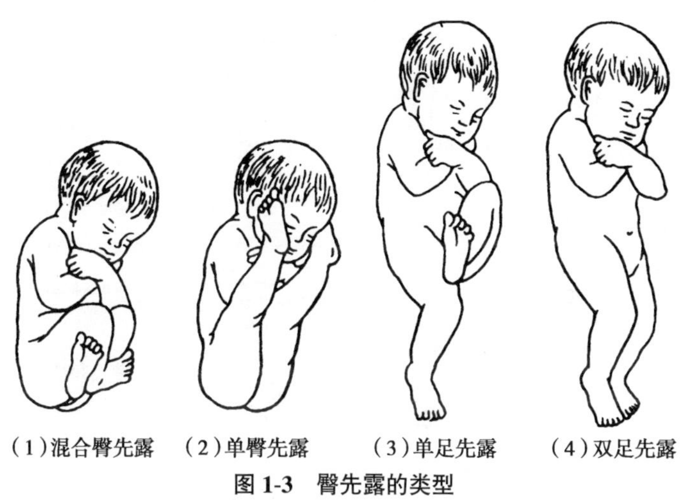

（1）混合臀先露　（2）单臀先露　（3）单足先露　（4）双足先露

图 1-3　臀先露的类型

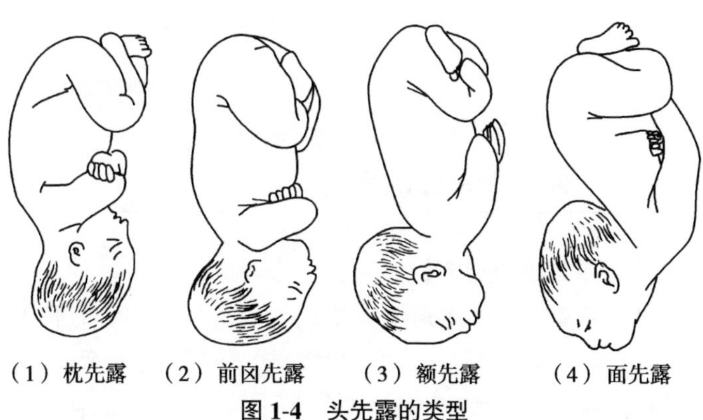

（1）枕先露　（2）前囟先露　（3）额先露　（4）面先露

图 1-4　头先露的类型

【胎方位】胎儿先露部的指示点与母体骨盆的关系，称为胎方位。

【胎产式、胎先露及胎方位的关系】见表 1-3。

表 1-3　胎产式、胎先露及胎方位的关系

胎产式	胎先露		胎方位		
纵产式（99.75%）	头先露（95.75%~97.75%）	枕先露（95.55%~97.55%）	枕左前（LOA）	枕左横（LOT）	枕左后（LOP）
			枕右前（ROA）	枕右横（ROT）	枕右后（ROP）
		面先露（0.2%）	颏左前（LMA）	颏左横（LMT）	颏左后（LMP）
			颏右前（RMA）	颏右横（RMT）	颏右后（RMP）
	臀先露（2%~4%）		骶左前（LSA）	骶左横（LST）	骶左后（LSP）
			骶右前（RSA）	骶右横（RST）	骶右后（RSP）
横产式（0.25%）	肩先露（0.25%）		肩左前（LScA）	肩左后（LScP）	
			肩右前（RScA）	肩右后（RScP）	

（李春芳）

第三节　妊娠期母体的变化

【生殖系统的变化】

1. **子宫**　宫体逐渐增大变软。子宫峡部非孕时长约1cm，妊娠后变软，妊娠 8~10 周时极软。妊娠 12 周后，子宫峡部逐渐伸展拉长变薄，扩展成宫腔的一部分，临产后伸展至7~10cm，称为子宫下段。宫颈：妊娠早期宫颈肥大、紫蓝色及变软。宫颈黏液增多，形成黏稠黏液栓，有保护宫腔免受外来感染侵袭的作用。接近临产时，宫颈管变短并出现轻度扩张。

2. **卵巢**　可见卵巢黄体，妊娠 6~7 周前产生雌激素及孕激素，以维持妊娠继续。妊娠 10 周后由胎盘完全取代，黄体开始萎缩。

3. **输卵管** 妊娠期输卵管伸长，但肌层并不增厚。

4. **阴道** 妊娠期黏膜变软，水肿充血呈紫蓝色（Chadwick 征）。皱襞增多，伸展性增加。阴道脱落细胞及分泌物增多呈白色糊状。阴道 pH 值降低，不利于致病菌生长，有利于防止感染。

5. **外阴** 妊娠期外阴部充血，皮肤增厚，大小阴唇色素沉着，大阴唇内血管增多及结缔组织松软，故伸展性增加。小阴唇皮脂腺分泌增多。

【乳房的变化】

1. 乳房增大，充血，自觉乳房胀或有触痛。

2. 乳头增大变黑，更易勃起。乳晕颜色加深，其外围的皮脂腺肥大形成散在的结节状隆起，称为蒙氏结节（Montgomerys tubercles）。

3. 孕晚期，尤其近分娩期挤压乳房时，可有少量淡黄色稀薄液体溢出称为初乳（colostrum）。分娩后新生儿吸吮乳头时正式分泌乳汁。

【循环系统的变化】需注意鉴别妊娠期正常生理改变与病理性表现。

1. **心脏** 心尖冲动左移 1~2cm，心浊音界稍扩大。部分孕妇心尖区可闻及Ⅰ~Ⅱ级柔和吹风样收缩期杂音，产后逐渐消失。心脏容量至妊娠末期约增加 10%，心率于妊娠晚期休息时每分钟增加 10~15 次。心电图因心脏左移出现电轴左偏约 15°。

2. **心排出量** 心排出量自妊娠 10 周逐渐增加，至妊娠 32~34 周达高峰。临产后在第二产程心排出量显著增加。

3. **血压** 妊娠早期及中期血压偏低，妊娠晚期血压轻度升高。一般收缩压无变化，舒张压轻度降低，脉压稍增大。孕妇体位可影响血压，坐位稍高于仰卧位。

4. **静脉压** 妊娠对上肢静脉压无影响。股静脉压自妊娠 20 周在仰卧位、坐位或站立时均升高。侧卧位能解除子宫压迫，改善静脉回流。孕妇长时间处于仰卧位姿势，能引起回心血量减少，心排出量减少使血压下降，称为仰卧位低血压综合征（supine hypotensive syndrome）。

【血液的改变】

1. **血容量**　妊娠 32~34 周循环血容量达高峰，因此该时期心脏病孕妇易发生心力衰竭。

2. **血液成分**　妊娠期血液成分与非妊娠期有一定差异，见表 1-4。

表 1-4　妊娠期血液成分变化

血液成分	生理性变化
红细胞及血红蛋白	轻度降低
白细胞	增加
凝血因子	高凝状态
血浆蛋白	降低

（李春芳）

第四节　胎儿循环系统的特点

胎儿的营养供给和代谢产物排出，均需经胎盘脐血管由母体完成。

【解剖学特点】

1. 脐静脉生后闭锁为肝圆韧带。

2. 脐动脉生后闭锁与相连的闭锁的腹下动脉成为腹下韧带。

3. 动脉导管生后闭锁为动脉韧带。

4. 卵圆孔多在生后 6 个月完全闭锁。

【血液循环特点】胎儿体内无纯动脉血，而是动静脉混合血。进入肝、心、头部及上肢的血液，含氧量较高及营养较丰富，以适应身体需要。注入肺及身体下半部的血液，含氧量及营养较少。

1. 胎盘血液进入胎儿后，由肝静脉及静脉导管进入下腔静脉。下腔静脉血是混合血，有来自肝静脉含氧量较高的血液，也有来自胎儿身体下半部含氧量较低的血液。

2. 下腔静脉进入右心房的血液绝大部分经卵圆孔进入左心房。上腔静脉进入右心房的血液流向右心室，随后进入肺动脉。

3. 肺循环阻力较大，肺动脉血液绝大部分经动脉导管进入主动脉，仅部分血液经肺静脉进入左心房。左心房血液进入左心室，继而进入主动脉直至全身，然后经腹下动脉再经脐动脉进入胎盘，与母血进行气体及物质交换。

（李春芳）

第五节　电子胎心监护及生物物理评分

【产前电子胎心监护】　电子胎心监护（electronic fetal monitoring，EFM）主要监测胎心率基线及其一过性变化，评估胎儿宫内安危情况。包括：无应激试验（non-stress test，NST）及催产素激惹试验（oxytocin challenge test，OCT）。

1. **无应激试验（NST）**　是指在无宫缩、无外界负荷刺激下，对胎儿进行胎心率宫缩图的观察和记录，以了解胎儿储备能力。孕妇取半卧位，一个探头放在胎心音区，另一个宫缩压力探头放在宫底下 3 指处，连续监护 20 分钟胎心率，若胎儿在睡眠中，可延长监测时间为 40 分钟或催醒胎儿。

（1）NST 的监测时机：依据孕前和孕期保健指南，低危孕妇自妊娠 32~34 周开始，对于多种合并症，尤其是极为复杂高危的孕妇［如：子痫前期合并胎儿生长受限（fetal growth restriction，FGR）、自身免疫性疾病合并妊娠、有死胎史等］，最早可在妊娠 28 周左右开始。

(2)NST 的监测频率：产前胎儿监护的频率尚无定论，结合临床判断，采用个体化原则。对于低危孕妇 32~36 周，每 2 周产检 1 次，每次产检行 NST 监测；36~41 周每周产检 1 次，每次行 NST 监测。当出现异常状况时，如胎动异常、羊水量异常及出现合并症 / 并发症时，应及时监测。住院后，根据孕周、高危情况等确定 NST 开始时机及频率。

(3)NST 的判读：参照 2018 年加拿大妇产科医师学会(Society of Obstetricians and Gynecologists of Canada，SOGC)指南，NST 的判读结果分为反应型、可疑型和无反应型(表 1-5)。需要注意的是，NST 结果的假阳性率较高，无反应型应注意复查，延长监护时间，必要时采用宫缩应激试验或超声等方法对胎儿宫内状态进行进一步评估(图 1-5)。

表 1-5 NST 的结果判读及处理

参数	反应型	可疑型	无反应型
胎心率基线	110~160 次 /min	100~110 次 /min； >160 次 /min，<30 分钟	胎心过缓<100 次 /min； 胎心过速>160 次 /min，超过 30 分钟
基线变异	6~25 次 /min (中度变异)； ≤5 次 /min(变异缺失及微小变异)，持续<40 分钟	≤5 次 /min，持续 40~80 分钟	≤5 次 /min，持续≥80 分钟 ≥25 次 /min，持续>10 分钟 正弦波形
减速	无减速或偶发变异减速，持续<30 秒	变异减速，持续 30~60 秒	变异减速，持续时间≥60 秒 晚期减速

续表

参数	反应型	可疑型	无反应型
加速（≥32周）	40分钟内2次或2次以上加速超过15次/min，持续15秒	40~80分钟内2次以下加速超过15次/min，持续15秒	>80分钟2次以下加速超过15次/min，持续15秒
（<32周）	40分钟内2次或2次以上加速超过10次/min，持续10秒	40~80分钟内2次以下加速超过10次/min，持续10秒	>80分钟2次以下加速超过10次/min，持续10秒
处理	继续随访或进一步评估	需要进一步评估	复查；全面评估胎儿状况；生物物理评分；及时终止妊娠

2. 催产素激惹试验（OCT）：又称为宫缩应激试验（contraction stress test，CST），其原理为诱发宫缩，并用胎儿监护仪记录胎心率变化，了解胎盘于宫缩时一过性缺氧的负荷变化，测定胎儿的储备能力。一般采用静脉内滴注催产素诱发宫缩观察胎心率对宫缩的反应。

1）OCT应用的指征：反复出现NST可疑型；催引产之前评估胎儿宫内状况或胎盘功能。

2）OCT判读：主要基于是否出现晚期减速和变异减速：①阴性：没有晚期减速或重度变异减速。②可疑（有下述任何一种表现）：间断出现晚期减速或重度变异减速；宫缩过频（>5次/10min）；宫缩伴胎心减速，时间>90秒；出现无法解释的监护图形。③阳性：≥50%的宫缩伴随晚期减速。④试验不满意：宫缩10分钟<3次，或产生不能解释的结果（图1-6、图1-7）。

【胎儿生物物理评分】生物物理评分（biophysical profile，BPP）是综合电子胎心监护及超声检查所示某些生理活动，以判断胎儿有无急、慢性缺氧的一种产前监护方法，可供临床参

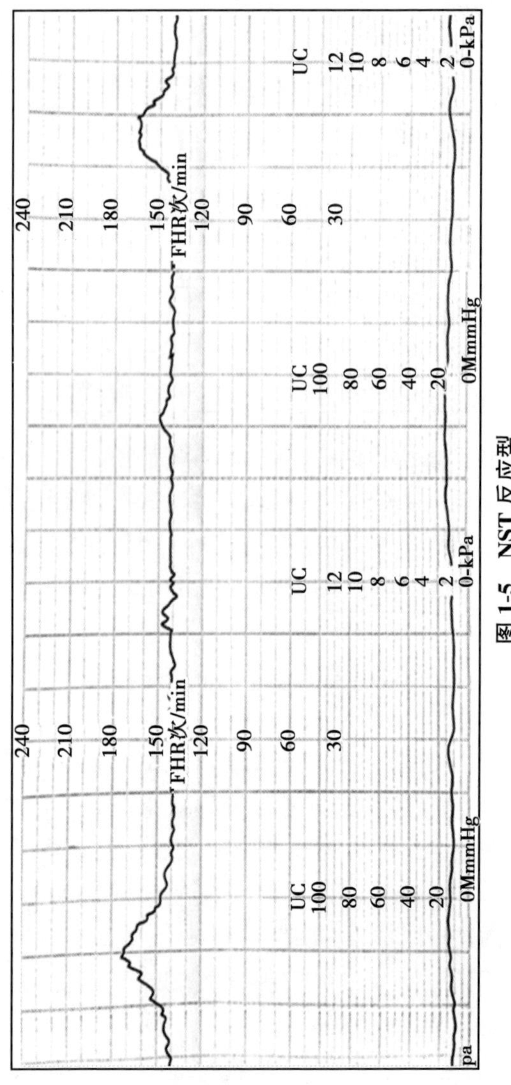
240
210
180
150
FHR次/min
120
90
60
30
UC
100
80
60
40
20
0MmmHg
UC
12
10
8
6
4
2
0-kPa
pa

图 1-5 NST 反应型

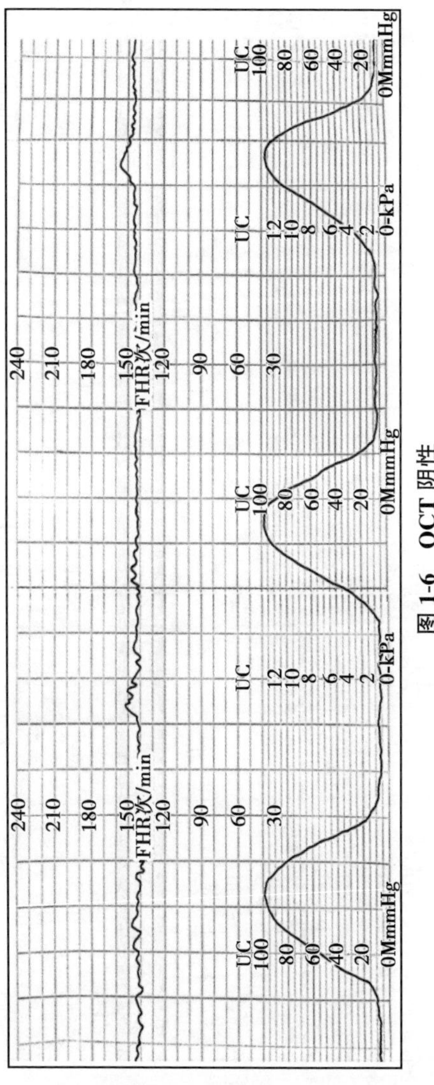
240
210
180
150
FHR次/min
120
90
60
30
UC
100
80
60
40
20
0MmmHg
UC
12
10
8
6
4
2
0-kPa

图 1-6　OCT 阴性

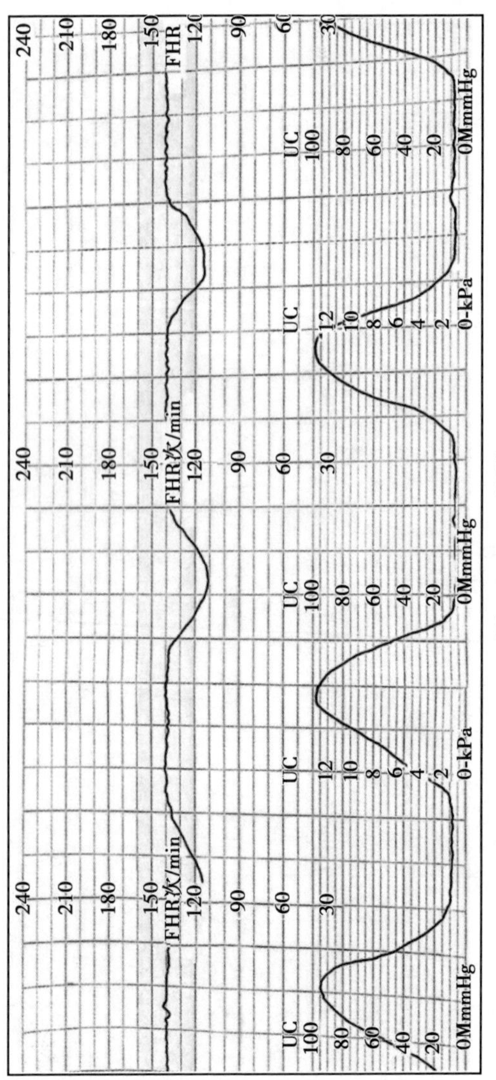
240
210
180
150
FHR次/min
120
90
60
30
UC
100
80
60
40
20
0MmmHg
12
10
8
6
4
2
0-kPa

图 1-7 OCT 阳性

考。常用的是 Manning 评分法(表 1-6)。Manning 评分法满分为 10 分,BBP 结果判读及处理见表 1-7。但由于 BPP 评分较费时,且受诸多主观因素的影响,故临床应用日趋减少。

BPP 10 分或 8 分(不伴羊水过少):BPP 8 分,只要扣分项非羊水量,其临床解读与 BPP10 分均视为 BPP 结果正常。

BPP 结果正常:一周内胎儿死亡的风险较低。

BPP 6 分(不伴羊水过少):可疑阳性。不能排除胎儿发生缺氧的可能性,需 24 小时内复查 BPP 以观察异常的急性指标是否恢复正常,若孕周已接近足月,可考虑终止妊娠。

表 1-6　Manning 评分法

项目	2 分(正常)	0 分(异常)
无应激试验(20 分钟)	≥2 次胎动伴胎心加速 ≥15 次 /min,持续 ≥15 秒	<2 次胎动,胎心加速 <15 次 /min,持续<15 秒
胎儿呼吸运动(30 分钟)	≥1 次,持续 ≥30 秒	无;或持续<30 秒
胎动(30 分钟)	≥3 次躯干和肢体活动(连续出现计 1 次)	≤2 次躯干和肢体活动
肌张力	≥1 次躯干和肢体伸展复屈,手指摊开合拢	无活动;肢体完全伸展;伸展缓慢,部分复屈
羊水量	最大羊水池垂直直径 ≥2cm	无;或最大羊水池垂直直径<2cm

表 1-7　BPP 结果判读及处理

评分	处理
10 分或 8 分(不伴羊水过少)	结果正常,一周内胎儿死亡的风险较低,为 0.4‰~0.6‰
6 分(不伴羊水过少)	可疑阳性。不能排除胎儿发生缺氧的可能性,需 24 小时内复查 BPP 以观察异常的急性指标是否恢复正常,若孕周已接近足月,可考虑终止妊娠

续表

评分	处理
6~8 分(伴有羊水过少)	结果异常。1 周内胎儿缺氧的风险约为 89‰。临床处置需结合孕周和母胎高危因素。孕周 ≥36~37 周可考虑终止妊娠。有母儿高危因素,孕周 ≥32~34 周者,促胎肺成熟后可积极终止妊娠
0~4 分	结果异常。报道的一周内胎儿缺氧的风险约为 91‰~600‰。通常是终止妊娠的指征,特别是 0~2 分者。妊娠 32 周前影响 BPP 结果的因素较多,对阳性结果的解释需慎重,需充分医患沟通及结合医疗机构的新生儿救治条件做出决策

【改良生物物理评分】NST(短期胎儿酸碱状态指标)结合羊水量监测(长期胎盘功能指标)作为一线筛查试验。改良 BPP 结果的判断:NST 有反应型及羊水最大深度 >2cm 为正常;而 NST 无反应型或羊水过少为异常,需要进一步的传统 BPP、催产素激惹试验(OCT)监测或结合孕周考虑终止妊娠。

(李春芳)

第六节 宫颈 Bishop 评分

【宫颈 Bishop 评分】该评分法满分为 13 分,见表 1-8。

【应用指征】人工破膜引产前评估宫颈成熟度估计引产成功率,若产妇得分 ≤3 分,人工破膜均失败,应改用其他方法。4~6 分的成功率约为 50%,7~9 分的成功率约为 80%,>9 分均成功;催引产前评估宫颈成熟度,以决定适合的引产方式并预测成功概率。评分 ≥6 分提示宫颈成熟,评分越高,引产的成功率越高;评分<6 分提示宫颈不成熟,需要促宫颈成熟。

表 1-8　Bishop 宫颈成熟度评分法

指标	分数			
	0 分	1 分	2 分	3 分
宫口开大 /cm	0	1~2	3~4	5~6
宫颈管消退 /%（未消退为 2~3cm）	0~30	40~50	60~70	80~100
先露位置（坐骨棘水平 = 0）	–3	–2	–1~0	+1~+2
宫颈硬度	硬	中	软	
宫口位置	后	中	前	

（李春芳）

第七节　孕期营养及孕期体重管理

妊娠期是生命早期 1 000 天机遇窗口期的第一个阶段。孕期妇女的营养状况对母婴近、远期健康至关重要。妊娠各期妇女的膳食应在非孕妇女的基础上，根据胎儿生长速率及母体生理和代谢的变化进行适当地调整。中国营养学会《中国居民膳食指南》（2022）之备孕期和孕期妇女膳食指南中核心推荐以下 6 条：①调整孕前体重至正常范围，保证孕期体重适宜增长；②常吃含铁丰富的食物，选用碘盐，合理补充叶酸和维生素 D；③孕吐严重者，可少量多餐，保证摄入含必需量碳水化合物的食物；④孕中晚期适量增加奶、鱼、禽、蛋、瘦肉的摄入；⑤经常户外活动，禁烟酒，保持健康生活方式；⑥愉快孕育新生命，积极准备母乳喂养。

【孕期营养推荐】

1. 整个孕期应每天补充叶酸 400μg。孕中晚期每日铁剂的推荐摄入量为 24mg 和 29mg。建议每日摄入瘦肉

50~100g，每周摄入 1~2 次动物血或肝脏 20~50g。摄入含维生素 C 较多的蔬菜和水果，有助于提高膳食铁的吸收与利用率。

2. 孕期每天对碘的需要增加 110μg。建议备孕期和孕期妇女除食用碘盐外，每周摄入 1~2 次富含碘的海产品，如海带、紫菜、贻贝等。可提供 110μg 碘的常见食物有：裙带菜（干品，0.7g）、紫菜（干品，2.5g）、贝类（30g）、海带（鲜品或水发品，100g）。

3. **维生素 D 的补充**　天然食物中维生素 D 的含量较低，动物肝脏、蛋黄、奶油中相对较高。人体皮肤经紫外线照射可合成维生素 D，女性每天接受阳光照射 10~20 分钟，所合成的维生素 D 基本能够满足身体的需要。生活在高纬度地区，冬季缺乏阳光或户外活动不足，不能通过日光合成维生素 D 的妇女，可服用维生素 D 补充剂 10μg/d。

4. 每天必须摄取至少含 130g 碳水化合物的食物。首选富含碳水化合物、易消化的食物。

5. 孕期优质蛋白质、钙、铁的摄入。孕中、晚期适当增加奶、鱼、禽、蛋、瘦肉的摄入，当孕妇体重增长较多时，可多食用鱼类而少食用畜禽类，食用畜禽类时应尽量剔除皮和肥肉，畜肉可优先选择脂肪含量较少的牛肉。鱼类尤其是深海鱼类，含有较多 ω-3 多不饱和脂肪酸，其中 DHA 对胎儿的脑和视网膜功能发育有益，最好每周食用 2~3 次。无条件食用深海鱼类的地区建议服用磷脂型 DHA 补充剂每日 200mg 以上。

【孕期体重管理】孕期适宜增重有助于获得良好妊娠结局，应重视体重监测和管理，从备孕期开始，每周至少称重一次，使体重在整个孕期按计划适宜增长。按照中华人民共和国卫生行业标准（WST801-2022）妊娠期妇女体重增长推荐值标准如表 1-9 所示。应当在第一次产检时确定孕前体重指数（body mass index，BMI）[体重（kg）/ 身高 ^{2}（m）]，提供个体化的孕期增重、饮食和运动指导。

表 1-9　妊娠期妇女体重增长范围及妊娠中晚期每周体重增长推荐值

妊娠前体重指数分类	总增长值范围 /kg	妊娠早期增长值范围 /kg	妊娠中晚期体重增值及范围（kg/ 周）
低体重（BMI<18.5kg/m²）	11.0~16.0	0~2.0	0.46（0.37~0.56）
正常体重（18.5kg/m² ≤ BMI<24.0kg/m²）	8.0~14.0	0~2.0	0.37（0.26~0.48）
超重（24.0kg/m² ≤ BMI <28.0kg/m²）	7.0~11.0	0~2.0	0.30（0.22~0.37）
肥胖（BMI ≥ 28.0kg/m²）	5.0~9.0	0~2.0	0.22（0.15~0.30）

（李春芳）

第八节　产科合理用药

【妊娠期用药】临床上应遵循“妊娠期非必要不用药”的原则，尤其是孕早期。如已用某种可能致畸的药物，应根据用药种类、用药时的胎龄、应用时间及剂量综合分析评估，提出建议。

【药物的妊娠分类】美国食品药品管理局（Food and Drug Administration，FDA）根据药物对动物和人类具有不同程度的致畸危险，分为 5 类。见表 1-10。

表 1-10　药物妊娠分类（FDA）

分类	解释
A 类	未发现损害，危险性极小
B 类	危害证据不足或不能证实
C 类	动物实验致畸，无人类研究，谨慎权衡利弊应用
D 类	有危害，但临床需要应用，充分权衡利弊应用
X 类	对动物和人均有明显致畸，妊娠期禁用

【药物的影响】

1. **药物的"安全期"** 人类胚胎发育过程中有一个时期称为"着床前期",即受精后的2周内,受精卵着床前后,药物对胚胎的影响,是"全"或"无"。"全"即胚胎死亡导致流产;"无"即胚胎继续发育,无异常。

2. **药物的敏感期** 受精后3~8周,是胚胎、胎儿各器官处于高度分化、迅速发育、不断形成的阶段,神经组织、心脏开始分化发育,随后是眼、四肢等。该时期是药物致畸的高度敏感期,药物的毒性能干扰胚胎、胎儿组织细胞的正常分化,若某一部位的细胞受到药物毒性的影响,都可能造成相应部位的组织或器官发育畸形。受精后9周~足月,胎儿器官已经基本形成,药物的致畸作用明显减弱。但有些器官尚未分化完全,如生殖系统,某些药物还可能对其产生影响,而神经系统因在整个妊娠期间持续分化发育,故药物对神经系统的影响一直存在。

【妊娠用药的原则】妊娠期用药需遵循以下原则:①用药必须有明确指征,避免不必要的药物;②根据病情在医师指导下选用有效且对胎儿相对安全的药物;③应选择单独用药,避免联合用药;④选用结论比较肯定的药物,避免用尚难确定对胎儿有无不良影响的新药;⑤严格掌握剂量和用药持续时间,注意及时停药;⑥妊娠早期若病情允许,尽量推迟到妊娠中晚期再用药。

(李春芳)

第二章

产 前 超 声

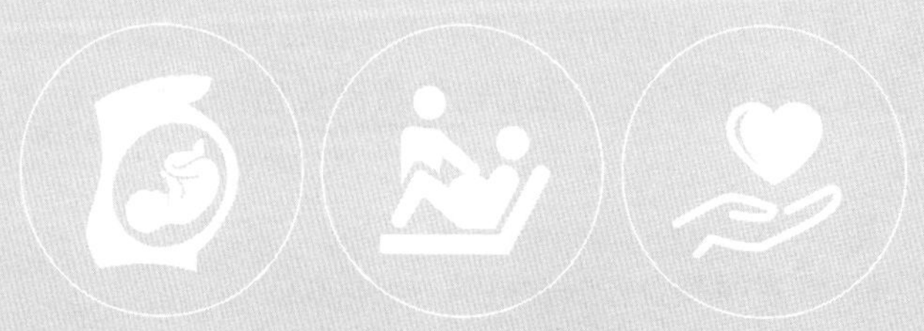

第一节 各孕周胎儿超声测量值

【双顶径(biparietal diameter,BPD)】

(一) 双顶径的测量

1. **测量标准切面** 胎头横切时的丘脑平面(头颅外形呈卵圆形,颅骨对称,可见透明隔腔,两侧对称的丘脑,两丘脑之间的第三脑室)。

2. **有3种测量方法**

(1) 测量近侧颅骨骨板外缘至远侧颅骨内缘间的距离(外-内)。

(2) 测量远近两侧颅骨骨板强回声中点之间的距离。

(3) 测量近侧颅骨骨板外缘至远侧颅骨外缘间的距离(外-外)。

国家儿童健康与人类发展研究所(National Institute of Child Health and Human Development,NICHD)采用第一种测量方法,即测量近侧颅骨骨板外缘至远侧颅骨内缘间的距离(图2-1)。如果超声仪器中设置有胎儿生长发育与双顶径的对照换算程序,则要明确该仪器使用的是哪一种测量方法。

3. **注意**

(1) 测量时颅骨外的软组织不包括在内。

(2) 在孕31周前,BPD平均每周增长3mm,孕31~36周平均每周增长1.5mm,孕36周后平均每周增长1mm。

(3) 受胎方位或不同头形或胎头入盆等因素的影响,双顶径测值会出现较大偏差。

(4) 在孕12~28周,测量值最接近孕周。

(二) BPD正常参考值范围及生长变化曲线

1. **NICHD制定的胎儿BPD正常参考值范围** 见表2-1。

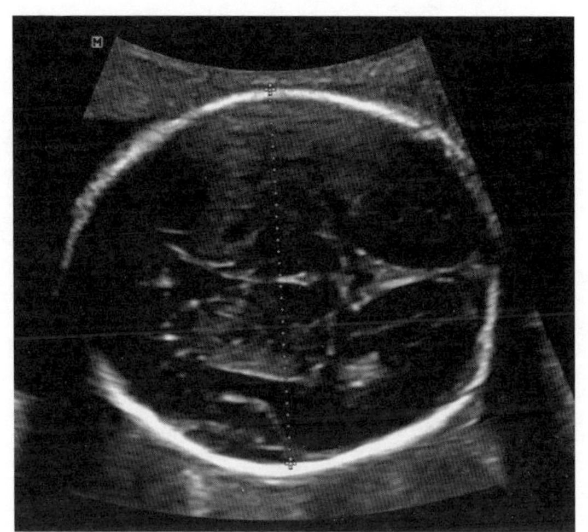

图 2-1A 双顶径测量超声图

丘脑水平横切面声像图,测量游标置于近端颅骨骨板外缘至远端颅骨内缘

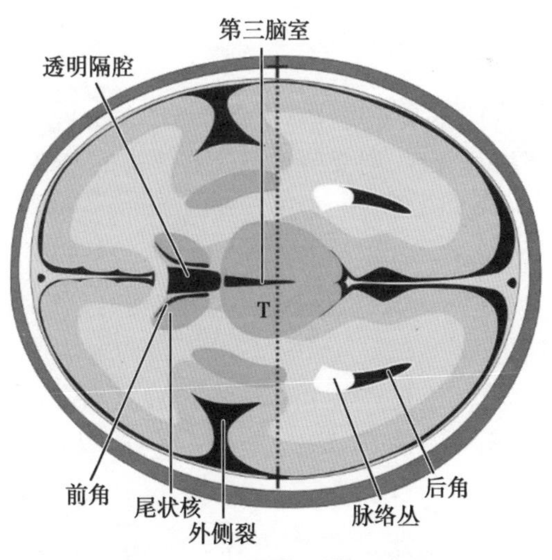

图 2-1B 双顶径测量示意图

表 2-1　胎儿 BPD 正常参考值范围表

孕周 / 周	3th	5th	10th	50th	90th	95th	97th
10	10.0	10.2	10.5	11.8	13.3	13.8	14.1
11	12.9	13.2	13.6	15.2	17.0	17.6	17.9
12	16.1	16.4	16.9	18.9	21.0	21.7	22.1
13	19.4	19.8	20.4	22.6	21.0	21.7	22.1
14	22.8	23.2	23.9	26.4	29.2	30.1	30.6
15	26.1	26.6	27.3	30.1	33.1	34.4	34.7
16	29.3	29.8	30.6	33.6	36.9	37.8	38.5
17	32.4	32.9	33.7	36.9	40.3	41.4	42.1
18	35.3	35.8	36.7	40.0	43.6	44.7	45.4
19	38.1	38.7	39.6	43.1	46.8	47.9	48.6
20	41.0	41.6	42.6	46.1	49.9	51.1	51.8
21	44.0	44.6	45.6	49.2	53.1	54.3	55.1
22	47.0	47.6	48.6	52.3	56.4	57.6	58.4
23	49.9	50.6	51.6	55.5	59.6	60.8	61.6
24	52.9	53.6	54.7	58.6	62.8	64.1	64.9
25	55.9	56.6	57.7	61.7	66.0	67.3	68.1
26	58.8	59.5	60.6	64.7	69.1	70.4	71.3
27	61.6	62.4	63.5	67.7	72.2	73.5	74.3
28	64.4	65.1	66.3	70.6	75.1	76.5	77.3
29	67.0	67.8	69.0	73.3	78.0	79.3	80.2
30	69.5	70.3	71.5	76.0	80.7	82.1	83.0
31	71.9	72.7	73.9	78.5	83.3	84.7	85.6
32	74.1	74.9	76.2	80.8	85.7	87.2	88.1
33	76.2	77.0	78.3	83.0	88.0	89.5	90.4
34	78.0	78.9	80.2	85.0	90.1	91.6	92.6
35	79.7	80.6	81.9	86.8	92.0	93.5	94.5

续表

孕周 / 周	3th	5th	10th	50th	90th	95th	97th
36	81.2	82.1	83.5	88.5	93.7	95.3	96.3
37	82.6	83.5	84.8	89.9	95.3	96.8	97.9
38	83.7	84.6	86.0	91.1	96.6	98.2	99.2
39	84.6	85.5	87.0	92.1	97.7	99.3	100.3
40	85.3	86.2	87.7	93.0	98.6	100.2	101.3

2. NICHD 推荐的胎儿 BPD 长度随孕周变化的关系曲线见图 2-2。

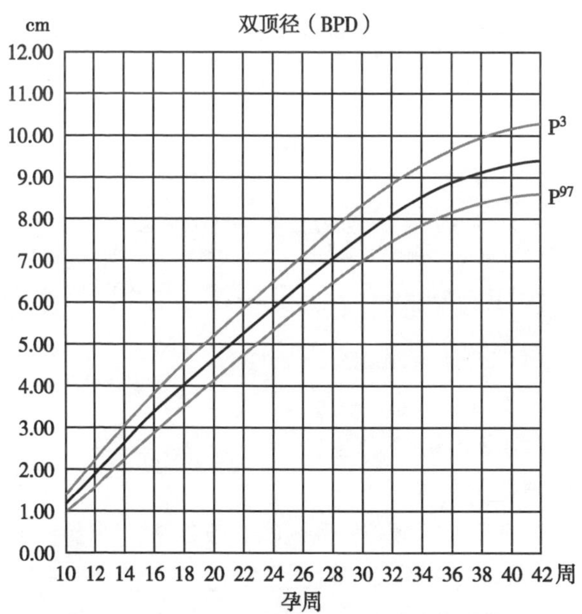

Germaine M. BUCK LOUIS, Jagteshwar GREWAL, Paul S. ALBERT, et al. "Racial/Ethnic Standards for Fetal Growth,the NICHD Fetal Growth Studies." Am J Obstet Gynecol, 2015, 213(4):449.e1-449.e41.

图 2-2 NICHD 推荐的胎儿 BPD 长度随孕周变化的关系曲线

3. WHO 所推荐的胎儿 BPD 长度随孕周变化的关系曲线见图 2-3。

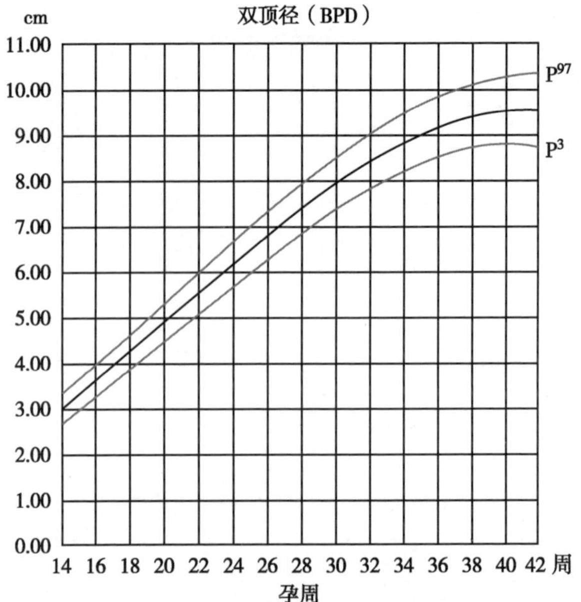

AT Papageorghiou, EO Ohuma, DG Altman. "International standards for fetal growth based on serial ultrasound measurements:the Fetal Growth Longitudinal Study of the INTERGROWTH-21 st Project." Lancet,2014, 384:869-879.（Exact Gestational Age and Growth Regression Equations).

图 2-3　WHO 所推荐的胎儿 BPD 长度随孕周变化的关系曲线

【头围(head circumference,HC)】

(一) 头围的测量

1. **测量标准切面**　同双顶径测量平面。

2. **测量方法**

(1) 分别测量头颅长轴和短轴的颅骨外缘到外缘间的距离,或颅壁中点的距离,即枕额径(OFD)和双顶径(BPD)。HC=(BPD + OFD) × 1.6。

(2) 用电子求积仪(椭圆功能键)沿胎儿颅骨声像外缘直接测出头围长度(图 2-4)。

3. **注意**

(1) 测量值不包括颅骨外。

(2)不论胎头是圆形或长形,头围测量都可全面显示出胎头的实际大小,故在孕晚期,头围测量已基本上取代了双顶径测量。

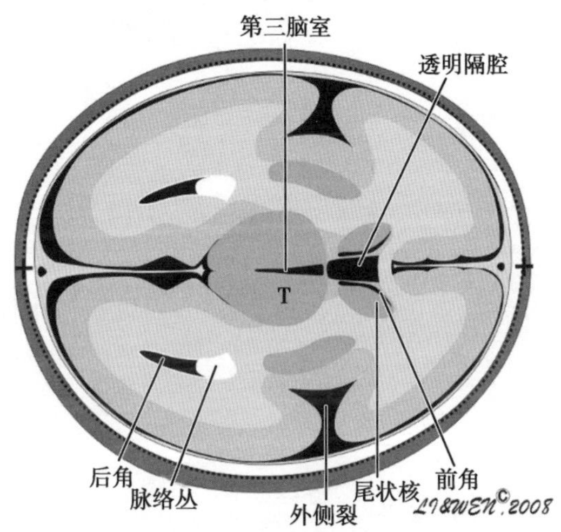

图 2-4A 头围测量示意图

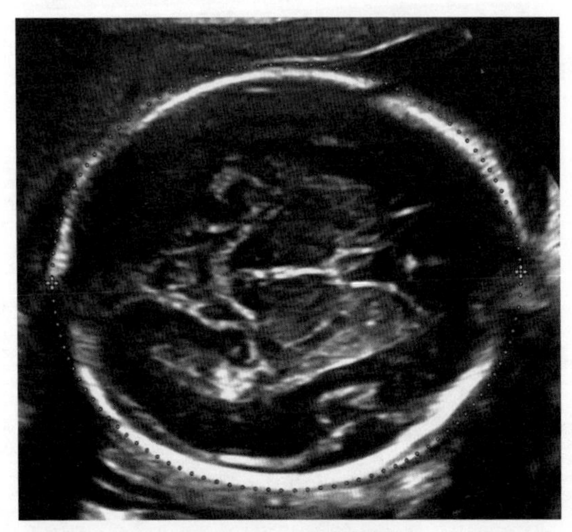

图 2-4B 头围测量

丘脑水平横切面测量声像图,用椭圆功能键直接测量头围。

(二) 头围 HC 正常参考值范围及生长变化曲线

1. **NICHD 制定的胎儿 HC 正常参考值范围** 见表 2-2。

表 2-2 胎儿 HC 正常参考值范围表

孕周 / 周	3th	5th	10th	50th	90th	95th	97th
10	39.9	40.6	41.7	45.9	50.4	51.8	52.7
11	50.6	51.5	52.8	57.8	63.3	64.9	66.0
12	62.2	63.2	64.8	70.6	77.0	78.9	80.2
13	74.3	75.4	77.2	83.9	91.1	93.3	94.7
14	86.6	87.9	89.9	97.3	105.3	107.7	109.3
15	98.9	100.3	102.5	110.5	119.2	121.8	123.5
16	110.9	112.4	114.7	123.3	132.6	135.3	137.1
17	122.6	124.2	126.6	135.6	145.3	148.1	150.0
18	133.9	135.6	138.1	147.5	157.4	160.4	162.3
19	145.1	146.8	149.4	159.0	169.3	172.3	174.3
20	156.4	158.1	160.8	170.7	181.1	184.2	186.2
21	167.8	169.6	172.3	182.4	193.0	196.1	198.1
22	179.3	181.1	183.9	194.0	204.8	208.0	210.0
23	190.7	192.5	195.3	205.7	216.6	219.7	221.8
24	201.9	203.8	206.6	217.1	228.1	231.3	233.5
25	212.9	214.8	217.7	228.3	239.5	242.7	244.9
26	223.6	225.5	228.4	239.2	250.5	253.8	256.0
27	233.8	235.8	238.8	249.7	261.2	264.5	266.7
28	243.6	245.6	248.6	259.8	271.5	274.9	277.1
29	252.8	254.8	257.9	269.3	281.3	284.7	287.0
30	261.3	263.4	266.6	278.3	290.6	294.1	296.5
31	269.2	271.3	274.7	286.7	299.3	303.0	305.4
32	276.4	278.6	282.1	294.5	307.5	311.3	313.8
33	282.9	285.2	288.8	301.7	315.2	319.1	321.7

续表

孕周 / 周	3th	5th	10th	50th	90th	95th	97th
34	288.8	291.2	294.9	308.3	322.3	326.4	329.0
35	294.0	296.5	300.3	314.2	328.8	333.0	335.8
36	298.5	301.1	305.0	319.5	334.7	339.1	342.0
37	302.3	304.9	309.0	324.1	339.8	344.4	347.5
38	305.2	308.0	312.2	327.8	344.2	349.0	352.1
39	307.3	310.1	314.5	330.7	347.7	352.7	355.9
40	308.3	311.3	315.9	332.6	350.3	355.4	358.8

2. NICHD **制定的胎儿** HC **长度随孕周变化的关系曲线**见图 2-5。

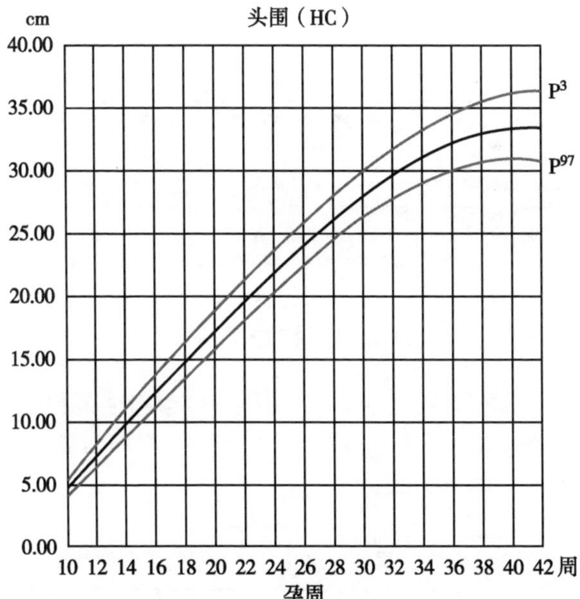

Germaine M. BUCK LOUIS, Jagteshwar GREWAL, Paul S. ALBERT, et al. "Racial/Ethnic Standards for Fetal Growth, the NICHD Fetal Growth Studies." Am J Obstet Gynecol, 2015, 213(4):449.e1-449.e41.

图 2-5 NICHD 制定的胎儿 HC 长度随孕周变化的关系曲线

3. WHO 的 INTERGROWTH-21s 所推荐的胎儿 HC 长度随孕周变化的关系曲线 见图 2-6。

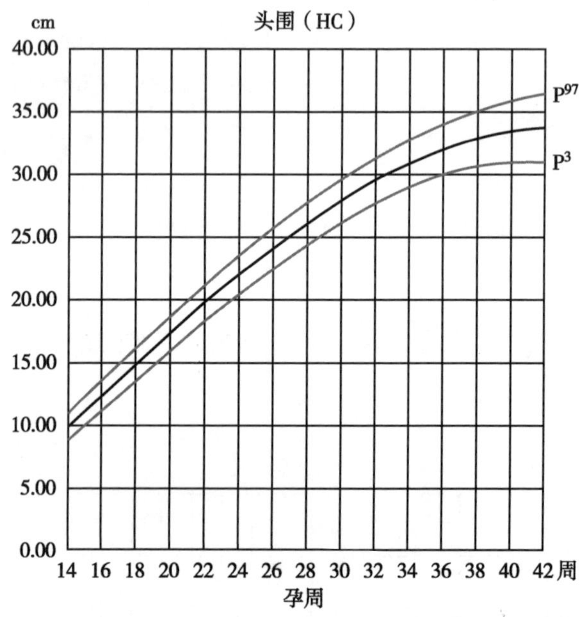

AT Papageorghiou, EO Ohuma, DG Altman. "International standards for fetal growth based on serial ultrasound measurements: the Fetal Growth Longitudinal Study of the INTERGROWTH-21 st Project." Lancet, 2014, 384:869-879.（Exact Gestational Age and Growth Regression Equations).

图 2-6 WHO 的 INTERGROWTH-21s 所推荐的胎儿 HC 长度随孕周变化的关系曲线

(三) 不同孕周出生新生儿头围 HC 参考值范围

头位测量方法：右侧齐眉弓上缘经过枕骨粗隆最高点的头部周长（表 2-3、表 2-4）。

表 2-3 胎龄 24~42 周男性新生儿出生头围的百分位数值 /cm

胎龄 / 周	P_3	P_{10}	P_{25}	P_{50}	P_{75}	P_{90}	P_{97}
24	19.4	20.3	21.2	22.0	22.8	23.5	24.0
25	20.3	21.3	22.2	23.1	23.9	24.6	25.2

续表

胎龄 / 周	P_3	P_{10}	P_{25}	P_{50}	P_{75}	P_{90}	P_{97}
26	21.2	22.2	23.2	24.1	25.0	25.7	26.4
27	22.1	23.2	24.1	25.1	26.0	26.8	27.5
28	23.0	24.1	25.1	26.1	27.0	27.8	28.6
29	23.9	25.0	26.0	27.0	28.0	28.9	29.7
30	24.7	25.8	26.9	28.0	29.0	29.9	30.7
31	25.6	26.7	27.7	28.8	29.9	30.8	31.7
32	26.4	27.5	28.6	29.7	30.7	31.7	32.6
33	27.3	28.4	29.4	30.5	31.5	32.5	33.4
34	28.1	29.2	30.2	31.3	32.3	33.2	34.2
35	28.9	30.0	30.9	31.9	32.9	33.9	34.8
36	29.7	30.6	31.6	32.5	33.5	34.4	35.3
37	30.3	31.2	32.1	33.1	34.0	34.9	35.8
38	30.9	31.8	32.6	33.5	34.4	35.3	36.1
39	31.3	32.2	33.0	33.9	34.7	35.6	36.5
40	31.6	32.5	33.3	34.1	35.0	35.8	36.7
41	31.9	32.8	33.6	34.4	35.2	36.0	36.9
42	32.2	33.0	33.8	34.6	35.4	36.2	37.1

表 2-4 胎龄 24~42 周女性新生儿出生头围的百分位数值 /cm

胎龄 / 周	P_3	P_{10}	P_{25}	P_{50}	P_{75}	P_{90}	P_{97}
24	19.3	20.0	20.7	21.6	22.3	22.8	23.2
25	20.1	20.9	21.7	22.6	23.3	23.9	24.4
26	20.9	21.8	22.6	23.6	24.4	25.0	25.6
27	21.7	22.7	23.6	24.5	25.4	26.1	26.7
28	22.6	23.5	24.5	25.5	26.5	27.2	27.9
29	23.4	24.4	25.4	26.5	27.5	28.3	29.0

续表

胎龄/周	P_3	P_{10}	P_{25}	P_{50}	P_{75}	P_{90}	P_{97}
30	24.2	25.2	26.3	27.4	28.5	29.3	30.1
31	25.0	26.1	27.2	28.3	29.4	30.3	31.1
32	25.9	27.0	28.1	29.2	30.3	31.2	32.1
33	26.8	27.9	28.9	30.1	31.1	32.1	33.0
34	27.7	28.7	29.7	30.8	31.9	32.8	33.7
35	28.5	29.5	30.5	31.5	32.6	33.5	34.4
36	29.3	30.2	31.2	32.2	33.1	34.0	34.9
37	30.0	30.9	31.8	32.7	33.6	34.5	35.3
38	30.5	31.4	32.3	33.1	34.0	34.8	35.7
39	31.0	31.9	32.7	33.5	34.3	35.2	36.0
40	31.4	32.2	33.0	33.8	34.6	35.4	36.3
41	31.7	32.5	33.3	34.1	34.9	35.7	36.6
42	31.9	32.8	33.6	34.3	35.2	36.0	36.9

【腹围(abdominal circumference,AC)】

(一)测量方法

用于评估孕龄和胎儿生长异常的基本测量指标。

1. **测量切面** 获得上腹部横切面,标志点判断:①脊柱横切面位于3点或9点处;②胃泡及肝脏;③腹部两侧肋骨对称;④左、右肝门静脉汇合处。

2. **测量方法** 腹围测量应包括皮肤外缘(图2-7A、2-7B)。

3. **注意** 如果显示的是很长一段左侧肝门静脉,而不是左、右肝门汇合处,则切面太偏,此时腹部呈椭圆形而不是圆形。当脊柱在12点处时,不能显示出左、右肝门汇合处,因此,该位置不能测量腹围。

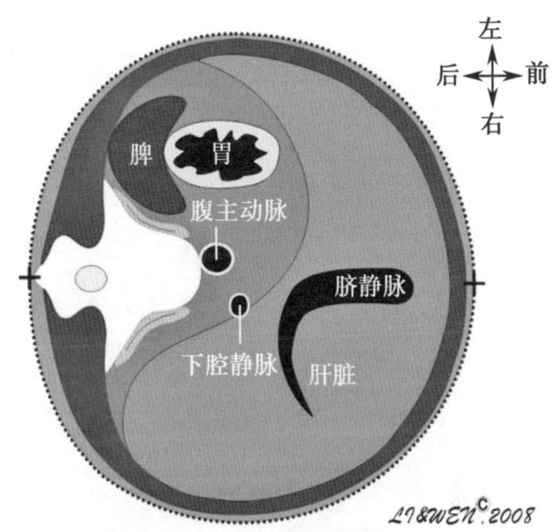

图 2-7A　腹围测量示意图

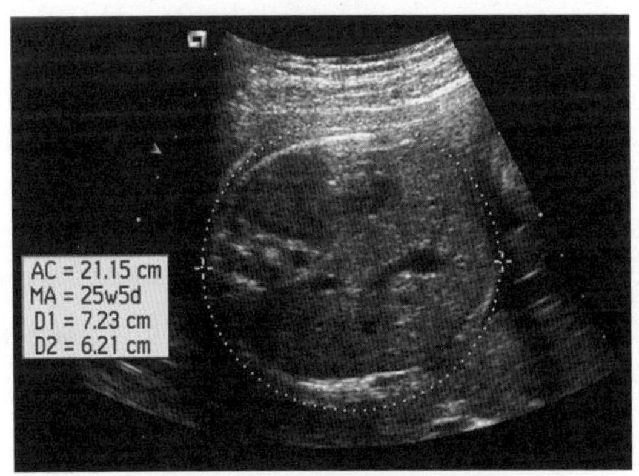

图 2-7B　腹围测量标准声像图

(二) HC 正常参考值范围及生长变化曲线

1. NICHD 制定的胎儿 AC 正常参考值范围　见表 2-5。

表 2-5　胎儿 AC 正常参考值范围表

孕周 / 周	3th	5th	10th	50th	90th	95th	97th
10	30.9	31.5	32.4	36.0	40.0	41.2	42.0
11	39.2	39.9	41.1	45.4	50.1	51.6	52.5

续表

孕周/周	3th	5th	10th	50th	90th	95th	97th
12	48.4	49.2	50.6	55.7	61.3	63.0	64.1
13	58.3	59.3	60.9	66.8	73.3	75.2	76.5
14	68.8	70.0	71.8	78.4	85.7	87.9	89.4
15	79.7	81.0	83.0	90.4	98.5	100.9	102.5
16	90.8	92.2	94.3	102.5	111.3	113.9	115.6
17	101.8	103.3	105.7	114.5	123.9	126.8	128.6
18	112.9	114.5	117.0	126.3	136.4	139.4	141.4
19	123.8	125.5	128.1	138.0	148.7	151.8	153.9
20	134.6	136.4	139.2	149.6	160.8	164.1	166.3
21	145.3	147.2	150.2	161.1	172.8	176.3	178.6
22	155.9	157.9	161.0	172.4	184.6	188.2	190.6
23	166.2	168.3	171.5	183.4	196.2	200.0	202.5
24	176.3	178.4	181.8	194.3	207.6	211.5	214.1
25	186.1	188.4	191.9	204.9	218.8	222.9	225.6
26	195.7	198.1	201.8	215.4	229.9	234.2	237.0
27	205.2	207.6	211.5	225.8	241.0	245.5	248.4
28	214.5	217.1	221.2	236.1	252.1	256.8	259.9
29	223.9	226.7	230.9	246.7	263.4	268.4	271.7
30	233.4	236.3	240.8	257.3	275.0	280.3	283.7
31	242.8	245.8	250.5	268.0	286.7	292.3	295.9
32	252.0	255.2	260.2	278.7	298.5	304.3	308.2
33	260.9	264.3	269.6	289.1	310.1	316.3	320.4
34	269.5	273.1	278.7	299.3	321.4	328.0	332.3
35	277.6	281.4	287.3	309.0	332.4	339.3	343.9

续表

孕周 / 周	3th	5th	10th	50th	90th	95th	97th
36	285.2	289.2	295.4	318.3	342.9	350.3	355.1
37	292.4	296.6	303.1	327.2	353.2	360.9	366.0
38	299.4	303.7	310.6	335.9	363.2	371.4	376.8
39	306.2	310.7	317.9	344.5	373.4	382.0	387.7
40	312.9	317.7	325.2	353.3	383.8	392.9	398.9

2. NICHD **推荐的胎儿** AC **大小随孕周变化的关系曲线**见图 2-8。

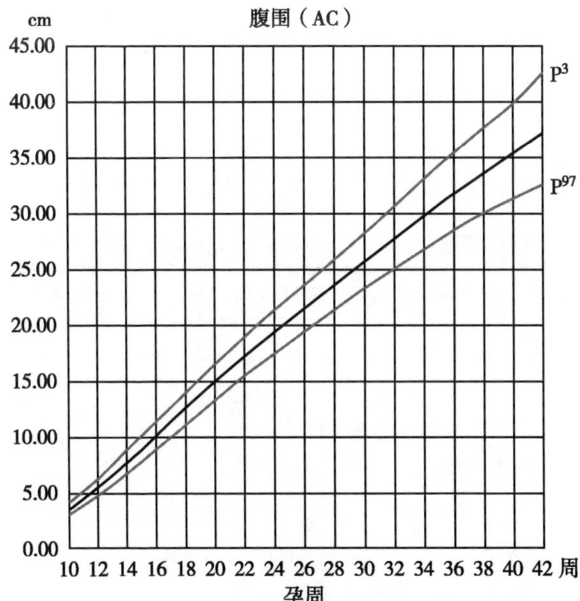

图 2-8　NICHD 推荐的胎儿 AC 大小随孕周变化的关系曲线

3. WHO推荐的胎儿AC大小随孕周变化的关系曲线见图2-9。

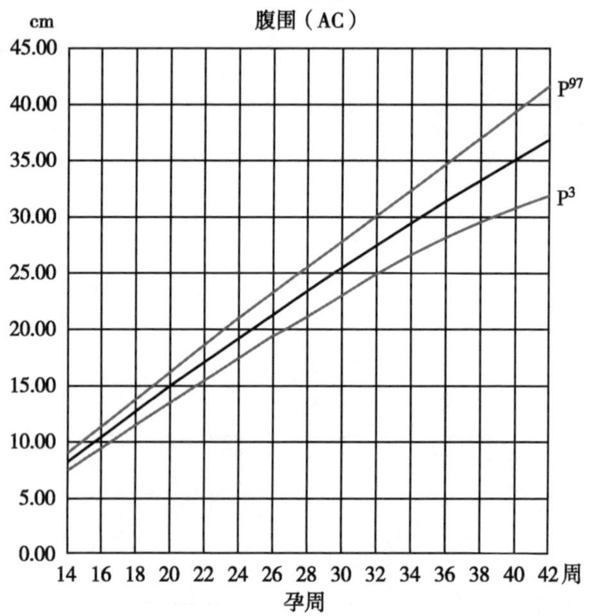

AT Papageorghiou, EO Ohuma, DG Altman. "International standards for fetal growth based on serial ultrasound measurements:the Fetal Growth Longitudinal Study of the INTERGROWTH-21 st Project." Lancet,2014, 384:869-879.（Exact Gestational Age and Growth Regression Equations).

图2-9　WHO推荐的胎儿AC大小随孕周变化的关系曲线

【股骨长(femur length,FL)】

(一) 测量方法

用于评估孕龄基本测量指标之一,股骨测量适用于中晚期妊娠的孕龄评估,尤其在妊娠晚期,较其他径线测量值更有意义。

1. **测量切面**　声束与股骨长径垂直,从股骨外侧扫查,完全显示股骨,且股骨两端呈平行的斜面。

2. **测量方法**　测量点应在股骨两端的端点上,见图2-10A、2-10B。

3. **注意**

(1)孕30周前股骨增长2.7mm/周,在31~36周增长2.0mm/周,在36周后增长1.0mm/周。

(2)应从股骨外侧扫查,若从股骨内侧扫查,可见股骨有些弯曲,此为正常现象。

(3)当胎头测量估测孕周不准时,取股骨测量值。

也可参考FL/BPD及FL/AC比值:

若FL/BPD比值<70%,则放弃FL测量。

若FL/BPD比值<86%,则放弃BPD测量。

若FL/BPD比值在71%~86%之间(为正常范围),可进一步用FL/AC:

若FL/AC比值<20%,可能为巨大儿。

若FL/AC值>24%,可能有FGR,应放弃AC测量。

(4)必要时测量另一侧股骨作对比。

(5)测量时须测量股骨的骨化部分,不要包括骨骺和股骨头。要显示长骨真正的长轴切面,如果长骨两端的软骨部分都能看到,说明该测量平面是通过长轴切面的。

(6)胎儿身材矮小症及胎儿骨骼发育畸形时不适用。

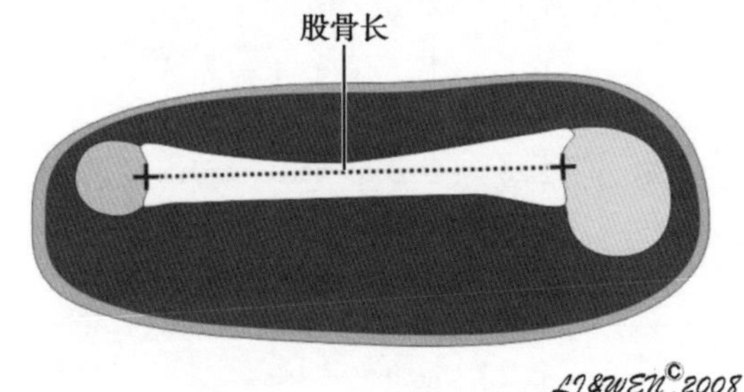

图2-10A　股骨测量示意图

(二) HL正常参考值范围及生长变化曲线

1. **NICHD制定的胎儿FL正常参考值范围**　见表2-6。

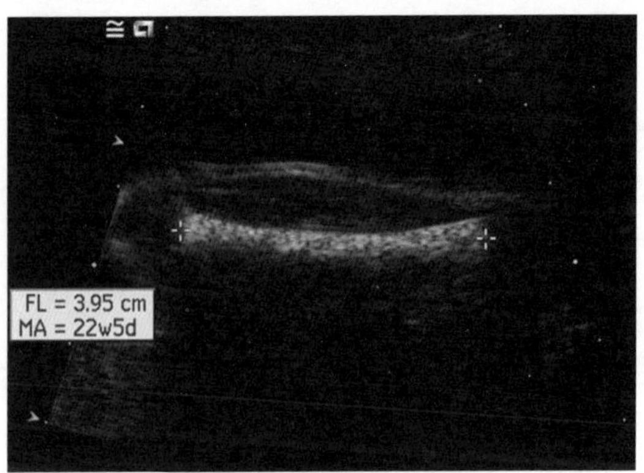

图 2-10B　股骨测量声像图

表 2-6　胎儿 FL 正常参考值范围表

孕周 / 周	3th	5th	10th	50th	90th	95th	97th
10	1.6	1.7	1.8	2.2	2.6	2.8	2.9
11	2.9	3.0	3.2	3.8	4.6	4.8	5.0
12	4.7	4.9	5.1	6.1	7.2	7.6	7.8
13	7.0	7.3	7.6	8.9	10.5	11.0	11.3
14	9.8	10.0	10.5	12.2	14.2	14.8	15.3
15	12.7	13.1	13.6	15.7	18.1	18.8	19.3
16	15.7	16.1	16.8	19.1	21.9	22.7	23.3
17	18.7	19.1	19.8	22.4	25.4	26.3	26.9
18	21.4	21.9	22.6	25.4	28.5	29.5	30.1
19	24.1	24.6	25.3	28.2	31.5	32.4	33.1
20	26.7	27.2	28.0	31.0	34.3	35.3	36.0
21	29.4	29.9	30.7	33.8	37.1	38.1	38.8
22	32.1	32.6	33.4	36.5	39.9	40.9	41.5
23	34.7	35.2	36.0	39.1	42.5	43.6	44.2
24	37.2	37.7	38.6	41.7	45.1	46.2	46.8
25	39.6	40.2	41.0	44.2	47.7	48.7	49.4
26	42.0	42.5	43.4	46.6	50.1	51.2	51.8
27	44.2	44.8	45.7	49.0	52.5	53.5	54.2
28	46.3	46.9	47.8	51.2	54.8	55.9	56.6
29	48.4	49.0	49.9	53.4	57.1	58.2	58.9

续表

孕周 / 周	3th	5th	10th	50th	90th	95th	97th
30	50.4	51.0	51.9	55.5	59.3	60.4	61.1
31	52.3	52.9	53.9	57.5	61.4	62.6	63.4
32	54.1	54.7	55.7	59.5	63.5	64.7	65.5
33	55.8	56.5	57.5	61.4	65.6	66.8	67.6
34	57.5	58.1	59.2	63.2	67.5	68.8	69.6
35	59.0	59.8	60.9	65.0	69.4	70.7	71.5
36	60.6	61.3	62.4	66.7	71.2	72.5	73.4
37	62.0	62.7	63.9	68.3	72.9	74.2	75.1
38	63.3	64.1	65.3	69.7	74.5	75.9	76.8
39	64.5	65.3	66.6	71.1	76.0	77.4	78.3
40	65.6	66.4	67.7	72.4	77.4	78.9	79.9

2. **NICHD 制定的胎儿 FL 生长变化曲线** 见图 2-11。

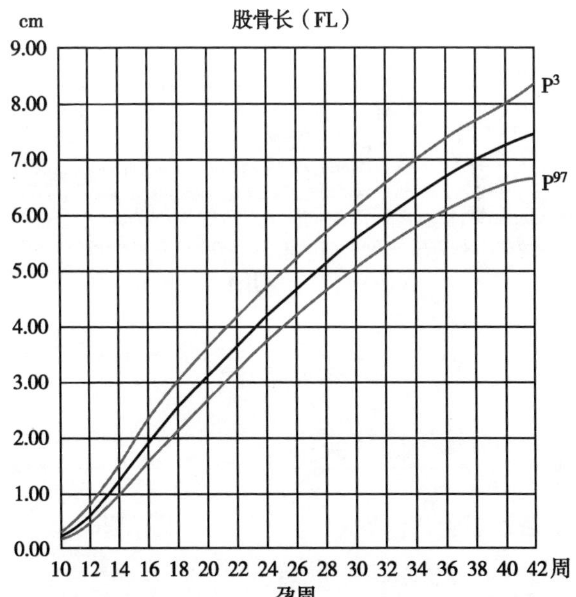

Germaine M. BUCK LOUIS, Jagteshwar GREWAL, Paul S. ALBERT, et al. "Racial/Ethnic Standards for Fetal Growth, the NICHD Fetal Growth Studies." Am J Obstet Gynecol, 2015, 213(4):449.e1-449.e41.

图 2-11 NICHD 制定的胎儿 FL 生长变化曲线

3. WHO **推荐的胎儿 FL 生长变化曲线** 见图 2-12。

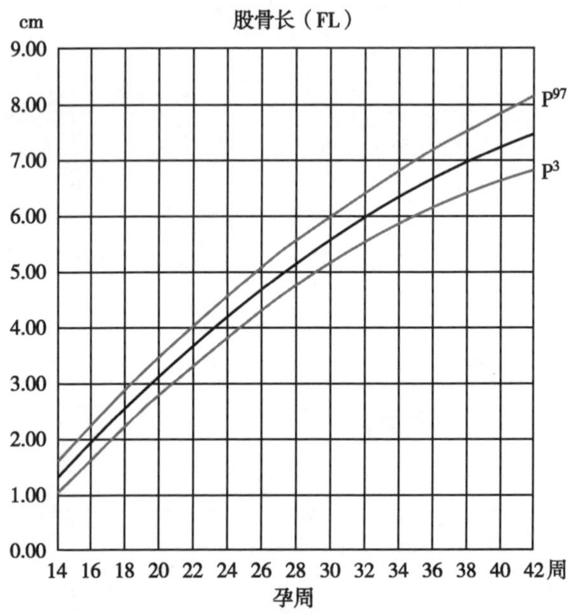

AT Papageorghiou, EO Ohuma, DG Altman. "International standards for fetal growth based on serial ultrasound measurements: the Fetal Growth Longitudinal Study of the INTERGROWTH-21 st Project." Lancet, 2014, 384:869-879.（Exact Gestational Age and Growth Regression Equations).

图 2-12 WHO 制定的胎儿 FL 生长变化曲线

（李胜利 王晨虹）

第二节 胎儿出生体重表

孕期监测胎儿体重，了解胎儿生成发育情况，及时发现异常，找出相关原因，做出相应的处理是十分重要的。

(一) 不同孕周新生儿出生体重(表 2-7、表 2-8)

表 2-7 胎龄 24~42 周男性新生儿出生体重的百分位数值 (单位:g)

胎龄 / 周	P_{3}	P_{10}	P_{25}	P_{50}	P_{75}	P_{90}	P_{97}
24	455	570	655	732	804	874	959
25	513	640	734	819	900	978	1 072
26	580	719	823	918	1 008	1 096	1 200
27	657	809	924	1 030	1 130	1 228	1 343
28	745	910	1 036	1 154	1 267	1 375	1 503
29	845	1 023	1 162	1 293	1 418	1 539	1 680
30	958	1 150	1 302	1 446	1 586	1 720	1 876
31	1 087	1 292	1 457	1 617	1 771	1 920	2 091
32	1 233	1 451	1 630	1 805	1 976	2 140	2 328
33	1 400	1 628	1 820	2 012	2 199	2 380	2 585
34	1 586	1 823	2 027	2 234	2 438	2 634	2 856
35	1 791	2 033	2 247	2 467	2 686	2 897	3 133
36	2 015	2 258	2 477	2 707	2 937	3 159	3 406
37	2 247	2 487	2 708	2 943	3 181	3 410	3 664
38	2 468	2 701	2 921	3 157	3 399	3 632	3 889
39	2 649	2 874	3 091	3 329	3 573	3 809	4 068
40	2 783	3 002	3 216	3 455	3 702	3 941	4 203
41	2 886	3 100	3 314	3 554	3 806	4 051	4 319
42	2 977	3 188	3 402	3 647	3 907	4 161	4 438

表 2-8 胎龄 24~42 周女性新生儿出生体重的百分位数值 (单位:g)

胎龄 / 周	P_3	P_{10}	P_{25}	P_{50}	P_{75}	P_{90}	P_{97}
24	416	498	564	629	692	756	833
25	479	572	648	722	796	869	958
26	549	654	741	826	911	995	1 096
27	626	745	843	941	1 038	1 135	1 250
28	711	844	955	1 067	1 178	1 288	1 418
29	804	951	1 076	1 203	1 330	1 455	1 601
30	906	1 068	1 209	1 352	1 495	1 636	1 800
31	1 020	1 198	1 354	1 515	1 676	1 835	2 018
32	1 151	1 344	1 516	1 694	1 875	2 051	2 254
33	1 302	1 509	1 696	1 892	2 091	2 285	2 506
34	1 477	1 695	1 896	2 108	2 323	2 534	2 771
35	1 676	1 902	2 113	2 338	2 568	2 791	3 042
36	1 896	2 125	2 342	2 575	2 815	3 047	3 305
37	2 130	2 357	2 574	2 810	3 052	3 287	3 546
38	2 358	2 579	2 792	3 026	3 266	3 498	3 753
39	2 547	2 762	2 971	3 202	3 440	3 670	3 920
40	2 686	2 896	3 104	3 336	3 575	3 806	4 055
41	2 796	3 005	3 214	3 448	3 691	3 925	4 178
42	2 891	3 101	3 312	3 551	3 801	4 042	4 301

(二) 胎儿预计出生体重(estimated fetal weight, EFW)的生长变化曲线

1. **NICHD 制定的胎儿 EFW 生长变化曲线** 见图 2-13。

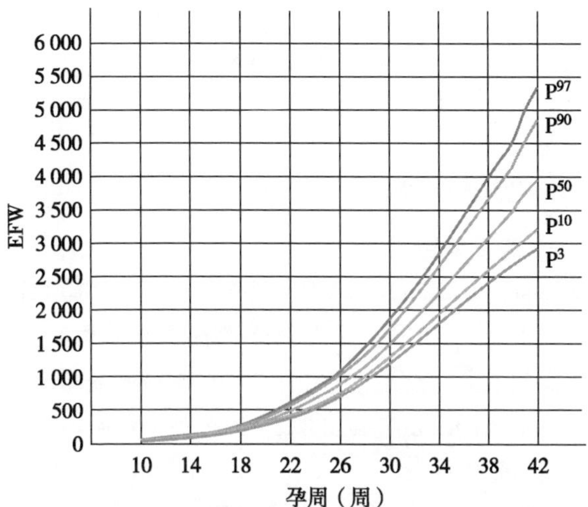

图 2-13 NICHD 制定的胎儿 EFW 生长变化曲线

2. **WHO 推荐的 EFW 生长变化曲线** 见图 2-14。

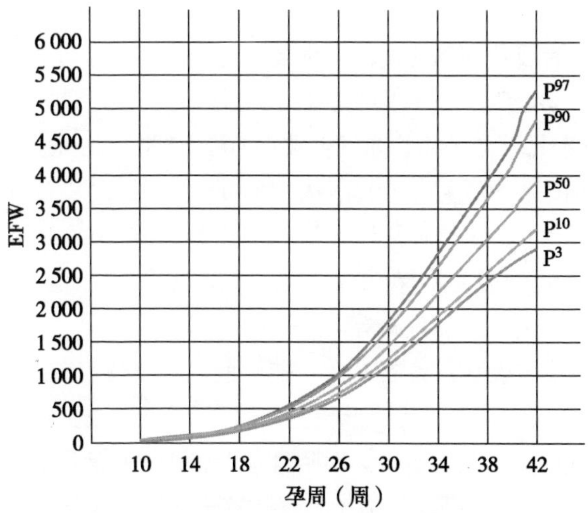

图 2-14 WHO 推荐的 EFW 生长变化曲线

（李胜利 王晨虹）

第三节 胎盘、脐带及羊水异常

一、胎盘异常

(一) 血管前置

血管前置(vasa previa)指脐带血管走行于胎膜间且位于宫颈口的上方,当宫颈扩张或胎膜破裂时,血管可能撕裂,导致胎儿快速失血;宫颈上方的血管还可能被胎先露压迫。血管前置发生率低,为0.1‰~0.8‰。产前诊断前置血管能够明显降低围产儿死亡率。

【分型】根据胎盘形状,血管前置分为2型:

Ⅰ型:血管前置是帆状胎盘脐血管的一部分。

Ⅱ型:血管前置是双叶胎盘或副胎盘沟通两个胎盘叶的血管。

【病因、发病机制、高危因素】血管前置的确切病因目前尚不十分清楚。前置的胎膜血管对创伤极为敏感,尤其在胎膜破裂时,其内部血管亦发生破裂,导致严重胎儿出血和失血性贫血,一旦发生可引起高达75%的围产儿死亡。因此,有学者认为,血管前置是胎儿潜在的灾难,其产前诊断极其重要。高危因素主要有:低置胎盘、副胎盘、帆状胎盘、双叶胎盘、多叶胎盘、多胎妊娠等。

【临床表现及诊断】血管前置的主要临床表现是:在妊娠晚期,常于破膜以后即刻发生鲜红色阴道出血。出血的血液由纯粹的胎儿血组成。因胎盘早剥和前置胎盘是晚期阴道出血的两大主要原因,临床上往往首先怀疑出血是由该两病因所致。以下的方法可以协助鉴别阴道出血是母体血还是胎儿血:①取阴道出血涂片做瑞氏染色,显微镜下找到胎儿有核红细胞;②取阴道出血样本行血红蛋白电泳,发现血红蛋白F,提示为胎儿血。主要依据超声检查诊断。一般孕中期常规筛查。

【超声特征】

1. 二维超声显示位于子宫颈口处的血管横切面呈多个圆形无回声血管,表面无脐带胶纸包裹,血管缺乏螺旋,纵切面呈长条形无回声,位置固定不变。

2. 胎盘帆状脐带入口,超声显示脐带胎盘入口处不在胎盘,而在距胎盘有一定距离的胎膜,脐带血管进入胎膜后,在胎膜下行走一定距离后,进入胎盘实质内。如果超声显示胎盘帆状脐带入口位于子宫下段,应警惕有无血管前置,注意这些扇形分布的胎膜血管是否跨越宫颈内口。

3. 从主胎盘越过宫颈内口到对侧副胎盘,由于副胎盘与主胎盘之间有胎膜血管相连,这些胎膜有可能位于宫颈内口上方,称为血管前置。

4. 叶状胎盘分叶分布于宫颈内口两侧,需高度警惕前置血管发生。

5. 边缘性脐带入口也可合并部分脐带血管帆状附着走行,于胎膜下如果接近宫颈内口,需高度警惕合并症血管帆状附着并血管前置的可能。

6. 彩色多普勒检查对诊断血管前置极其重要。当怀疑宫颈内口有胎膜和脐带血管时,彩色多普勒超声检查路径可以直接显示扇形分布帆状脐带入口的胎膜血管或连接主副胎盘之间的胎膜血管,而且可获得典型的胎儿脐动脉血流频谱,故彩色超声多普勒频谱可以帮助明确诊断血管前置。

7. 经阴道和会阴超声扫查对显示覆盖在宫颈内口的血管较腹部扫查更敏感。

8. 血管前置偶尔与绒毛膜下出血有关。

血管前置超声检查见文末彩图 2-15。

【临床处理】血管前置是胎儿潜在的灾难。破膜以后覆盖在宫颈内口的血管易破裂,使胎儿迅速失血和死亡。即使不破裂,血管前置的血管可能在分娩过程中被胎儿先露部压迫，导致循环受阻而发生胎儿窘迫甚至死亡。因此，一旦血管前置明确诊断，应计划性剖宫产。一般在32周左右给予糖皮质激素促肺成熟，35~36周行剖宫产。若产妇出现少量阴道流血、胎膜早破应即刻住院剖宫产。

（二）胎盘血管瘤

胎盘血管瘤（placenta hemangioma）又称胎盘绒毛膜血管瘤，是一种原发性良性非滋养细胞层肿瘤，较少见。病理检查发现肿瘤多生长在胎盘表面，较少生长在胎盘实质内，肿瘤大小不一。血管瘤小者一般无并发症，血管瘤大者一般指>5cm，可产生一些母儿并发症。血管瘤越接近脐带入口，产生的并发症越大。常见并发症为羊水过多、妊娠期高血压疾病、低体重儿、早产儿，其他少见的胎儿并发症有胎儿非免疫性水肿、胎儿窘迫、死胎、子痫前期等。

【超声特点】

1. 胎盘血管瘤圆形或类圆形、边界清楚的肿块，位置常邻近脐带入口，靠绒毛膜表面，肿块以低回声或蜂窝状无回声较多见，强回声少见，后者可能与肿瘤内部既往发生过出血坏死纤维化等改变有关。

2. 肿瘤较大者合并羊水过多及胎儿生长受限。

3. 注意观察有无胎儿其他并发症，如胎儿水肿、胎儿窘迫等，做超声多普勒检查测量脐动脉血流，了解胎儿宫内情况。

4. 胎盘血管瘤内部血流较丰富，彩色多普勒超声可显示，肿瘤内有高速或低速血流。注意与血肿、绒毛膜下纤维蛋白沉积、部分性葡萄胎、肌瘤变性及胎盘畸胎瘤等相鉴别。

5. 如果肿块直径接近5cm，即使无母胎并发症的有关超声表现，也应行系列超声检查追踪观察，一般2~3周复查一次。

胎盘血管瘤超声图像见文末彩图2-16。

【临床处理及预后】胎盘血管瘤是一种良性肿瘤，一般不伴有胎儿结构畸形，预后较好，肿瘤直径>5cm者，易发生母胎并发症，尤其肿瘤接近脐带胎盘入口时，胎盘母胎并发症更易发生,产前应每 2~3 周对胎盘血管瘤胎儿观察一次,加强胎儿监护。

(三) 胎盘畸胎瘤

胎盘畸胎瘤(placenta teratoma)是一种罕见的非滋养细胞来源胎盘肿瘤。胎盘畸胎瘤位于羊膜与绒毛膜间,与胎盘呈蒂状相连,蒂部可见血管结构。肿瘤表面可为较成熟的皮肤组织,内部含有多种成分组织如毛发、骨骼、脂肪等。

【超声特点】

1. 形态规则呈圆形或椭圆形,边界清晰,内部回声混杂,囊实性混合性肿块,40% 有钙化,肿块内常有强回声团伴声影,有时可见骨骼回声。

2. 具有畸胎瘤的常见声像特征,如有毛发油脂形成的发团征、垂柳征、杂乱结构征等。

3. 彩色多普勒显示,大多数(包括内部)无血流信号,但蒂部可见营养血管。

4. 胎盘畸胎瘤的大小为 2~11cm。

5. 需与无心畸形相鉴别。鉴别要点是无心畸形,有脐带与之相连,且脐带内血管在胎膜下与供血胎儿脐带血管相延续。血流方向与正常胎儿期脐带内血流方向相反。而胎盘畸胎瘤不能发现上述特征。

胎盘畸胎瘤超声检查见图 2-17。

【临床处理及预后】胎盘畸胎瘤是胎盘良性肿瘤不伴发胎儿结构畸形,预后较好。肿瘤较大者,可压迫胎儿导致胎儿窒息,因此,对较大的畸胎瘤应加强产前及产时胎儿监护。

(四) 胎盘钙化

胎盘钙化是指钙盐沉积在胎盘各处,最常见的是沉积在母体面的基底板内。超声下表现为胎盘实质内强回声点,钙化随孕周的增加而增加。

【胎盘分级】根据超声显示的钙化程度,将胎盘分为 0~Ⅲ级:

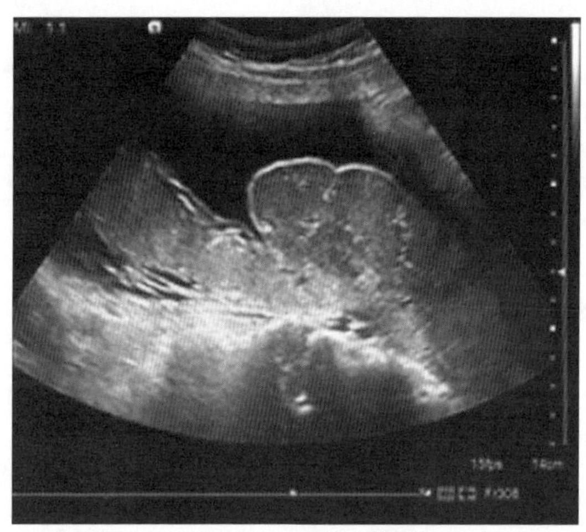

图 2-17　胎盘畸胎瘤

0 级胎盘无钙化，回声均匀，绒毛膜板光滑、平坦。

Ⅰ级胎盘回声基本均匀，绒毛模板呈波浪形。

Ⅱ级胎盘可见母体面基底板内散在强回声，以及海湾形的绒毛模板形成的大逗号形回声。

Ⅲ级胎盘内可见绒毛膜延伸至基底板的回声带，将胎盘分为数个胎盘小叶，基底板的密度也会增加。

胎盘钙化见图 2-18。

【临床意义】胎盘钙化是判断胎盘成熟度的一个指标。通常认为胎盘内出现钙化强回声，提示胎盘已经成熟。上述分级标准虽不能有效地预测近期足月的胎儿结局，但是，有研究发现孕 32 周前 3 级胎盘可能与死胎和其他不良妊娠结局有关。胎盘钙化也与吸烟和母体血清钙代谢水平有关。多数学者认为，胎盘早成熟和加速钙化有两个主要原因，孕妇吸烟与应用某些药物有关。

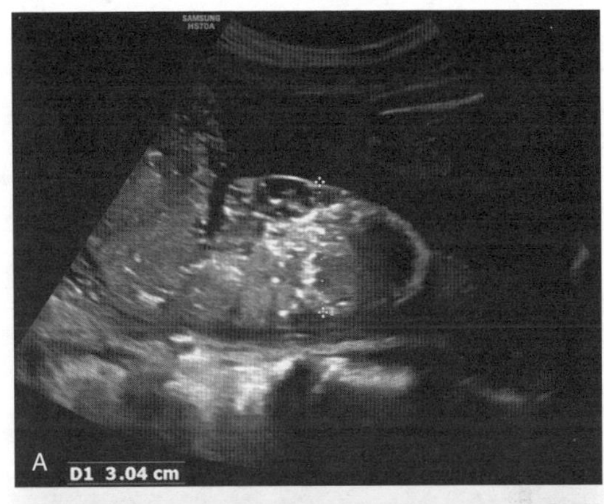

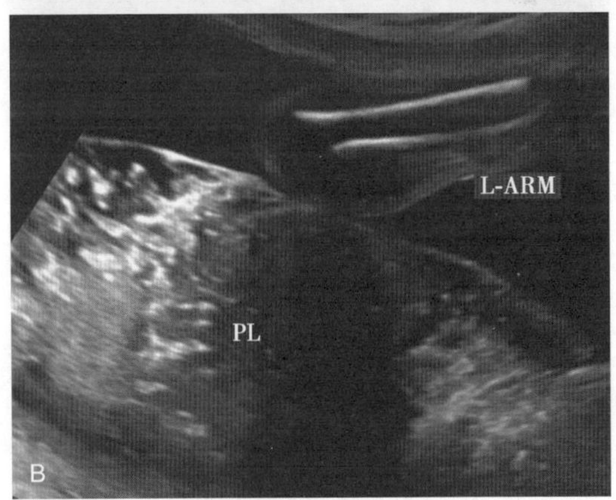

图 2-18 胎盘钙化

(五) 副胎盘

副胎盘(accessory placenta)指一个或多个附属胎盘小叶通过血管与主胎盘相连。超声表现:副胎盘表现为两个独立的胎盘通过脐带与主胎盘相连。胎儿娩出后,副胎盘可因未被发现而滞留宫腔引起产后出血。副胎盘容易并发血管前置及帆状胎盘。见文末彩图 2-19。

(六) 轮状胎盘

轮状胎盘(circumvallata placenta)指胎盘的胎儿面中心

内凹，周围环绕增厚的灰白色环，环是由双折的羊膜和绒毛膜构成，其间有退化的蜕膜及纤维。在环内，胎儿面为常见的外形，并附着于脐带上，可见有大血管中断于环的边缘，卷起增厚的羊膜绒毛组织常合并胎盘出血和梗死。轮状胎盘可分为完全型（形成一完整的胎盘组织环）与部分型（形成不完整的胎盘组织环）两类，部分型轮状胎盘一般不引起任何胎儿异常，而完全型轮状胎盘与胎盘早剥、早产、FGR、胎儿畸形、围产儿病死率增高有关，但完全型轮状胎盘少见。见图 2-20。

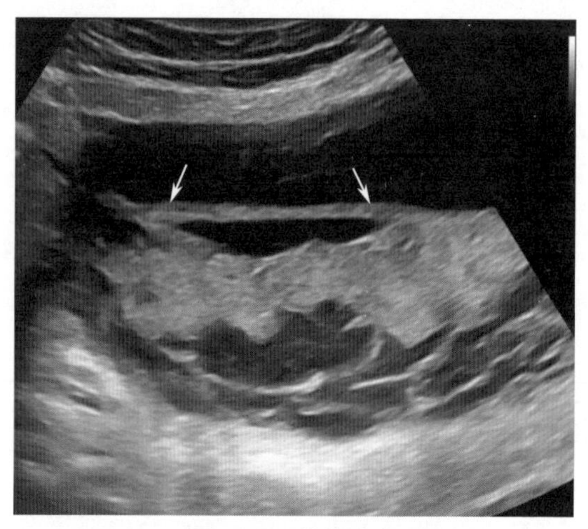

图 2-20　轮状胎盘

（七）胎盘循环障碍

胎盘内有母体和胎儿两套血液循环，两者的血液在各自封闭的血管内循环，两者之间有胎盘屏障相隔，在胎盘处进行物质交换。胎盘循环障碍是指胎盘灌注异常导致胎儿和母体之间的血流交换异常。

【分型】胎盘循环障碍，包括两种：一是母体血液流入胎盘减少或受阻；二是胎儿血流通过绒毛减少或受阻。研究认为，当胎盘绒毛损失 30% 以上时，胎儿发育会受到限制，甚至胎儿窘迫或死胎。

1. 母体血流障碍 正常母体动脉血从子宫螺旋动脉流入绒毛间隙，在此与绒毛内毛细血管的胎儿血进行物质交换后，由子宫静脉回流入母体。常见的母体血流障碍有：

(1)绒毛膜下纤维素沉积。

(2)绒毛周围纤维素沉积，被认为是胎盘老化的一种表现。

(3)胎盘母体面梗死，是胎盘基底板沉积了一层致密的纤维蛋白类似物，其表面为厚实的黄色或白色的坚固的皱褶，阻碍了母体血流流入胎盘绒毛间隙。

(4)绒毛间血栓，是绒毛断裂后，母血与胎儿血的混合物凝集并沉积于绒毛间隙，形成血栓。

(5)胎盘梗死：绒毛的氧供只来源于灌注绒毛间隙的母体血液，任何减少或阻断胎盘血供的子宫胎盘疾病，都可能导致单个绒毛梗死，这种改变在成熟胎盘中比较常见。如果少量绒毛梗死可以被认为是良性的，但如果数量较多，可能发展为胎盘功能障碍，这可能与子痫前期狼疮抗凝物质等有关。

(6)胎盘血肿：包括胎盘后血肿、胎盘边缘血肿、羊膜下血肿、绒毛膜下血栓形成4种。超声检查血肿的声像表现：血肿第1周表现为高～中等回声，1~2周表现为低回声，2周后表现为无回声。根据血肿形成的部位和大小不同，对胎儿的影响也有不同。绒毛膜下小血肿一般临床意义不大，但大范围的胎盘后血肿、胎盘边缘血肿及绒毛膜血肿与流产、死胎、胎盘早剥和早产发生增加相关。胎盘早剥就是一个大的有临床意义的胎盘后血肿。

2. 胎儿血流障碍 正常胎儿的静脉血经脐动脉及其分支流入绒毛毛细血管，与绒毛间隙内的母体血进行物质交换后，成为动脉血，又经脐静脉回流到胎儿。常见的胎儿血流障碍有：

(1)胎儿血流障碍：主要包括胎儿血栓性血管病变，低氧合的胎儿血液从两条脐动脉流入绒毛模板内的动脉，这些动脉逐级分支,通过胎盘,胎盘表面最终达到绒毛干,其内形成血栓会阻碍胎儿血流在梗阻远端,受影响的绒毛将会失去功能,成熟胎盘内可发现少量血栓,如果受影响的绒毛较多可能存在胎儿生长受限、死胎或胎儿窘迫。

(2)绒毛血管病变:是指末端绒毛内毛细血管数量增加的病变。在显微镜下观察≥10个视野,10倍镜下可见≥10条绒毛内的毛细血管数。血管床增加使血流灌注减少处于低氧状态,与母体糖尿病、胎儿生长受限、胎儿畸形可能相关。

(3)羊膜下血肿:是位于羊膜和绒毛之间的血肿,通常应第3产程时牵拉脐带,导致脐带胎盘入口附着附近的血管破裂,造成急性羊膜下血肿。妊娠期较大的慢性羊膜下血肿可能导致胎母输血或FGR。注意血肿与其他疾病相鉴别,如胎盘绒毛血管瘤,可根据多普勒超声检查有无血流信号。

二、羊水异常

(一)羊水过多

羊水过多(polyhydramnios)指妊娠期间羊水量超过2 000ml。羊水在数日内急剧增多称急性羊水过多,在较长时间内缓慢增多称为慢性羊水过多。羊水过多的原因约1/3不明,称为特发性羊水过多,其他原因包括胎儿疾病(以神经系统和消化道异常最常见)、多胎妊娠、胎盘脐带病变、妊娠糖尿病、母儿Rh血型不合等。

【临床表现及诊断】

1. 症状

(1)急性羊水过多:多发生在20~24周,羊水迅速增多,子宫于数日明显增大,孕妇出现一系列的压迫症状。

(2)慢性羊水过多:多发生在妊娠晚期,数周内羊水缓慢增多,症状较缓和,孕妇多能适应。

2. **体征**　腹壁皮肤紧绷发亮、变薄，触诊时子宫张力大，胎位不清，胎心遥远。

【超声诊断】

1. **羊水指数**（amniotic fluid index，AFI）　以母体腹部肚脐为中心，分为 4 个象限，将每个象限羊水池最大垂直深度相加来评估羊水量。≥25cm 诊断为羊水过多，其中 AFI 为 25~35cm 为轻度羊水过多，36~45cm 为中度羊水过多，>45cm 为重度羊水过多。

2. **最大羊水池法**　以母体腹部垂直深度测量，通常为最大羊水池。羊水最大暗区垂直深度（amniotic fluid volume，AFV）≥8cm，诊断为羊水过多，其中 AFV 为 8~11cm 为轻度羊水过多，12~15cm 为中度羊水过多，>15cm 为重度羊水过多。羊水过多及羊水过少的测量方法见图 2-21。

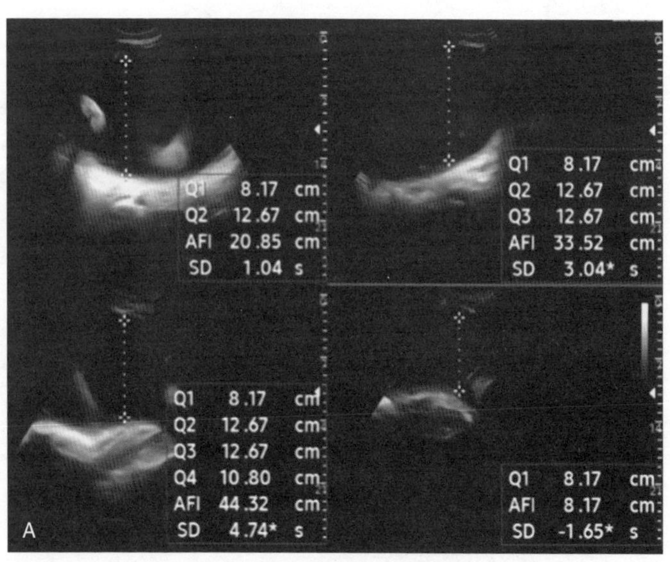

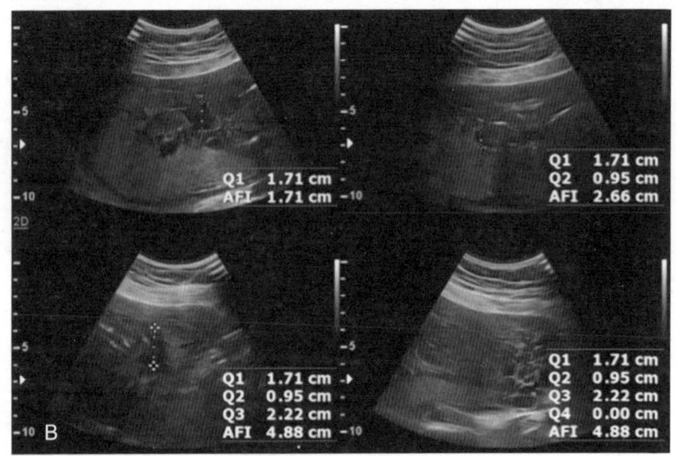

图 2-21　羊水过多及羊水过少的测量方法图

【胎儿染色体检查】羊水过多具有产前诊断指征，根据孕周做相应处理。

【羊水过多的可能原因】

羊水过多的可能原因见表 2-9。

表 2-9　羊水过多的可能原因

胎儿畸形和染色体异常
胎儿畸形
神经管缺陷
消化道畸形
腹壁缺陷
膈疝
颌面部畸形
遗传性假性醛固酮增多症
胎儿染色体异常
18- 三体、21- 三体、13- 三体

续表

双胎
双胎输血综合征
动脉反向血流灌注综合征
妊娠糖尿病
母儿 Rh 血型不合
胎盘因素
胎盘增大
胎盘绒毛血管瘤

【临床处理与预后】

羊水过多易出现早产、胎膜早破、脐带脱垂、胎盘早剥、子宫收缩乏力、产后出血。处理包括：严密随访、合并胎儿畸形终止妊娠、羊膜穿刺放液缓解症状、药物治疗。

(二) 羊水过少

羊水过少(oligohydramnios)指妊娠晚期羊水量少于300ml。羊水过少严重影响围产儿预后，羊水量少于50mm，胎儿死亡率高达88%，常见原因有：胎儿结构异常（以泌尿系统结构异常为主）、胎盘功能减退、羊膜病变、母体因素（妊娠期高血压疾病、免疫性疾病、脱水等）。

【临床表现】

羊水过少的临床症状多不典型。检查见宫高腹围较同期孕周小，有子宫紧裹胎儿感，子宫敏感，轻微刺激易引发宫缩。

【超声诊断】羊水最大暗区垂直深度(AFV)≤2cm，诊断为羊水过少，≤1cm为严重羊水过少；羊水指数(AFI)≤5cm诊断为羊水过少。超声胎儿畸形筛查。羊水过多及羊水过少的测量方法见图2-21。

【胎儿染色体检查】羊水过少是产前诊断指征，根据孕周做相应处理。

【胎儿监护】电子胎心监护:NST 可呈无反应型,分娩时可出现胎心变异减速和晚期减速。

【临床处理】根据是否合并胎儿畸形进行相应的临床处理。妊娠未足月,未发现胎儿畸形,可保守期待,羊膜腔灌注等方法。若合并胎儿畸形,必要时及时终止妊娠。若妊娠已足月,未发现胎儿畸形,应尽快终止妊娠。

三、脐带异常

(一) 脐带先露和脐带脱垂

脐带先露(presentation of umbilical cord)指胎膜未破时脐带位于胎先露部前方或者一侧,或称隐性脐带脱垂。脐带脱垂(prolapse of umbilical cord)指胎膜破裂脐带脱出于宫颈口外,降至阴道甚至露于外阴部。脐带先露时,因宫缩时胎先露下降,一过性压迫脐带导致胎心率异常。若胎膜破裂,脐带受压于胎先露与骨盆之间,可引起胎儿缺氧,甚至胎心完全消失,若脐血流阻断超过 7~8 分钟者,可胎死宫内。

【超声特点】脐带先露和脐带脱垂超声特点见文末彩图 2-22。

【临床处理】

1. 脐带先露时,经产妇、胎膜未破、宫缩良好者,取头低臀高位,密切观察胎心,若胎心持续良好,可经阴道分娩;初产妇或足先露、肩先露者,应行剖宫产。

2. 脐带脱垂者,若宫口已开全,胎儿已入盆,行产钳术。臀先露行臀牵引术;宫颈未开全者,上推胎先露缓解脐带受压同时尽快剖宫产。

(二) 脐带缠绕

脐带缠绕(cord entanglement)指脐带围绕胎儿颈部、四肢及躯干。脐带绕颈居多。当缠绕周数过多或缠绕过紧时,可出现胎心率变化、胎儿缺氧等表现。超声检查见文末彩图 2-23。

【临床处理】 单纯脐带缠绕并非剖宫产指征，孕妇需要严密监测胎动情况，加强胎心监护。若出现胎儿窘迫，需及时处理。

（三）脐带长度异常

脐带正常长度为30~100cm，平均长度为55cm。脐带短于30cm者，称为脐带过短（excessively short cord）；脐带长度超过100cm者，称为脐带过长（excessively long cord）。

【临床处理】

1. **脐带过短** 孕期脐带过短常无临床征象，孕期也难以发现，也有胎动异常需及时来院进一步检查。在孕期应教会所有孕妇自我监测胎动。临产后可出现胎心率异常，严重致胎盘早剥。

2. **脐带过长** 孕期脐带过长，在孕期易造成脐带绕颈、绕体、打结等，超声检查虽然不能测量脐带长度，但可以发现脐带绕颈、绕体、打结等，加强孕期监护，以免发生死胎。在分娩期，脐带过长容易发生脱垂或受压，造成胎儿缺氧甚至死产。

（四）脐带附着异常

正常情况下，脐带附着于胎盘胎儿面近中央处，脐带附着于边缘者，称为球拍状胎盘（battledore placenta），分娩过程中对母儿多无明显影响。脐带附着于胎膜上，脐血管通过羊膜与绒毛膜间进入胎盘者，称为脐带帆状附着（cord velamentous insertion），若胎膜上血管跨过宫颈内口位于胎先露前方，称为前置血管（vasa previa）。当胎膜破裂时，前置血管破裂出血可导致胎儿死亡，此外前置血管受胎先露部压迫，血流循环受阻，可导致胎儿窘迫甚至死亡。

【诊断】 超声检查：应注意脐带附着于胎盘的部位及插入位置。

【临床处理】 已诊断为脐带帆状附着和前置血管的孕妇，应严密观察，胎儿成熟后行择期剖宫产，以降低围产儿死亡率。

(五) 脐带血管数目异常

正常情况下，脐带由 2 条脐动脉、1 条脐静脉组成。若脐带中只有 1 条脐动脉时，称为单脐动脉（single umbilical artery，SUA）。若只是单脐动脉而不合并其他畸形，新生儿预后良好。若合并其他超声结构异常，非整倍体及其他畸形的风险增高。

【临床管理】

1. 对脐带、胎盘及胎儿解剖结构进行筛查（尤其是泌尿生殖系统、心脏、胃肠道和中枢神经系统畸形）。

2. 对于有超声软指标异常、胎儿先天畸形或合并胎儿生长受限者，应采用介入性产前诊断。

3. 对于单纯性 SUA，可在严密监测下继续妊娠，产程中加强监护，谨防脐带受压胎儿突然死亡。

详见“第二章第四节”。

(六) 脐带打结

脐带打结有假结（false knot）和真结（true knot）两种。脐带假结指脐血管较脐带长，血管卷曲似结，或因脐静脉较脐动脉长形成纡曲结构，通常对胎儿危害较小。脐带真结多为脐带缠绕胎体，胎儿穿过脐带套环形成。脐带真结未拉紧则无症状，拉紧后胎儿血液循环受阻可导致胎死宫内。但是目前超声等检测手段很难发现脐带打结，需要严密监测胎动及胎心情况。多在分娩后确诊。超声检查见文末彩图 2-24。

(七) 脐带扭转

脐带扭转（torsion of cord）指胎儿活动使脐带顺其纵轴扭转呈螺旋状，生理性扭转可达 6~11 周。脐带过分扭转在胎儿脐轮部变细呈索状坏死，引起血管闭塞或血栓形成，胎儿可因血运中断而死亡。

（王晨虹　李胜利）

第四节　常见胎儿超声软指标的临床意义

超声软指标(soft marker)是超声检查发现的非特异性的结构异常,这些异常提示某些潜在风险,也可能只是正常的结构变异。其特点为不特异、往往一过性存在、本身并非病理性指标等,但临床上常用于筛查染色体异常或评估染色体异常风险。软指标在正常胎儿中可见,在染色体异常的胎儿中其发生率提高。常用超声软指标:胎儿颈部透明层、胎儿颈后皮肤皱褶、胎儿鼻骨发育不良、胎儿侧脑室轻度增宽、脉络丛囊肿、胎儿后颅窝增宽、胎儿肾盂扩张、胎儿肠管强回声、单脐动脉、其他等。

一、胎儿颈部透明层厚度

胎儿颈项透明层厚度(nuchal translucency,NT)。在10~13周NT ≥ 2.5mm为异常(以此为标准,唐氏综合征的检出率为44%)。目前普遍不同的切割值与胎儿发生异常的风险率不相同,胎儿颈部透明层厚度与胎儿发生异常的风险率呈正相关,见表2-10。NT多次准确测量以降低假阳性率。

表2-10　胎儿颈项透明层厚度与胎儿发生异常的风险率关系

胎儿颈项透明层厚度/mm	胎儿发生异常的风险率/%
3.0~3.4	8
3.5~4.4	17
4.5~5.5	29
5.5~6.4	64
≥ 6.5	80

【NT超声检测】NT测量,取胎儿正中矢状切面,放大图像,显示胎儿头部与胸腔上部,使胎儿面积占屏幕的

2/3 左右,达到测量精确度为 0.1mm。正中矢状切面的标志:强回声的鼻尖、矩形上腭、粗大点状的下颌骨中央颅骨中间无回声的间脑、颈背部后方的透明层。超声检测见图 2-25、图 2-26。

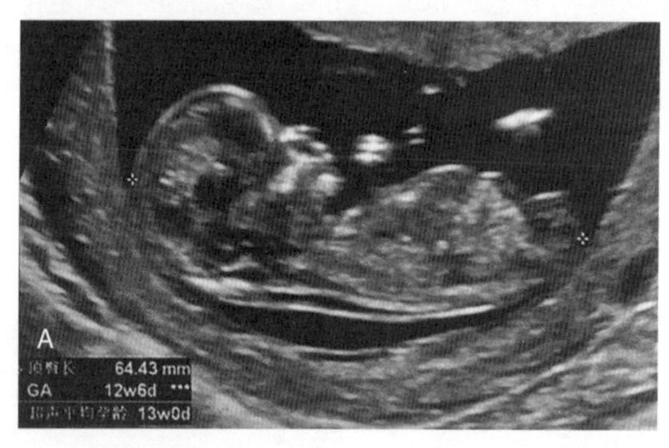

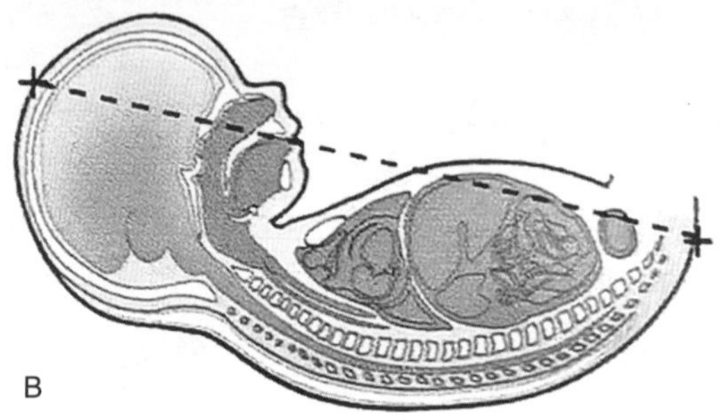

图 2-25　超声检测

A. 胎儿 NT 测量:妊娠 12^{+} 周,胎儿正中矢状切面;B. 头臀长测量示意图。

【NT 增厚的临床意义】

1. **染色体异常**　NT 增厚胎儿罹患染色体疾病的风险增加,如 21- 三体综合征、18- 三体综合征、Turner 综合征、三倍体、微缺失 / 微重复综合征以及某些单基因病风险增加等。大量的研究证实,NT 增厚与胎儿染色体非整倍体畸形有关,主要为 21- 三体。文献报道诊断 21- 三体的敏感性为 24%~100%。导致这种差异的主要原因在于个别学者使用的

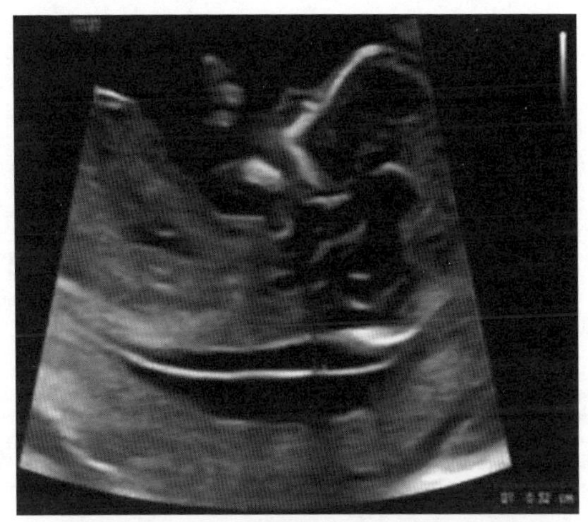

图 2-26 胎儿颈部透明层厚度测量病例

NT 截断值与测量时的孕周、母亲年龄以及采取检测方法的不同有关，NT>3mm 时发生染色体三体的危险性增加 29 倍，当 NT>4mm 时，即使染色体正常的胎儿脐妊娠结局亦较差。

2. **先天性心脏畸形** 既可发生在染色体异常胎儿中，也可发生在染色体正常的胎儿中。NT 增厚的非染色体异常是最常见的原因，可作为胎儿先天性心脏病的早期筛查指标。

3. **某些综合征** 主要有努南综合征、Smith-Lemli-Opitz 综合征、Joubert 综合征、阿佩尔综合征等。

4. **骨骼系统畸形** 主要有软骨发育不全，缺指头 / 趾头、外胚层发育不全畸形、多发性翼状胬肉综合征等。

5. **其他畸形** 膈疝、前腹壁缺损、胎儿运动障碍型综合征、胎儿宫内感染风险等。

二、颈部皮肤皱褶

颈部皮肤皱褶（nuchal fold，NF）是指孕 15~24 周胎儿颈后皮肤厚度。NF 测量时间一般在 15~20 周，在小脑水平横切面上测量皮肤强回声外缘至枕骨强回声外缘之间的距离。目前普遍认为，孕 15~18 周 NF ≥ 5mm 或孕 18~24 周 NF ≥ 6mm 为异常。

【临床意义】目前认为 NF 是中期超声筛查 21- 三体有效指标之一，NF 与其他染色体异常的关系亦有报道。发现 NF 增厚，即使不合并其他异常，也不管是低危还是高危孕妇，都建议行介入性产前诊断胎儿染色体检查。

三、胎儿鼻骨发育不良

胎儿鼻骨有左右两块。胎儿鼻骨发育不良包括：无鼻骨或一侧鼻骨缺失、鼻骨短小。检查时间为孕 $11\sim13^{+6}$ 周。超声检测见图 2-27。

【临床意义】染色体正常的胎儿鼻骨缺失发生率约为 1.6%。染色体异常胎儿鼻骨缺失发生率明显增高，21- 三体胎儿约为 60%~70%，18- 三体胎儿约为 50%，13- 三体胎儿约为 40%。目前研究认为，胎儿鼻骨缺失或发育不全，可作为非整倍体染色体异常的一个软指标，特别是 21- 三体。目前认为胎儿鼻骨检查是继 NT 后的又一个有效筛查染色体异常的软指标。胎儿鼻骨发育不良建议行介入性产前诊断。

四、胎儿侧脑室轻度扩张

胎儿侧脑室轻度扩张是指在胎儿的侧脑室水平横切面上侧脑室后角内径 ≥ 10mm，但<15mm。≥ 15mm 为脑积水。

【分度】分为两度：

Ⅰ度：侧脑室后角内径为 10~12mm。

Ⅱ度：侧脑室后角内径为 13~15mm。

胎儿侧脑室轻度扩张超声检查见图 2-28。

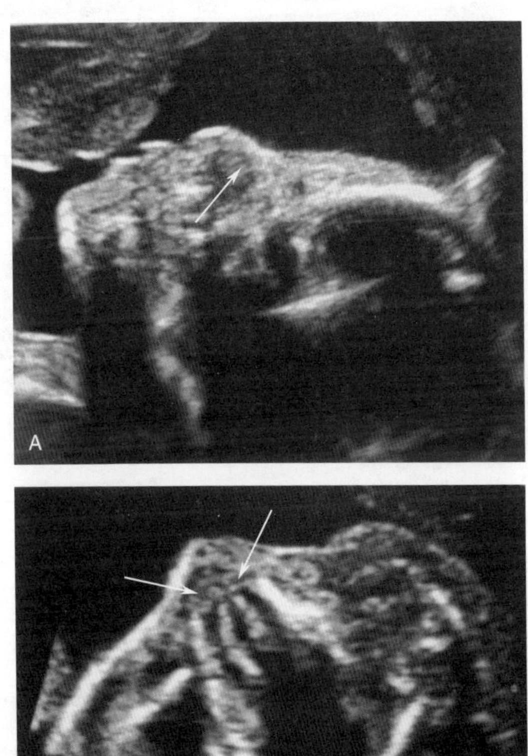

图 2-27 胎儿鼻骨发育不良

A. 胎儿颜面部正中矢状切面，显示胎儿鼻骨强回声缺失（箭头所示）；B. 胎儿颜面部冠状切面，显示胎儿单侧或双侧鼻骨强回声缺失（箭头所示）。

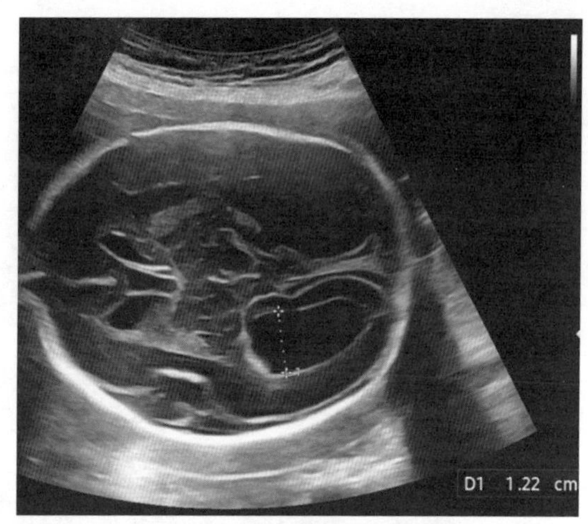

图 2-28　胎儿侧脑室轻度扩张

孕 23 周胎儿侧脑室轻度扩张（1.22cm）。

【临床意义】有 1/3 轻度侧脑室扩张的胎儿合并有其他畸形：如胼胝体发育不全、灰质异位、菱脑融合等，而这些结构异常在中孕期超声检查，尤其在 18~20 周时难以明确诊断。总体上轻度侧脑室扩张胎儿染色体异常发生率为 5%；轻度侧脑室扩张合并其他结构异常发生染色体异常概率为 1/12，不合并其他结构异常概率为 1/33，建议所有侧脑室扩张的胎儿都行染色体检查。孤立存在的Ⅰ度侧脑室轻度扩张，不合并畸形和染色体异常的胎儿预后往往很好。孤立存在的轻度侧脑室扩张应该严格按照标准来测量侧脑室的大小，同时仔细检查胎儿颅脑结构以除外合并的畸形，超声动态随访观察，可对所有出现侧脑室轻度扩张的胎儿行染色体检查；这些胎儿神经发育远期随访目前证据有限。

五、胎儿脉络丛囊肿

胎儿脉络丛囊肿（choroid plexus cysts）是指脉络丛内囊性结构。侧脑室、第三脑室、第四脑室内均有脉络丛。脉络丛囊肿可单发亦可多发。囊肿大小为 3~16mm，一般在妊娠

14~16 周出现,多数至 22 周左右自行消失。少数可持续至晚孕期至新生儿期。超声检查见图 2-29。

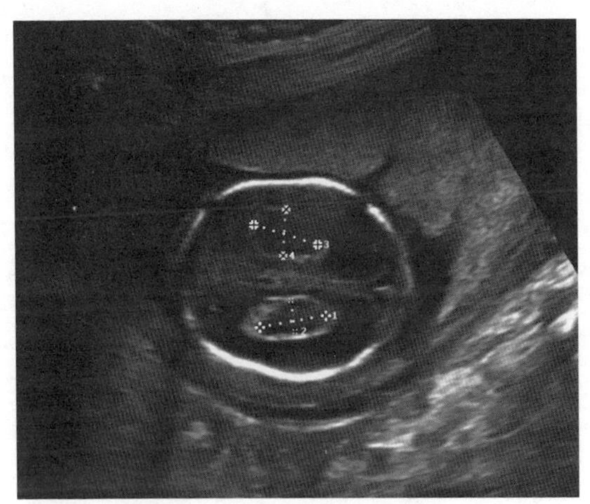

图 2-29 胎儿脉络丛囊肿

孕妇 33 岁,妊娠 17 周产前超声检查显示胎儿左、右侧脉络丛内各 1 个小囊肿,形状呈圆形。

【临床意义】脉络丛囊肿在染色体正常的胎儿中发生率为 1%~2%。染色体异常风险增加常见 18- 三体综合征、21- 三体综合征、微缺失、微重复等。18- 三体胎儿中可检出脉络丛囊肿约为 30%~50%,而 21- 三体检出率约为 1.4%。绝大部分有脉络丛囊肿的 18- 三体胎儿产前超声可检出其他异常,但仍有 17% 左右的 18- 三体胎儿产前不能检出任何结构异常。胎儿畸形风险合并心脏异常风险增加(法洛四联症),建议胎儿超声心动图检查、脑组织结构异常检查等。孤立性的 Blake 囊肿预后大多良好,约半数可在孕期随访中消失。

六、颅后窝池增大

颅后窝池增大(cisterns magna)是指位于小脑及延髓后方的蛛网膜下腔隙增大。颅后窝池在小脑水平横切面上测量。小脑及小脑蚓部的后方与枕骨内面之间的无回声区即为颅后窝池。正常<10mm,如果>10mm者,应考虑颅后窝池增大,不随孕周的增大而改变。

超声检查见图 2-30。

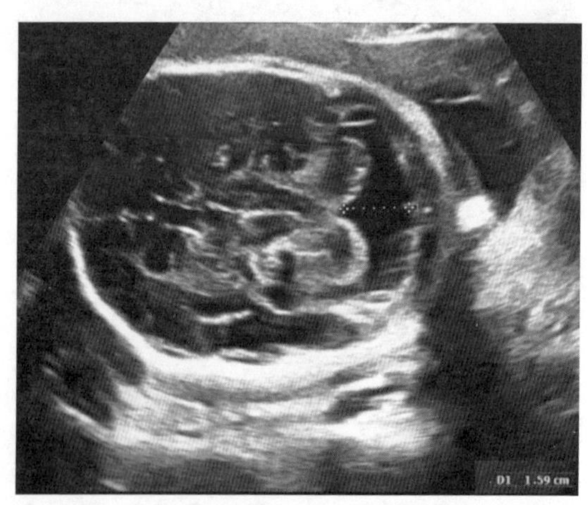

图 2-30　胎儿颅后窝池增宽

孕 30 周胎儿颅后窝池增宽(1.59cm)。

【临床意义】对于单纯颅后窝池增大是否要进行染色体检查,目前意见尚不统一。目前大多数报道认为单纯颅后窝池增大的预后较好。但合并其他畸形,预后与合并畸形严重程度有关。也有小样本研究认为孩子可能出现发育迟缓或身体功能失调或记忆力低下等。

七、胎儿肾盂扩张

肾盂扩张(renal pelvic dilatation)是指肾盂分离的前后径增大,但不足以诊断肾盂积水(hydronephrosis,ANH)。分三类:轻度扩张为 5~10mm,中度扩张为 10~15mm,重度扩张为≥15mm,诊断肾盂积水。肾盂扩张发生率为 1.6%~2.8%。根据孕周不同判断标准有不同,见表 2-11。

表 2-11　肾盂扩张的诊断标准分级

程度	妊娠中期 /mm	妊娠晚期 /mm
轻度	4~<7	7~<9
中度	7~≤10	9~<15
重度	>10	≥15

【分级】肾盂积水分 4 级（Meudell 分级）

Ⅰ级：仅肾盂扩张。

Ⅱ级：肾盂扩张，有部分肾盏扩张。

Ⅲ级：肾盂、肾盏均扩张。

Ⅳ级：肾盂、肾盏均扩张，皮质变薄。

胎儿双侧肾盂扩张超声检查见图 2-31。

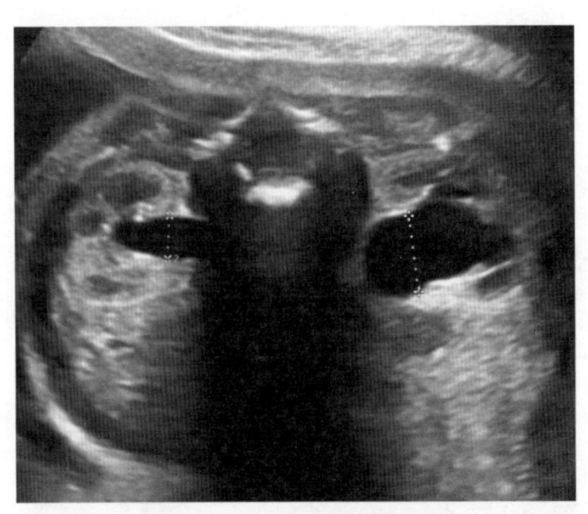

图 2-31　胎儿双侧肾盂扩张

孕妇 23 岁，妊娠 32 周产前超声显示胎儿左肾肾盂分离宽约 1.3cm，右肾肾盂分离约宽 0.74cm，皮质未见明显异常。

【临床意义】有研究指出，大约 17% 的 21- 三体胎儿有肾盂轻度扩张的表现。孤立性肾盂扩张的胎儿染色体异常的风险增加了 3.3 倍。也有报道相反。总之，荟萃文献报道，轻度肾盂扩张的临床意义差异较大，阳性预测值为 1/340~1/33，而且大部分研究对象为高危人群。目前的观点认为，如果在低危人群中发现有轻度肾盂扩张，似乎没有足够的证据必须进行胎儿染色体核型分析，但如果伴有其他异常表现则考虑进行胎儿染色体检查。对轻度肾盂扩张者，应在孕晚期重复超声检查，追踪观察肾盂扩张是否进行性加重，如果有加重，则提示可能新生儿泌尿系统梗阻的危险性增加。对于曾经有胎儿肾盂扩张史的孕妇下次妊娠肾盂扩张的再发风险约为6.1%。

八、胎儿强回声肠管

胎儿强回声肠管（echo venice bowel）是指在孕期出现胎儿肠管回声增强，其回声强度与周围的骨组织回声强度相似。其发生率为0.2%~0.6%。

【**超声诊断分级**】分3级：

Ⅰ级：指肠管回声低于骨组织高于肝脏回声，较少合并染色体异常或其他异常，临床意义不大。

Ⅱ级：指肠管回升等同于骨组织回升。

Ⅲ级：指肠管回声高于骨组织回声。

胎儿强回声肠管超声检测见图2-32。

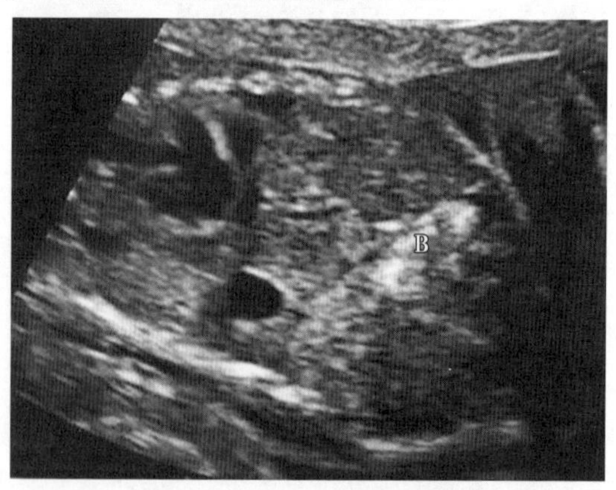

图2-32 胎儿强回声肠管

胎儿腹部可见肠管片状回声（B，与骨骼回声类似；该胎儿证实为21-三体综合征）。

【临床意义】发生机制不十分清楚,这一特征在胎粪性肠梗阻、胎儿腹膜炎、胎儿宫内感染、囊性纤维化及胎儿非整倍体中观察到;与早孕出血,胎儿吞咽血液有关;重型α-地中海贫血早期出现胎儿肠道回声增强。文献报道强回声肠管与唐氏综合征有关,约为4.8%,并认为是非整倍体染色体异常的一个软指标。也与胎儿生长受限、早产、胎儿宫内死亡的危险性增高有关。

对于孤立性的胎儿强回声肠管临床上应进一步了解:①了解有无妊娠出血史;②唐氏筛查如是高风险建议羊膜腔穿刺染色体核型分析;③感染风险,进行TORCH[TO即弓形虫(toxoplasma gondii,TOX);R即风疹病毒(rubella virus,RV),C即巨细胞病毒(cytomegalovirus,CMV),H即单纯疱疹病毒(herpes simplex virus,HSV)]检查;④囊性纤维化风险,家族遗传咨询了解父母是否有囊性纤维化及携带状况以及相应的检查,囊性纤维化是常染色体隐性遗传病;⑤胎儿生长受限的风险,于妊娠28~32周动态随访胎儿生长发育情况。

九、单脐动脉

正常情况下,脐带中有1条脐静脉、2条脐动脉。单脐动脉(single umbilical artery,SUA)是指脐带内只有一条脐动脉。其发生机制被认为是一侧脐动脉未发生或一侧脐动脉退化所致。脐动脉退化可能是胚胎发育过程中由于血栓等原因导致一条脐动脉萎缩、闭锁而致。单脐动脉超声检查见文末彩图2-33。

【临床意义】

1. 单脐动脉被认为与胎儿染色体异常有关。单脐动脉在单胎活产婴儿发生率为0.46%,多胎妊娠为0.8%,染色体异常的新生儿为6.1%~11.3%。13-三体和18-三体常受累,而21-三体和性染色体受累较少。在伴有单脐动脉的多数非整倍体胎儿超声可发现其他异常,此时应进行染色体核型分析。只有单脐动脉而不伴有其他结构异常的胎儿不应作为产前胎儿超声染色体检查指征，应视为高危妊娠进行严密产科评估和随访观察。

2. 单脐动脉被认为与胎儿畸形有关。单脐动脉可扰乱胚胎血流动力学导致心血管畸形。扰乱早期胚胎下半部的血液供应导致泄殖腔、泌尿生殖道、胃肠道中枢神经系统及下肢的生长发育，影响脐以下前腹壁的形成。缺陷并向上腹部、胸部、头部发展。

3. 筛查策略

(1) 对单脐动脉孕妇进行详细全面的结构畸形筛查，如脐带、胎盘及胎儿解剖结构（尤其是泌尿生殖系统、心脏、胃肠道和中枢神经系统畸形）。

(2) 对于单纯性单脐动脉，进行传统血清筛查或 cfDNA 筛查。

(3) 对于有非单纯性单脐动脉或筛查结果为阳性者，应采用介入性产前诊断。

(4) 单脐动脉胎儿出现胎儿生长受限的风险可能升高，每 4~6 周进行一次超声监测胎儿情况。

十、胎儿短长骨

胎儿短长骨，主要包括股骨短（short femur）、肱骨短（short humerus）。诊断标准为：小于正常同孕周胎儿股骨或肱骨 2*SD*，或小于同孕周正常值的第 5 百分位数，见表 2-6。胎儿短长骨超声检查见图 2-34。

【临床意义】胎儿长骨的长度主要受遗传因素影响，短长骨的其他常见原因包括骨骼发育异常、染色体异常和胎儿生长受限等。研究表明，长骨缩短与染色体 21- 三体、13/18- 三体、不平衡常染色体结构异常有关。短长骨与 21- 三体的风险增加有关，有数据显示 21- 三体中 24%~54% 肱骨偏短，24%~45% 股骨偏短。在排除长骨发育不全或胎儿生长受限、

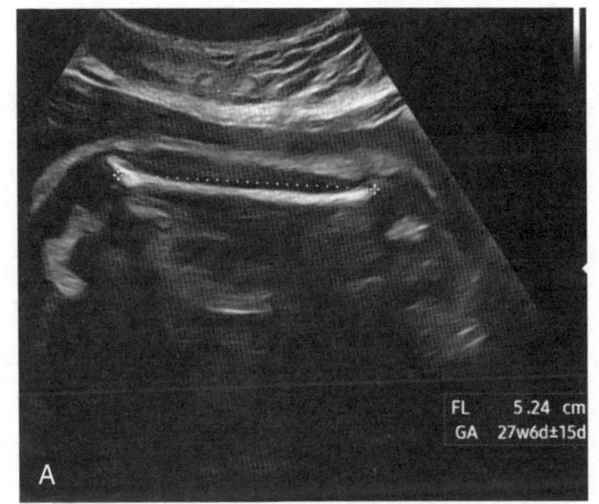

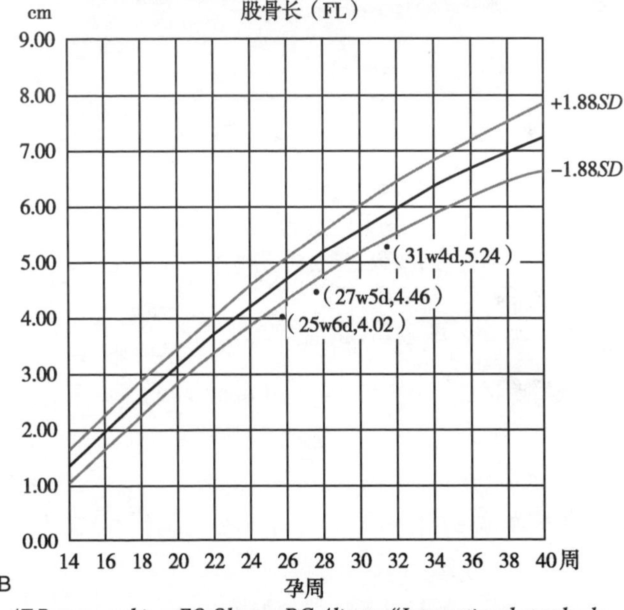

AT Papageorghiou, EO Ohuma, DG Aliman. "International standards for fetal growth based on serial ultrasound measurements: the Fetal Growth Longitudinal Study of the INTERGROWTH-21 st Project." Lancet, 2014, 384:869-879.（Exact Gestational Age and Growth Regression Equations).

图 2-34 胎儿短长骨超声检查

A. 胎儿短长骨：孕妇 28 岁，妊娠 31 周产前超声胎儿股骨测值短，在 Intergrowth-21st 生长曲线相当于 -2.7*SD*。B. 胎儿股骨 Intergrowth-21st 生长曲线。

出现唐氏高风险或其他指标异常时,需综合评价,建议行染色体核型检查。目前认为仅有长骨轻度缩短,不是常规进行染色体检查的指征。

十一、胎儿三尖瓣反流

胎儿三尖瓣反流是指血液从右心室经三尖瓣反流入右心房。分为原发性或继发性右心室扩张瓣膜关闭不全。胎儿三尖瓣反流超声检查见文末彩图 2-35。

【临床意义】文献报道,正常胎儿有 4.6%~6.2% 可出现生理性三尖瓣反流,而非整倍体染色体异常胎儿三尖瓣反流的发生率高于正常胎儿,唐氏综合征为 27%~55.7%,其他染色体异常为 22.3%~29%。染色体异常胎儿出现三尖瓣反流的原因不明,可能与心肌或结缔组织异常有关。其次,三尖瓣反流还与心脏结构异常有关,据报道,约 1/3 严重心脏畸形会出现三尖瓣反流。如果联合早孕 NT 增厚、静脉导管血流 a 波消失或反向及三尖瓣反流 21- 三体检出率明显增加。

十二、静脉导管血流异常

静脉导管血流异常(abnormal ductus venosus flow):静脉导管血流频谱的特征主要是有心室收缩期的 S 波和舒张期的 D 波,以及心房收缩期的 a 波。正常情况下,S 波、D 波、a 波均为同方向的向心血流形成的前向波。静脉导管血流异常,主要有 a 波异常,即 a 波消失或反向。

静脉导管血流异常超声检查见图 2-36。

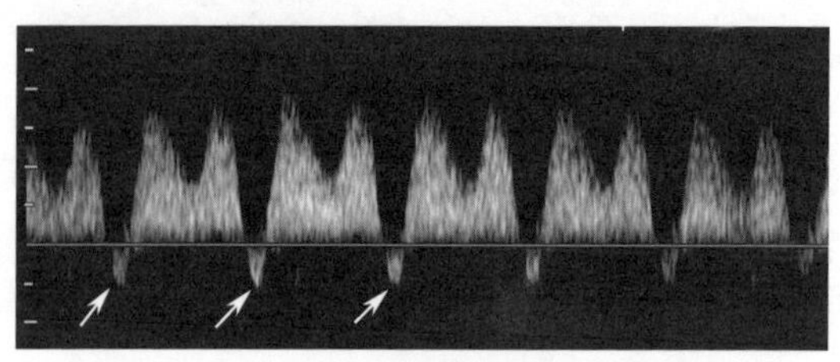

图 2-36　静脉导管血流异常(a 波反向)

【临床意义】①研究发现,21-三体等染色体异常、心脏畸形、心力衰竭会出现a波异常。据报道,5.2%的整倍体、70.8%的21-三体、89.3%的18-三体、81%的13-三体、76.9%的特纳综合征胎儿会发现a波异常。a波异常与孕周大小有关,孕周小a波异常发生率较高,孕周大则低。在早孕期超声筛查a波异常且染色体正常的胎儿需进行超声追踪复查,特别了解心脏结构及功能情况,如果a波正常,且不管有结构异常者预后好。孕期发现a波异常,建议排除染色体异常。②与胎儿缺氧、缺血有关,也可发生右心室阻塞性疾病,反映右心室前负荷。

(王晨虹　李胜利)

第五节　常见胎儿结构畸形超声特点及咨询要点

一、法洛四联症

法洛四联症(tetralogy of Fallot)是最常见的复杂性先天性心脏畸形,为右向左分流发绀型先天性心脏病。是由于心室圆锥发育异常所致。

【病理变化】法洛四联症包括四种病理变化:

1. 对位异常的室间隔缺损。
2. 漏斗部在内的右心室流出道阻塞。
3. 主动脉骑跨。
4. 继发性右心室壁肥厚。

【分型】法洛四联症分为2型:

1. **单纯型**　为法洛四联症伴肺动脉瓣狭窄。

2. **复杂型**　法洛四联症伴肺动脉闭锁、法洛四联症伴肺动脉瓣缺如和法洛四联症合并完全性室间隔缺损。

【咨询要点】法洛四联症与遗传疾病密切相关。法洛四联症占先天性心脏病的10%,占发绀型心脏病的50%。约

3%~6% 的法洛四联症合并肺动脉瓣缺如；约 11%~34% 法洛四联症有染色体 22q11 微缺失；法洛四联症可合并 21- 三体综合征、Melnick-Needle 综合征、Adams-Oliver 综合征、腹肌发育缺陷综合征等。

超声检测出法洛四联症，应当进行遗传咨询、胎儿染色体检查、巨细胞病毒（cytomegalovirus，CMV）检查等。排除心外畸形及染色体异常，以决定下一步胎儿的去留。

孕期产前超声监测胎儿是否出现心力衰竭、水肿等；出生后新生儿密切监护，根据血氧饱和度及新生儿超声心动图情况，决定是否要用前列腺素来维持动脉导管开放。如果是肺动脉瓣闭锁或缺如者则应行心导管进一步检查，明确肺动脉侧支及远端分支情况。法洛四联症患儿，一般在一岁以内手术。如不手术，死亡率可高达 25%。

二、胎儿小头畸形

小头畸形（microcephaly）即头颅小，小于同龄组胎儿头围均值 2~3 倍标准差或以上。小头畸形诊断不是根据头颅的形态结构异常作出的，而是根据生物统计学数据测得。其发生率约为 1/1 000。

【诊断标准】原发性小头畸形又称常染色体隐性遗传小头畸形。临床诊断标准：胎儿头围小于正常同龄、同性别人群的 3 个标准差；轻度智力退化，部分中度癫痫；身高体重和外貌基本正常。本病也可能是其他综合征的一个表现，如 18- 三体综合征等。胎儿头围和头颅形态受遗传因素的影响。小头畸形超声检测见图 2-37，胎儿头围超声检测见表 2-12。

图 2-37A 病例孕 23 周胎儿头围测值 <3*SD*，连续监测该胎儿头围生长情况，其头围测值持续低于 3*SD*，且外侧裂呈切迹样异常形态，考虑小头畸形合并脑皮质发育不良。病例遗传学检测结果确诊 NESCAV 综合征（Nezelof′s syndrome），超声表现符合该综合征小头畸形的表型。

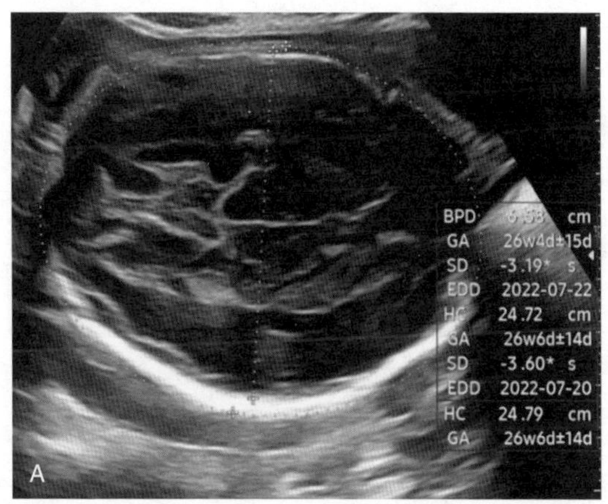

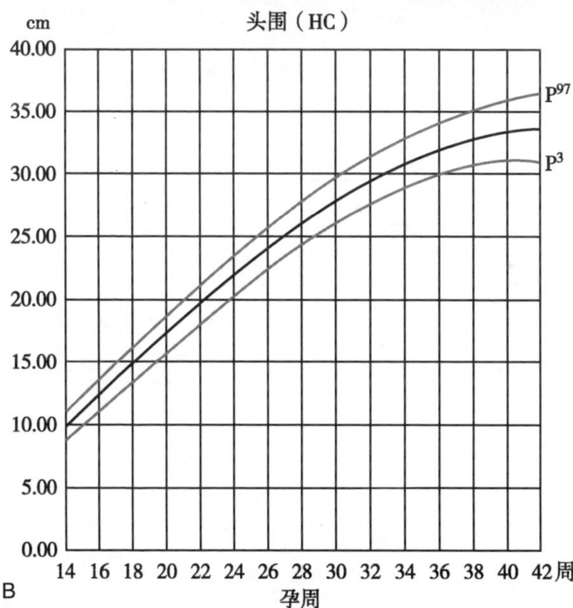

AT Papageorghiou, EO Ohuma, DG Altman. "International standards for fetal growth based on serial ultrasound measurements: the Fetal Growth Longitudinal Study of the INTERGROWTH-21 st Project." Lancet, 2014, 384:869-879.（Exact Gestational Age and Growth Regression Equations）.

图 2-37 小头畸形超声图像

A. 小头畸形；B. 胎儿头围生长曲线图。

表 2-12　胎儿头围检测值

孕周	头围 /mm：低于均值					
	均数	–1	–2	–3	–4	–5
20	175	160	145	131	116	101
21	187	172	157	143	128	113
22	198	184	169	154	140	125
23	210	192	180	166	151	136
24	221	206	191	177	162	147
24	232	217	202	188	173	158
26	242	227	213	198	183	169
27	252	238	223	208	194	179
28	262	247	233	218	203	189
29	271	257	242	227	213	198
30	281	266	251	236	222	207
31	289	274	260	245	230	216
32	297	283	258	253	239	224
33	305	290	276	261	246	232
34	312	297	283	268	253	239
35	319	304	289	275	260	245
36	325	310	295	281	266	251
37	330	316	301	286	272	257
38	335	320	306	291	276	262
39	339	325	320	295	281	266
40	343	328	314	299	284	270
41	346	331	316	302	287	272
42	348	333	319	304	289	275

【**临床分类**】小头畸形分为3类:

1. 第一类是小头而不伴有脑发育不良。

2. 第二类是小头伴有脑发育不良。

3. 第三类是小头不伴有脑发育不良,但伴有多发畸形或某些综合征的一种畸形。

【**咨询要点**】小头畸形的预后取决于引起该畸形的病因。小头畸形合并其他畸形的预后较单纯小头畸形严重。小头畸形常伴有中重度智力障碍。小头畸形的可能发生原因:可能与染色体异常或基因突变有关。常染色体显性遗传与隐性遗传、18-三体综合征、染色体微缺失微重复等。也可能是胎儿在宫内慢性缺氧、宫内感染、接触放射线或致畸物质等有关。小头畸形常伴发于其他脑畸形如全前脑或脑膜脑膨出等。

三、胎儿肾囊性疾病

胎儿肾囊性疾病(renal cystic disease)是指胎儿肾脏实质囊性病变,是最常见的先天性肾脏异常。其种类繁多,其产前表现和遗传方式明显不同。

【**分类**】胎儿肾囊性疾病主要分为3型:

Ⅰ型:常染色体隐性遗传多囊肾病(autosomal recessive polycystic kidney disease,ARPKD)(婴儿型)。

Ⅱ型:多囊性肾发育不良(multicystic dysplastic kidney,MCDK)。

Ⅲ型:常染色体显性遗传多囊肾病(autosomal dominant polycystic kidney disease,ADPKD)(成人型)。

【**咨询要点**】

Ⅰ型:肾常染色体隐性遗传多囊肾病(婴儿型)。发病致病基因定位于6p21.1~p12。该病少见,再发风险为25%。发病率为1/50 000~1/40 000。超声检查:双肾呈一致性增大,包膜光滑完整,在实质内集合管囊状扩张呈放射状排列呈海绵状。本病除肾脏受累外还累及肝脏，表现为不同程度的门静脉周围纤维化和胆管发育不良，且肾脏与肝脏受累程度成反比。妊娠早期肾脏大小在正常范围，妊娠后期肾脏明显增大伴羊水过少。实际上产前被检出者是本病最严重的一种类型。一旦发现应行产前诊断胎儿基因检查，发现 *PKHD1* 基因突变可确诊。本病预后与肾脏病变发生时间有关。发病越早预后越差。

Ⅱ型：多囊性肾发育不良。是一种较常见的肾囊性疾病，在活产中发生率约为 1/3 000。本病无明显遗传倾向，再发风险低。以男性多见，常为单侧发病，对侧肾发育正常。本病双侧发病也高达 23%。本病可单独发病，也可以合并其他系统畸形如 Meckel-Gruber 综合征。本病是新生儿期腹部肿物的常见原因。正常肾发育依赖于输尿管芽与后肾原基之间的相互作用，由于早期宫内梗阻干扰了这一过程，导致肾发育异常。其病理特征为受累肾明显异常，无肾基本形态，由大小不等数量不一的囊腔构成，像一串葡萄粒；肾蒂血管发育不良，多数变细；输尿管发育不良、闭锁、缺如等，亦可有输尿管盲端、扩张、中断闭锁等异常。亦有肾盂发育不良、闭锁等改变。肾梗阻性改变对胎儿肾发育有十分重要的影响。一般来说，梗阻发生越早、越完全，对肾发育影响越大。单侧 MCDK 患者，如对侧肾发育正常，预后好；如对侧肾异常，则预后取决于这个肾畸形的严重程度；如为双侧则预后不良，因常伴羊水过少，引起肺严重发育不良而导致新生儿死亡。其他囊性肾疾病：包括肾小球囊性疾病、Meckel-Gruber 综合征（也有认为是Ⅱ型）、13- 三体综合征、先天感染如巨细胞病毒感染，其他综合征如 Beckwith-Wiedeman 综合征、窒息性胸廓发育不良（asphyxiating thoracic dysplasia）等。

Ⅲ型：常染色体显性遗传多囊肾病（成人型），是一种常染色体显性遗传病，本病再发风险为 50%。本病发病率约 1/1 000。是临床上慢性肾衰竭中常见的遗传性肾病。主要病理特征是肾单位囊状扩张及肾增大。多数是在成年期才表现出临床症状，平均年龄为40岁，主要表现为高血压和肾衰竭。少数在儿童期出现症状，往往是轻度肾脏疾病表现。ADPKD患者父母一方常有此病。目前研究认为，本病的发病基因有3个，90%与位于16号染色体短臂上的*PKD1*基因有关，1%~4%与位于4号染色体的*PKD2*基因有关，另外，*PKD3*基因确切部位尚不明确，因此，产前有可能通过基因检测诊断本病。

产前超声无法明确诊断。此病有遗传家族病史，属于遗传性多囊肾，常为双侧肾受累，需与单侧病变多囊性肾发育不良相鉴别。如有家族史，或孕妇患ADPKD，告知遗传风险，基因检测可确诊。胎儿期往往无典型的声像图，只表现出肾回声增强者，超声随访。胎儿期出现羊水过少或者是肝脾大者，出生后复苏支持治疗。

四、无脑畸形

神经管缺陷（neural tube defects）是临床常见的先天畸形。占畸形的1/4。胚胎发育的第24~28天，神经管关闭，若此时受到某些因素的影响使神经管关闭受阻，致使形成神经管畸形。根据神经管发育受阻的时间及部位的不同分为无脑畸形、露脑畸形、脊柱裂、脑或脑膜膨出等。

无脑畸形（anencephaly）是前神经孔闭合失败所致。占神经管畸形的1/2，发生率约为0.3/1 000。

【**分类**】分三类：

1. **完全性无脑畸形** 颅骨缺损达枕骨大孔。
2. **不完全性无脑畸形** 颅骨缺损局限于枕骨大孔以上。
3. **颅脊柱裂畸形** 为完全性无脑畸形伴开放性脊柱裂畸形。

无脑畸形超声检查见图2-38。

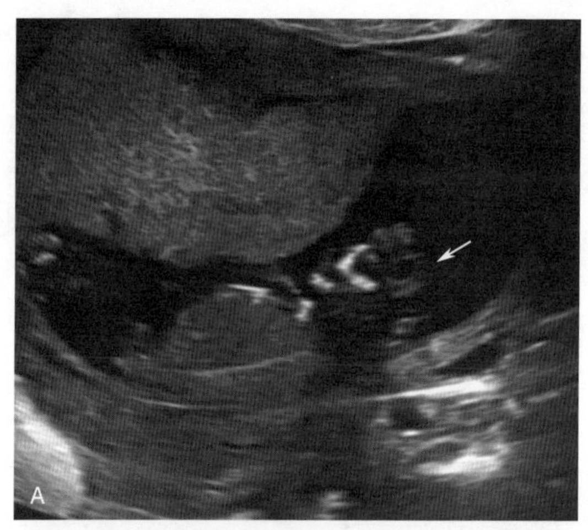

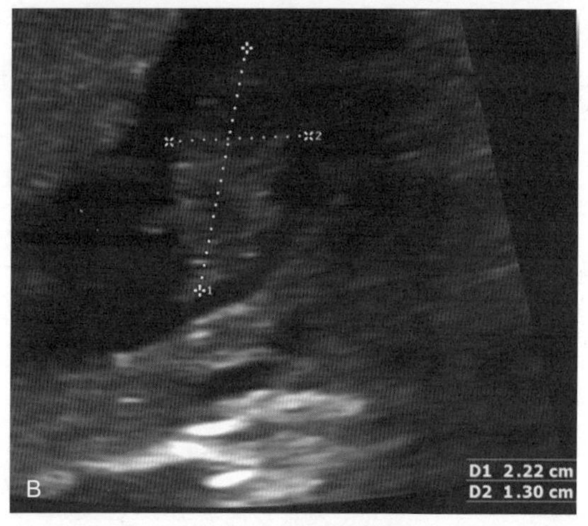

图 2-38　无脑畸形

A. 孕 13 周，产前超声检查胎儿正中矢状面显示胎儿眼眶以上颅骨强回声环缺失，失去正常颅脑结构，羊水中可见残余脑组织；B. 羊水中可见残余脑组织。

【咨询要点】无脑畸形预后极差，一般在出生后几小时内死亡。一旦诊断，建议终止妊娠。无脑畸形常伴羊水过多、早产、难产、产后出血、胎盘早剥的风险增加。既往分娩一次脊柱裂或无脑畸形，下次妊娠再发风险为 2%~5%，既往分娩两次无脑畸形再发风险为 6%。脑畸形的发病率与遗传和环境相关。补充叶酸可预防神经管缺陷。目前认为所有育龄妇女,可在孕前至少一个月每天服用 0.4mg 的叶酸以预防神经管缺陷,对于既往有神经管缺陷孕产史的妇女,应在孕前至少一个月每天服用 4mg 叶酸。

五、脊柱裂

脊柱裂(spina bifida)是指在胚胎发育过程中,椎管闭合不全所致,脊髓或神经暴露。是后神经孔闭合失败引起。是最常见的胎儿畸形之一。其主要特征是指背侧的两个椎弓未能融合在一起而引起脊柱畸形,脊膜和 / 或脊髓通过未完全闭合的脊柱疝出或向外露出。

【分类】分为开放性脊柱裂和闭合性脊柱裂(隐性脊柱裂)。

开放性脊柱裂超声检测见图 2-39。

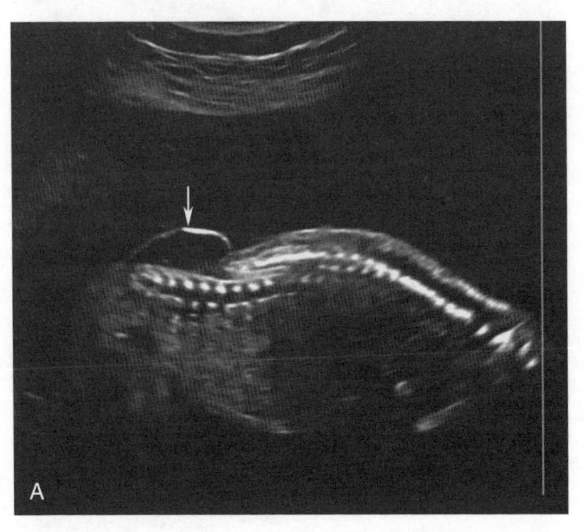

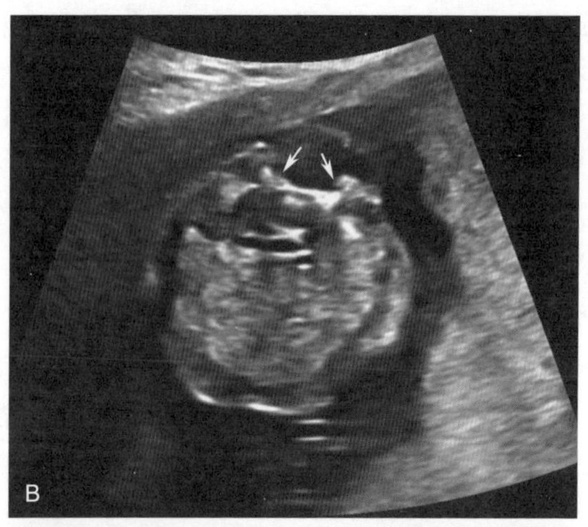

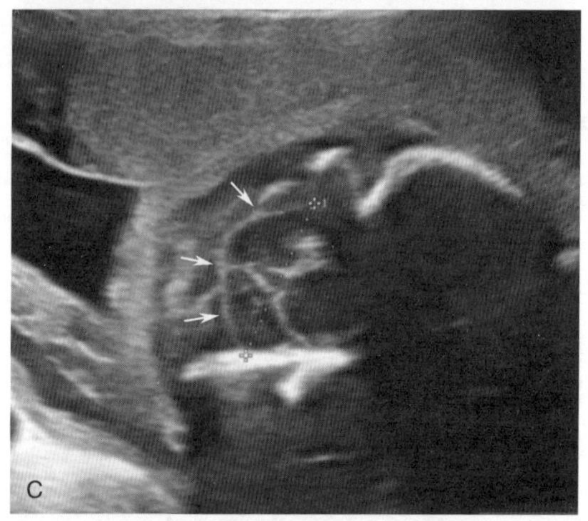

图 2-39 开放性脊柱裂超声检测

A. 孕妇 29 岁，妊娠 22 周产前超声检查显示胎儿脊柱腰段平面以下后方的强回声线连续性中断，皮肤及其深部软组织回声连续性中断，中断处见囊性包块膨出。脊椎横切面上三角形骨化中心失去正常形态，位于后方的两个椎弓骨化中心向后开放，呈典型的倒"八"字形改变。小脑横切面上，小脑半球形态失常，小脑变小、弯曲呈"香蕉"状，左右对称，后颅窝池消失；B. 倒"八"字形改变；C. "香蕉"状改变。

【病因】开放性神经管缺陷的发病机制不清,可能与多种遗传因素有关,也有学者认为与妊娠早期胚胎受到化学性或物理性的损伤有关。孕妇保健早孕期摄入足量的叶酸对预防胎儿神经管畸形起重要作用。

【咨询要点】超声诊断脊柱裂有较高的敏感性和特异性。超声下主要特征:开放性椎骨缺损、软组织异常及相应的头部改变。一旦发现脊柱裂,应进一步检查是否有头颅畸形及其他部位的畸形。

脊柱裂的临床预后和病变平面有关,脊柱裂病变平面越低,病变内仅含脑脊液而无神经组织,预后越好。约 25% 为死胎。早期外科手术可以使许多脊柱裂新生儿存活,但存活者常有严重功能障碍,主要是双下肢瘫痪、大小便失禁等。如不手术,15% 的患者可成活至 10 岁左右。伴有智力障碍与伴发脑积水有关。

六、前脑无裂畸形

前脑无裂畸形(或全前脑)(holoprosencephaly)为前脑未完全分开成左右两叶而导致一系列脑畸形和由此引起的一系列面部畸形。

其发生率约为 1/10 000,本病常与染色体畸形,如 13- 三体、18- 三体、18 号染色体短臂缺失等有关,也与基因突变有关。

【分型】根据畸形特征分为 3 种类型:

1. **无叶全前脑** 最严重的一种类型。大脑半球完全融合未分开,大脑镰及半球裂隙缺失,仅单个原始脑室,丘脑融合成一个。

2. **半叶全前脑** 为一种中间类型介于无叶全前脑和叶状全前脑之间。

3. **叶状全前脑** 大脑半球及脑室均完全分开,大脑半球的前后裂隙发育尚好,丘脑亦分为左右各一,但仍有一定程度的结构融合,如透明隔消失。

【**咨询要点**】无叶全前脑可根据单一侧脑室、丘脑融合、脑中线消失及长鼻、眼距过近、独眼等作出诊断。由于前脑无裂，畸形者大脑皮质发育差而常出现小头，但有脑积水时头可增大。由于大脑半球分不开，可形成一系列不同程度的面部中线结构，眼畸形可表现为轻度眼距过近，甚至形成独眼畸形，眼眶融合成一个，甚至眼球融合。鼻畸形可表现为单鼻孔畸形、无鼻孔畸形、象鼻畸形。可伴有中央唇裂、双侧唇腭裂、小口畸形。

全前脑是严重的颅脑发育异常，约 30%~50% 全前脑伴有染色体异常，其中，13- 三体约占所有染色体异常中的 70%。如伴有其他结构异常，则染色体异常的风险进一步增加。存活者可能有严重的智力障碍、癫痫、窒息等，无叶全前脑的儿童往往不能行走、伸手取物和说话等。全前脑是多因素引起的先天畸形，如果是常染色体隐性遗传，再发风险约为 25%，对于散发病例，其再发风险为 6%。

七、软骨不发育

软骨不发育（achondrogenesis）是软骨发育障碍导致的畸形，是致死性畸形。主要畸形特征为严重的短肢、窄胸、头大、软骨发育不全、骨化差。其发生率约为 1/40 000。属于常染色体隐性遗传和显性遗传病，亦可为基因突变。

【**分型**】软骨不发育可分为 2 型：

1. **软骨不发育 I 型** 为常染色体隐性遗传，是最严重的一种类型，占所有软骨不发育的 20%。主要特征有四肢严重短肢畸形、躯干短、腹部膨隆、窄胸、颅骨和椎骨骨化极差或几乎完全不骨化、骨盆小骨化差、肋骨细小，可以有多处肋骨骨折。

2. **软骨不发育 II 型** 为常染色体显性遗传，约 80% 为此种类型。与 I 型比较，II 型四肢与躯干稍长、严重程度减轻，颅骨、椎骨骨化相对正常，肋骨较粗而无骨折。

【**超声特征**】

1. 四肢严重短小，因骨化差而回声减弱。

2. 胸腔狭窄。

3. 腹部明显膨隆，可有腹水。

4. 椎体骨化极差而呈低回声，腰骶部更明显。

5. 头颅增大，双顶径和头围与孕周不符。

6. Ⅰ型常有肋骨细小且回声减弱，可有多处肋骨骨折。

7. 30% 胎儿可有全身水肿、浆膜腔积液、颈部囊性淋巴瘤等表现。

8. 50% 可伴羊水过多。

9. 可合并脑积水、唇腭裂、心脏及肾脏等畸形。

【咨询要点】软骨不发育是致死性畸形。产前超声检查发现以上特点不难诊断，了解家族遗传病病史，如果父母一方或双方患有软骨发育不全，或中等身材的父母已经有一个孩子患有软骨发育不全，可以通过绒毛膜取样或羊膜穿刺术进行产前遗传检测。以确定 FGFR3（成纤维细胞生长因子受体）致病变体，包括符合软骨不发育的超声检查结果。软骨不发育是致死性骨骼发育障碍性畸形，预后差。

八、成骨不全

成骨不全（osteogenesis imperfecta，OI）又称脆骨 - 蓝巩膜 - 耳聋综合征。是一种遗传性全身结缔组织疾病，以骨质脆弱和低密度为特征，总发生率约为 1/25 000。成骨不全的主要特征是骨质减少，多发生多发性骨折。病因尚不完全清楚，多为常染色体显性遗传，部分病例为常染色体隐性遗传。是由遗传性中胚层发育障碍造成的结缔组织异常，而累及巩膜、骨骼、韧带等。非致死性成骨不全常有进行性耳聋、牙改变、关节松弛和皮肤异常等。致病基因为Ⅰ型胶原 α_1 链编码基因 *COL1A1* 基因和 α_2 链编码基因 *COL1A2* 的突变，特别是以 α_1 链编码基因 *COL1A1* 为主。

【分型】成骨不全有多种分类方法，Sillence 将其分为四种类型。

Ⅰ型：为常染色体显性遗传，发病率约为 1/29 000，为非致死性成骨不全。其主要表现为轻度短肢或无明显短肢，胎儿期较少骨折，5% 的病例在出生时骨折，多数在出生以后发生骨折。可有长骨弯曲、增粗。骨质脆弱，蓝巩膜。

Ⅱ型：常染色体显性（新突变）或隐性遗传，发生率为 1/62 000。此型为致死性成骨不全。表现为严重短肢畸形、骨化差，胎儿期即可出现多发性骨折，长骨不规则弯曲变形，胸腔狭窄，肋骨骨折，蓝巩膜。

Ⅲ型：为常染色体显性或隐性遗传，发生率为 1/69 000，为非致死性成骨不全。中度至严重短肢畸形，下肢受累较上肢更多见，长骨增粗、弯曲变形，不规则，骨化差。可有多发性骨折。出生后可因多次骨折导致骨骼畸形加重，可出现蓝巩膜，但听力正常。儿童期即在轮椅上生活。

Ⅳ型：常染色体显性遗传病，发生率不详。为非致死性成骨不全，中度短肢畸形，孕晚期短肢更严重，偶尔有骨折，钙化正常，巩膜和听力正常，骨质脆弱。

【超声特点】成骨不全的产前诊断与咨询。成骨不全主要是产前超声检查：①宫内骨折，并在骨折处愈合形成骨痂，这使得胎儿在出生前即发生长骨畸形，肢体短小；②胎儿颅骨畸形：颅骨成骨不全，颅内组织可透过颅骨发现；③肋骨柔软和反复骨折，使胸围缩小，即“香槟软木塞”外观。超声检查见图 2-40。

【咨询要点】Ⅱ型为致死性成骨不全，Ⅰ型、Ⅲ型、Ⅳ型为非致死性成骨不全。对可疑成骨不全胎儿的孕妇建议产前诊断中心进一步检查及遗传学咨询，了解家族史，特别要了解一级亲属的身高情况，家族成员是否有耳聋、蓝色巩膜以及骨折史，帮助确诊家族先证者。多数病例没有家族史，90% 的病历是因为基因发生突变，超声检查对骨骼的观察不充分，可以考虑 X 线检查。如果考虑成骨不全可以做羊水细胞或绒毛细胞对致病基因 *COL1A1* 和 *COL1A2* 进行突变分析。

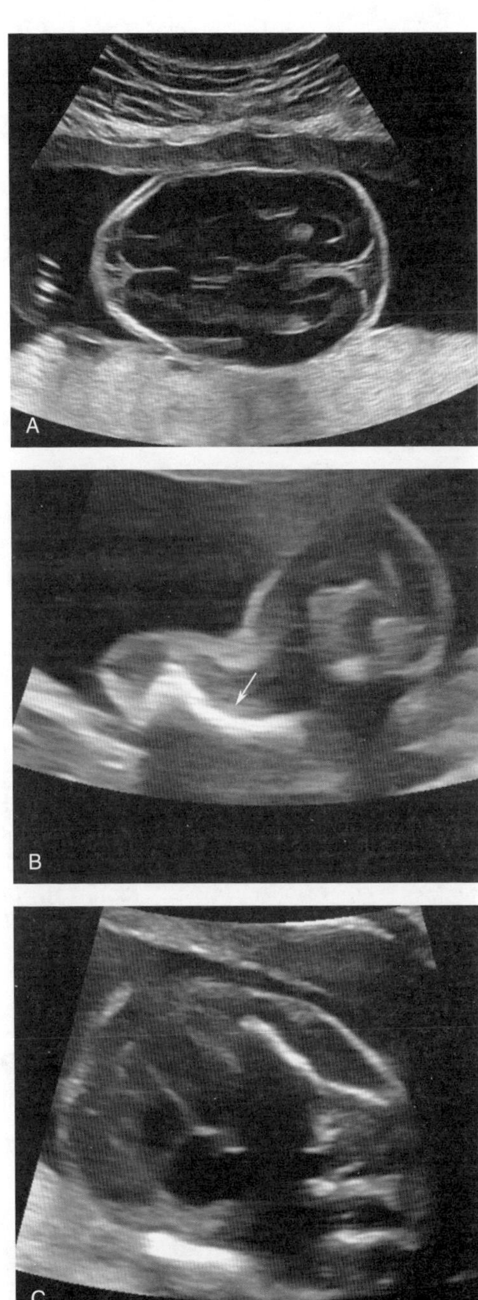
A
B
C

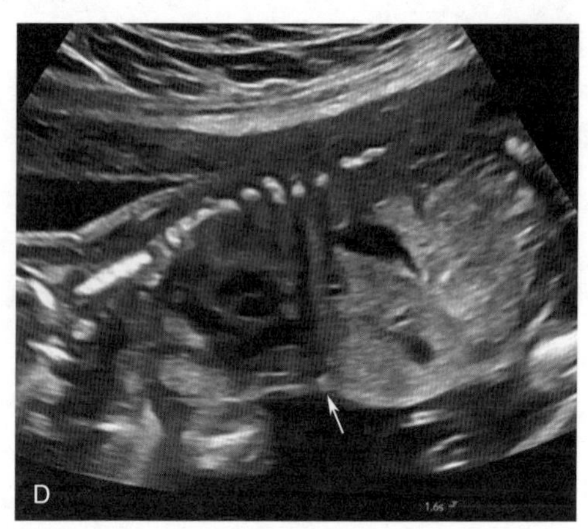

图 2-40 成骨不全

A. 26 岁孕妇，妊娠 23 周行产前超声检查发现胎儿颅骨薄，回声明显低于正常，且颅骨回声强度较脑中线回声为低，导致近探头侧脑组织及侧脑室等结构可显示清晰。探头下加压可见颅骨变形；B. 胎儿四肢长骨明显短小弯曲；C. 肋骨成角骨折；D. 胸腔明显狭窄，胸围明显缩小，矢状切面上胸腹移行处出现切迹。病例遗传学检测结果证实为 *COLA1* 基因新发突变所致成骨不全Ⅱ型。

目前成骨不全治疗有一定进展，主要包括 2 个方面：①双膦酸盐类，是一种骨吸收抑制剂，可有效提高患者的骨密度，在一定程度上减少发生骨折率；②生长激素注射，有研究认为有治疗意义。另外，外科治疗主要包括 3 个方面：①骨折治疗；②矫形术治疗；③脊柱侧弯治疗。

九、先天性膈疝

先天性膈疝（congenital diaphragmatic hernia，CDH）是膈肌的发育不良或缺陷导致腹腔内容物疝入胸腔，引起一系列的病理生理变化。是临床上较为常见的出生缺陷，发生率为 1/4 000~1/2 000。大多数为左侧占 85%~90%，发生在右侧者占 10%~15%，发生在双侧者<5%。

【分类】根据膈疝发生的部位分为 3 类：

1. 胸腹裂孔疝，最为常见。

2. 胸骨后疝。

3. 食管裂孔疝。

【胚胎发育发生学】横膈肌的发育由4个部分相互融合，最后形成完整的横膈肌。①胚胎原始横膈发育形成膈肌的中央部分；②胸腹腔膜发育形成膈肌的左、右背外侧部分；③食管背系膜形成膈肌的背侧中央部分；④胸壁皱褶形成膈肌左、右外侧部分。上述发育过程中结构融合失败均可导致横膈缺损，使腹腔内脏器从缺损处突入胸腔而形成膈疝。由于胸壁形成膈肌的后外侧部分最后关闭，左侧关闭较右侧晚。在妊娠第6~14周逐渐形成膈肌。

【超声特点】

1. 胸腔内显示腹腔脏器回声。

2. 胸腔内肺、心脏及纵隔等脏器受压并移位。

3. 左侧膈肌缺损多见，腹部内容物疝入左侧胸腔者较多。

4. 腹围缩小，是因为内脏疝入胸腔。

5. 常合并羊水过多、肺发育不良等。

6. 是否合并其他畸形，有相应的表现。

先天性膈疝超声检查见图2-41。

【临床咨询】先天性膈疝的产前诊断包括是否有膈疝、膈疝的位置、内容物、是否合并其他先天性异常、评估先天性膈疝的严重程度，帮助判断预后。在产前诊断先天性膈疝中，大多数孕周比较大，围产儿死亡率高达80%，如此差的预后，主要与肺发育不良、肺高张力等所致。先天性膈疝围产期死亡与下列因素有关：

①诊断时的孕周大小；②先天性膈疝疝入胸腔包块的大小；③胸腔内胃和肝脏的存在；④对侧肺的大小；⑤是否有合并畸形的存在；⑥心室不对称。

先天性膈疝无并发畸形，总的生存率为50%~60%。

如<25 周且合并纵隔移位、疝入物包括肝脏、胎儿肺严重发育不良，预后差。

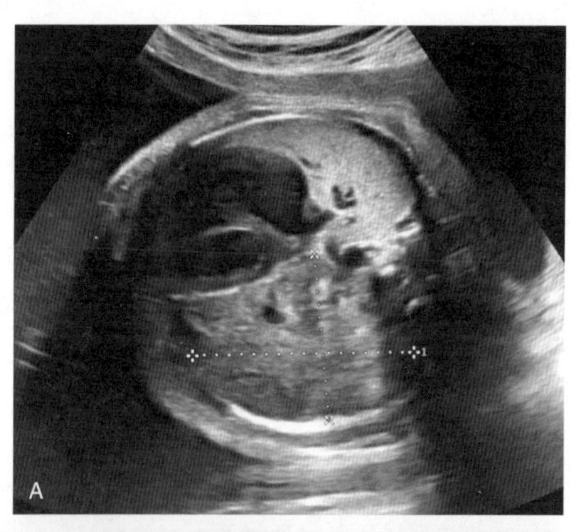

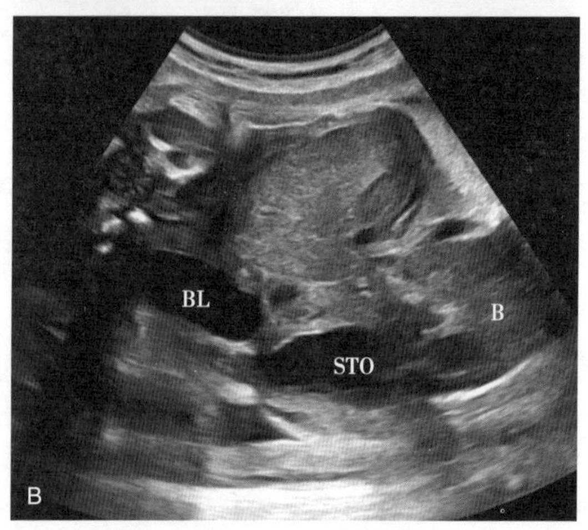

图 2-41 先天性膈疝

A. 妊娠 34 周产前超声检查见胎儿左侧胸腔内混合性回声包块，大小约 5.22cm × 3.81cm，包块内容物为肠管，边界不清楚，包块占据左侧大部分胸腔，双肺受压体积变小，心脏向右侧移位。胸腹腔冠状切面显示左侧膈肌弧形低回声带中断或消失，腹腔肠管从缺损处疝入胸腔内；B. BL：膀胱；STO：胃泡；B：肠管。

先天性膈疝的诊断主要依靠超声检查。近年来,MRI 检查在产科的应用,提高了检出率。MRI 对软组织分辨率高、不受胎儿体位、孕妇肥胖等因素影响,且能多平面成像,并能在同一平面显示胎儿胸腹腔情况,也能显示膈肌是否完整,对于超声诊断困难的先天性膈疝应 MRI 检测。MRI 还可计算总肺体积实测值与预测值的比值以评估胎儿肺发育情况。

十、先天性巨结肠

先天性巨结肠(congenital,mega colon):新生儿先天性巨结肠又称肠管无神经节细胞症,其病因主要是肠壁肌间和黏膜下神经丛内神经节细胞缺如、稀少和异常,原因不明,其发生率约为 1/4 000。男女性别比为 3∶1~5∶1。

【分型】先天性巨结肠按病变累及的部分分为超短段型(病变局限于直肠远端)、短段型(直肠近、中段)、常见型(直肠近端及直肠乙状结肠交界处)、长段型(乙状结肠及降结肠)、全结肠型、全肠型。

【咨询要点】先天性巨结肠产前超声诊断是比较困难的,全结肠型在孕晚期可能有表现,但也仅表现为肠管扩张,羊水过多,部分病例肠管扩张呈进行性发展。大多数病变涉及直肠、乙状结肠,一般不引起肠管扩张,也不会出现羊水过多。当没有明显肠管扩张时,超声更无法诊断。先天性巨结肠约 50% 的先天性巨结肠在新生儿期得到诊断。其中,75% 在出生后 3 个月内,80% 在 1 岁以内。出生后可以采用放射性检查帮助诊断。诊断仍应以病史为基础,结合钡灌肠、直肠测压及直肠病理活检综合判断。直肠黏膜抽吸活检 Ache 染色为术前诊断先天性巨结肠的金标准,诊断明确后,需手术治疗再发风险为 2.6%~7.2%。先天性巨结肠可伴发其他畸形,如 21- 三体综合征、先天性心脏病等。先天性巨结肠在新生儿时期可能根治。

十一、永久性右脐静脉

永久性右脐静脉(persistent right umbilical vein,PRUV)是指本应退化消失的右脐静脉没有退化,而不应该退化消失的左脐静脉却退化,又称持续性右脐静脉。国外文献报道发病率为1/526~1/291,国内文献报道发病率为1/528~1/360。

【胚胎发生】胚胎早期脐静脉有左右两条,由绒毛膜发生,起源胎盘经脐带入胚体,沿腹壁经肝脏的两侧入静脉窦。随着胚体的发育,整个右脐静脉和左脐静脉的近心段逐渐萎缩消失,只有左脐静脉的远心端保留,并增粗,入肝与左门静脉相连,形成正常的脐静脉。穿行于肝内的微血管逐渐合成并扩大而形成一条静脉导管汇入下腔静脉。如果某种原因导致左脐静脉阻塞并萎缩而保留右脐静脉,则形成永久性右脐静脉。右脐静脉与右门静脉相连,脐静脉血管入肝后在肝内的血流途径发生变化,脐静脉血流从右门静脉经左门静脉进入静脉导管。

【病因】原因尚不明,可能与下列因素有关:①妊娠早期微小血管血栓;②药物致畸的作用;③妊娠早期叶酸补充不足。永久性右脐静脉超声检查见图2-42。

【咨询要点】胎儿永久性右脐静脉,大多数孤立性右脐静脉,只是胎儿的血管出现了变异,胎儿是正常的;有部分胎儿可能存在心脏异常、心外异常,需要进行详细的胎儿超声心动图检查和结构超声检查来排除。如果胎儿超声心动图或其他结构出现异常,则需要进一步产前诊断,如羊水、脐带血染色体和基因芯片检查。

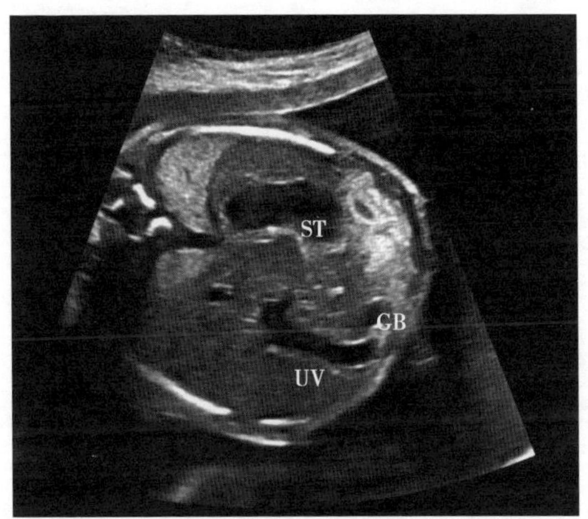

图 2-42 永久性右脐静脉

妊娠 24 周产前超声检查显示胎儿腹部横切面脐静脉向右行走，与右门静脉相连，门静脉窦呈管状弧形弯曲指向无回声的胃，胃与胆囊均在右脐静脉的左侧。胆囊位于右脐静脉与胃之间。

（王晨虹 李胜利）

第六节 胎儿水肿

胎儿水肿（hydrops fetalis）指胎儿软组织水肿及体腔积液，超声表现为 2 处及 2 处以上的胎儿体腔异常积液，包括胸腔积液、腹腔积液、心包积液及皮肤水肿（皮肤厚度>5mm）。

【病因及分类】

引起水肿的病理生理机制尚不清楚。胎儿水肿包括免疫性水肿和非免疫性水肿（non-immune hydrops fetalis，NIHF），其中 NIHF 占胎儿水肿的 90% 以上，发生率为（1~3）/（1 700~3 000），由于早中孕期的很多水肿胎儿在得到诊断前已胎死宫内，因此实际发生率可能更高。

1. 免疫性水肿是指由于母胎血型不合引起的胎儿水肿，

主要是由 Rh 血型不合所致，较少部分为 ABO 血型不合。

2. 非免疫性水肿的病因较为复杂（表 2-13），最常见的是胎儿心血管系统异常，其他包括染色体异常、血液系统异常、胎儿心血管系统以外的其他结构异常（特别是胸廓异常）、先天性感染、胎盘异常以及遗传代谢性疾病等。

表 2-13 NIHF 的常见病因

分类	具体原因
心血管系统	结构异常、心律失常、高输出量型心力衰竭、心脏横纹肌瘤、心肌病等
染色体异常	非整倍体异常、致病性拷贝数变异、其他
骨骼系统发育异常	致死性侏儒、短肋 - 多指综合征、软骨发育不全
泌尿系统	尿道梗阻或闭锁 / 后尿道瓣膜、先天性肾病、Prune-belly 综合征
宫内感染	巨细胞病毒、弓形虫、疱疹、风疹、细小病毒 B19、梅毒
血液系统	α- 地中海贫血、胎母输血、宫内出血、G6PD 缺乏、红细胞酶缺乏症
胸腔	先天性肺气道畸形、肺隔离症、胸腔内肿块、肺部肿瘤、支气管源性囊肿、膈疝、乳糜胸、肺淋巴管扩张、气道梗阻
结构异常性遗传综合征	Noonan 综合征、多发性翼状胬肉综合征、Neu-Laxova 综合征、Pena-Shokeir 综合征
代谢性疾病	戈谢病、GM1 神经节苷脂贮积病、唾液酸贮积病、黏多糖病
消化系统	中肠扭转、小肠扭转不良、肠道重叠、胎粪性腹膜炎、肝脏纤维化、胆汁淤积、胆管闭锁、肝脏血管畸形

【诊断】针对性的超声和实验室检查可确定胎儿水肿的潜在原因。

1. 同种异源免疫间接 Coombs 试验。

2. **针对性胎儿、胎盘超声检查** 详细的解剖学检查、MCA 多普勒收缩期血流峰值速度评估胎儿贫血、胎儿超声心电图 M 型评估。

3. 羊膜腔穿刺术用于胎儿核型、细小病毒 B19、巨细胞病毒和弓形虫检测；如有胎儿异常，应考虑染色体微阵列分析。

4. 怀疑胎儿贫血时，Kleihauer-Betke 试验可用于胎母输血检测，最终诊断取决于临床表现和检测结果。

5. 考虑检测 α- 地中海贫血和 / 或先天性代谢缺陷。

【超声特征】

超声诊断胎儿水肿，须至少探及胎儿 2 处或以上液体积聚，但在早期也可能仅有一个部位的液体积聚。某些已明确能产生胎儿水肿的疾病，如动静脉畸形，发现一处积液即可诊断为胎儿水肿。皮下水肿、胸腔积液、心包积液、腹水同时出现 2 处或以上即可诊断为胎儿水肿。胎儿水肿的主要声像特征如下：

1. 胎儿局部或全身皮肤回声低，明显增厚，至少>0.5cm，横切躯干和四肢时，水肿增厚的低回声皮肤及皮下组织如茧样包绕内部结构。颅骨强回声带与头皮强回声线明显分开，两者之间出现环状低回声带。

2. 胎儿肝脾可能增大，腹围大于相应孕周。腹围 / 双顶径、腹围 / 头围、腹围 / 股骨长等比值异常增大。

3. 胎盘肥厚，厚度常>5.0cm。胎盘肥厚可能是胎儿水肿的早期表现。

4. 浆膜腔积液，包括腹水、心包积液、胸腔积液，表现为腹腔、心包腔、胸腔内出现游离无回声区，大量胸腔积液和腹水时可见胸腔、腹腔内脏器漂浮在积液无回声区内。

5. 可有胎儿心功能不全的声像表现，包括胎儿心脏三尖瓣反流，二、三尖瓣 A 峰<E 峰，心脏扩大，心胸比值增大，心

动过速，心动过缓等。

6. 羊水过多，见于30%~75%的NIFH，晚期往往羊水过少。

7. 有时超声可检出引起水肿的其他原发病灶，如肿瘤、胎儿畸形、胎盘病灶等，均有相应的超声表现。

【产科并发症】

镜像综合征是胎儿水肿少见但特有的母体并发症，其特点是不同程度的母体水肿、伴或不伴高血压、蛋白尿等，常需与子痫前期相鉴别。

NIHF其他常见的并发症包括羊水过多、巨大儿、妊娠期高血压疾病、母体的严重贫血、产后出血、早产、产伤、胎盘残留或胎盘娩出困难等。

【临床处理】

积极寻找病因，积极治疗，酌情促胎肺成熟，评估母婴情况，适时终止妊娠。

1. **宫内干预（表2-14）**

表2-14　常见的NIHF的宫内干预

干预指征	干预手段
胎儿贫血（细小病毒B19感染、胎母输血综合征等）	宫内输血
胎儿快速性心律失常	抗心律失常药物，如地高辛
胎儿大量胸腔积液	单针穿刺抽液或胎儿胸腔羊膜腔引流术
先天性肺气道畸形	大囊泡型→穿刺抽液 小囊泡型→糖皮质激素治疗
双胎输血综合征	胎儿镜下用激光凝固胎盘表面血管吻合支或快速羊水减量术、选择性减胎术等

2. **糖皮质激素**　如果在孕 24~34 周对水肿胎儿进行了宫内干预，需酌情考虑在适当时机用糖皮质激素促胎肺成熟。

3. **分娩时机**　水肿胎儿分娩时机需从母体与胎儿两方面考虑。母体方面：胎儿水肿的整体预后不佳，当母体出现并发症需要终止妊娠时，则不需要过多考虑胎儿结局。尤其是在母体出现镜像综合征时，建议终止妊娠。胎儿方面：引起胎儿水肿的病因较多，预后存在不确定性。发生在孕晚期的胎儿水肿，若继续妊娠则尽可能延长妊娠孕周，以提高围产儿存活率。

4. **分娩方式**　主要基于对胎儿水肿病因的判断、是否有救治的可能、孕妇自身状况及家庭对胎儿的期望值等。除外产科因素，由于胎儿水肿的整体预后不良，当孕妇及家庭对胎儿的态度为顺其自然时，阴道分娩是最适宜的分娩方式。当评估胎儿水肿有治愈可能，而产前胎儿监测提示胎儿宫内情况恶化，或胎儿过大可能增加难产的发生风险时，可适当放宽剖宫产指征。

5. 胎儿娩出后进行详细体检和各项相关检查，包括遗传学诊断、心脏超声、X 射线检查、胎盘病理检查等，并保存血液或组织样本以备进一步遗传学检测。如发生新生儿死亡，强烈建议尸检。

【预后】

胎儿水肿的预后取决于水肿的发生孕周及具体病因。在胎儿有存活能力之前，无论何种病因导致的胎儿水肿，预后多不良。24 周前诊断为 NIHF 的病例中，约 50% 的病因是染色体非整倍体异常，预后极差。在不合并染色体异常的病例中，存活率也<50%。

（王晨虹）

第七节 胎儿缺氧的血流动力学改变及多普勒超声表现

超声多普勒是一种非损伤性观察胎儿血液循环的途径，可在胎儿缺氧时监测胎儿血流动力学所发生的变化。严重的胎儿宫内缺氧可表现为脐动脉舒张期血流信号消失或反向、大脑中动脉血流阻力降低、静脉导管 a 波反向或消失等。

一、胎儿缺氧的血流动力学改变

观察发现，胎儿在缺氧情况下有一种自身调节功能，以最大的可能性确保脑部的血供，这种反应称“脑保护效应”(brain-sparing effect)。这一效应，使脑部、心脏、肾上腺等重要器官的血管处于扩张状态，而在体循环，包括肾脏、肠管、下肢等血管则处于收缩状态以减少血供。同时，脐静脉进入静脉导管的血流比例增加，结果造成腹围比头围更明显地小于正常。如果缺氧状况得不到纠正，血流动力学的变化将始终处于脑保护效应状态，并形成恶性循环，其动脉血流量减少，使进入胎盘血流量减少，从而进一步加重缺氧，而缺氧又是降主动脉，脐动脉的血流量更减少，长期宫内缺氧，不仅使胎儿生长迟缓，而且胎儿肾脏血流减少，造成羊水过少。此外，缺血缺氧引起的肠系膜血管痉挛还可导致坏死性小肠炎的发生。

二、多普勒波形的评估

目前最常用的多普勒指标是收缩期、舒张期比值(systolic/diastolic，ratio，S/D)，阻力指数(resistence index，RI)和搏动指数(pulsatility index，PI)。

【计算公式】

1. 收缩期、舒张期比值(S/D)= 收缩期峰值速度 S/ 舒张末期流速 D。

2. 阻力指数 RI=(收缩期峰值流速 S– 舒张末期流速 D)/收缩期峰值流速 S。

3. 搏动指数 PI=(收缩期峰值流速 S– 舒张末期流速 D)/时间平均最高流速 M,见图 2-43。

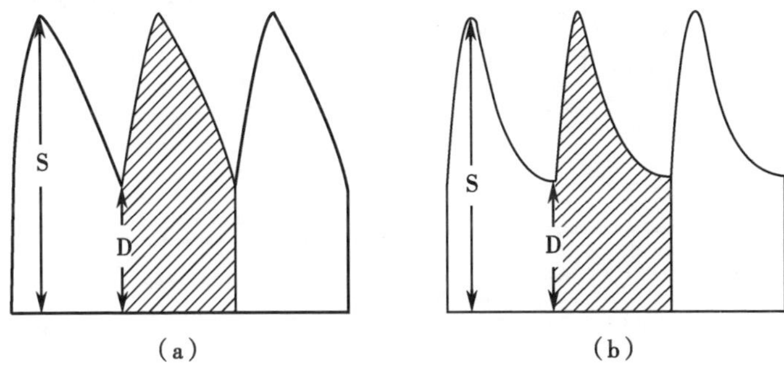

图 2-43 多普勒波形示意图

三、多普勒超声对胎儿血流动力学的评估

1. 脐动脉(umbilical artery,UA)血流测速在产科其动脉的检测最为常用,它最能反映胎盘阻力,也是最容易获得的多普勒频谱的一条血管。临床上一般检测近胎儿端的脐动脉血流。脐动脉收缩期 / 舒张期血流速度比值超过对应孕周的第 95 百分位数或>2 秒时,应严密监测胎儿状况。若持续升高,或出现舒张期血流缺失或出现反流,表示脐动脉血流阻力的增加,胎儿缺氧。文献报道这是由于胎盘绒毛血管形成不良所致,围产儿死亡率高达 45%,胎儿生长受限率为 68%。胎儿缺氧时会发生自身调节作用,使更多的血液供应到脑部,而减少了身体下半部分的血液供应,表现为脐动脉血流阻力增高,出现舒张末期血流降低,PI 升高,但一次超声获得的脐动脉 PI 略升高,不一定表示有缺氧,需要复查和随访,严重缺氧时舒畅末期血流消失,甚至出现反流。正常妊娠时脐动脉 S/D、PI、RI 指数参考值见表 2-15。

表 2-15 正常妊娠时脐动脉 S/D、PI、RI 指数参考值

孕周	S/D		PI	RI
	均值	上限		
24	3.5	4.25		
25	3.4	4.1		
26	3.3	3.9	1.12 ± 0.17	0.66 ± 0.66
27	3.2	3.75		
28	3.1	3.7		
29	3.0	3.6		
30	2.9	3.5		
31	2.85	3.45		
32	2.8	3.4		
33	2.7	3.3	1.02 ± 0.21	0.61 ± 0.09
34	2.6	3.15		
35	2.55	3.1		
36	2.45	3.0		
37	2.4	2.9		
38	2.35	2.8	0.86 ± 0.16	0.56 ± 0.07

2. 胎儿大脑中动脉（middle cerebral artery，MCA）血流测速。

3. 大脑中动脉发自基底动脉环的左右两侧，向大脑的双侧行走略微向前，呈五边形，尖端向前。大脑中动脉检测技术主要应用于检测胎儿贫血，敏感性高达 88%，特异性达 82%。如 MCA ≥ 1.5MoM（cm/s），则提示存在中重度贫血的可能，应进一步行脐带穿刺，检测胎儿血红蛋白和血细胞比容。胎儿生长受限中的血液脑分流已经被证实。也应用于抗 D 型同种免疫的胎儿中。应用大脑中动脉多普勒测量血流速度方

法评估是否存在严重胎儿严重贫血已经证实是可靠的。缺氧时,大脑中动脉则反映出脑血供增加的情况,脑部血管扩张、阻力下降。反映在多普勒超声上表现为舒张末期血流增加,PI 下降。临床上如果测得阻力降低,应警惕胎儿是处在早期缺氧状态下血流重新分布的结果,严重的低氧血症大脑中动脉极度扩张血流量很大,由于进入脑部的血液含氧量很低,脑组织依然缺氧,然后发生脑水肿。

胎儿大脑中动脉血流测速及大脑中动脉基底动脉环见文末彩图 2-44,不同孕周胎儿大脑中动脉峰值流速测定的正常参考值见表 2-16。

表 2-16 不同孕周胎儿大脑中动脉峰值流速测定的参考值

孕周 / 周	1.0MoM	1.5MoM
14	19.3	28.9
15	20.2	30.3
16	21.1	31.7
17	22.1	33.2
18	23.1	34.8
19	24.1	36.5
20	25.5	38.2
21	26.7	40.0
22	27.9	41.9
23	29.3	43.9
24	30.7	46.0
25	32.1	48.2

续表

孕周 / 周	1.0MoM	1.5MoM
26	33.6	50.4
27	35.2	52.8
28	36.9	55.4
29	38.7	58.0
30	40.5	60.7
31	42.4	63.6
32	44.4	66.6
33	46.5	69.8
34	48.7	73.1
35	51.1	76.6
36	53.5	80.2
37	56.0	84.0
38	58.7	88.0
39	61.5	92.2
40	64.4	96.6

四、静脉导管血流测速

静脉导管(ducts venosus,DV)是脐静脉在肝内的一个重要分支,53% 的脐静脉血液直接经过静脉导管进入下腔静脉。用彩超检查显示脐静脉进入肝脏后,又再向上向后行走。在肝内脐静脉及下腔静脉间的内段血管即为静脉导管。静脉导管较细,但流速很高,故彩超显示色彩鲜亮的彩色血流信号。

静脉导管的多普勒波形分为 3 个部分:①与下腔静脉相对应的第一个波称为“S”波,为心室收缩;②第二个波称为“D”波,为心室舒张早期;③第三阶段称为“a”波,为心房收缩。

在静脉导管，即使在心房收缩，其血流仍然是正向血流，只是血流速度稍减慢，而不像下腔静脉在心房收缩期出现反流血。S 波、D 波、a 波三者均随孕周的增加而增加。静脉导管血流异常（a 波反向）见图 2-36。

（王晨虹）

第八节 胎母输血综合征

胎母输血综合征（fetomaternal hemorrhage，FMH）指妊娠期一定量的胎儿红细胞通过破损的胎盘或绒毛间隙流入母体内血液循环，引起不同程度的胎儿贫血及母亲溶血输血反应的一类临床综合征。母亲外周血液循环中胎儿血红蛋白含量达到 3% 以上，或母亲外周血液循环中胎儿红细胞达到 0.4%。胎母输血综合征较为罕见，发病隐匿，早期缺乏特异性，不易作出临床诊断，一旦发生大量胎母输血容易导致胎儿窘迫、胎儿贫血，进而导致胎儿死亡，严重威胁母婴的生命安全。

【原因】原因并不十分清楚。胎儿出血可能原因见表 2-17。

表 2-17 诱发胎儿向母亲输血引起红细胞抗原同种免疫的因素

分类	诱发因素
妊娠失败	异位妊娠、自然流产、选择性流产、胎儿死亡
产前操作	绒毛取样、羊膜腔穿刺、胎儿取样、妊娠期拔牙
其他	分娩、腹部创伤、胎盘早剥、胎盘前置、血管前置等妊娠期不明原因阴道出血、人工剥离胎盘、臀位外倒转、胎盘绒毛膜血管瘤等

【临床表现】胎母输血综合征主要临床表现包括胎动减少、胎心监护异常（如正弦曲线）、胎儿水肿等，胎儿的临床表

现及预后取决于胎儿失血的速度和失血量。胎母输血综合征分为急性和慢性。慢性胎母输血综合征可导致胎儿慢性贫血、胎儿生长受限、胎儿水肿、胎儿缺氧等；急性胎母输血综合征可造成急性胎儿窘迫、胎儿失血性休克甚至死亡。因此，出现上述临床表现，除考虑胎盘脐带因素外，亦应考虑胎母输血综合征可能。

【诊断】

1. 母亲外周血液循环中胎儿血红蛋白含量达到3%以上，或母亲外周血液循环中胎儿红细胞达到0.4%。母亲外周血液循环中胎儿红细胞检测常用酸洗脱法或Kleihauer-Betke试验：胎儿红细胞中含有血红蛋白F，比血红蛋白A更耐受酸洗脱。酸暴露后，仅有胎儿血红蛋白残留，因此染色后，胎儿红细胞呈红色，而成人红细胞呈“空影”，然后对胎儿红细胞进行计数，并计算出占成人红细胞的百分比。有以下情况情形Kleihauer-Betke试验可能不准确：①孕妇有血红蛋白病，如β-地中海贫血，其胎儿血红蛋白水平升高；②妊娠晚期近临产，胎儿已经开始产生血红蛋白A时。

2. **胎儿宫内缺氧的表现** 胎心监护异常、超声检查可能显示MCA收缩期血流峰值速度升高。超声可能发现胎儿水肿。结合临床表现和可能的诱因帮助诊断。

3. **胎儿出血量评估** 根据Kleihauer-Betke试验结果计算胎母数学量，计算公式如下：

$$\text{胎儿失血量}=\frac{\text{孕妇血容量}\times\text{孕妇血细胞比容}\times\text{Kleihauer-Betke 试验中胎儿红细胞百分数}}{\text{胎儿 HCT}}\text{。}$$

如果用正常体重、正常血压的孕妇血容量（maternal blood volume，MBV）为5 000ml，血细胞比容（hematocrit，HCT）为35%，胎儿HCT为50%，如果检测Kleihauer-Betke为1.7%，胎儿失血量$=\frac{5\,000\times0.35\times0.017}{0.5}$60ml。在妊娠晚期胎儿-

胎盘血容量约为125ml/kg。对于3 000g的胎儿其血容量为375ml。因此，由于胎母输血，该胎儿失血量约为15%(60/375)。胎儿血细胞比容为50%，60ml的全血代表30ml的红细胞进入母体血液循环，母体将需要2个300μg剂量的抗D免疫球蛋白去阻止异源免疫。

4. 胎母输血也可用流式细胞仪量化检测。它使用抗血红蛋白F或D抗原的单克隆抗体，然后用荧光定量。流式细胞仪可以分析比Kleihauer-Betke试验更多的细胞，它不受母体胎儿血红蛋白水平或胎儿血红蛋白A水平的影响，现已逐渐应用于临床。

【处理】诊断胎母输血综合征后，根据孕周、症状急缓、严重程度做相应处理。急性缺氧、估计胎儿可存活即刻剖宫产，新生儿纠正贫血，给予输血等治疗。孕周小、胎儿慢性失血贫血、水肿等应宫内输血。

（王晨虹）

第三章

产程及助产

第一节 妊娠晚期引产及催产术

妊娠晚期引产及催产已成为产科常用技术之一，多用于缓解或解除妊娠合并症及并发症，使胎儿尽早脱离不良的宫内环境。操作是否得当关系到母儿结局及预后。因此，严格掌握妊娠晚期引产及催产术的操作规范至关重要。

【适应证】

1. **有妊娠合并症需提前终止妊娠** 能耐受阴道分娩者：如妊娠合并糖尿病、妊娠合并慢性高血压、妊娠合并肾病等。

2. **妊娠相关并发症** 如妊娠期高血压疾病、妊娠糖尿病、胎膜早破等。

3. **胎儿及其附属物异常** 如严重的胎儿生长受限、胎儿严重畸形、死胎、急性羊水过多伴压迫症状、羊水过少等。

4. **其他** 过期妊娠或延期妊娠、母儿血型不合(胎儿处于高危阶段又无条件宫内换血者)等。

【禁忌证】

(一) 绝对禁忌证

1. **有严重妊娠合并症或并发症，不能耐受阴道分娩者** 如心力衰竭、重度子痫前期等。

2. **产道异常** 如子宫颈肌瘤、阴道肌瘤、子宫颈恶性肿瘤、生殖道畸形、有生殖道手术史等。

3. **胎位异常** 如高直后位、前不均倾位、颏后位、横位等。

4. **胎儿及其附属物异常** 如明显头盆不称、完全性及部分性前置胎盘、前置血管、严重胎盘功能不全、脐带先露或脐带隐性脱垂等。

5. **子宫手术史** 如古典式剖宫产术、穿透子宫内膜的肌瘤剔除术、子宫破裂史等。

6. **急性泌尿生殖系统感染** 如单纯疱疹病毒活动期、急性盆腔炎等。

7. 未经治疗的 HIV 感染。

8. 对引产药物过敏者。

(二) 相对禁忌证

1. **胎位异常** 如臀位(符合阴道分娩者)。

2. **胎儿及其附属物异常** 边缘性前置胎盘、羊水过多等。

3. 双胎或多胎妊娠。

4. 经产妇(分娩次数 ≥ 5 次者)。

【引产前准备】

1. 核对孕周,防止人为的早产和不必要的引产。

2. 如果评估胎肺未成熟,情况许可时,尽可能先行促胎肺成熟后再引产。

3. 评估骨盆情况、胎儿大小、头盆关系等,排除阴道分娩禁忌证。

4. 在引产前行胎心监护和超声检查,了解胎儿宫内状况。

5. 妊娠合并内外科疾病者,在引产前,充分评估疾病严重程度及阴道分娩的风险,并进行相应检查,制订详细的处理方案。

6. 宫颈 MBS 评分 ≥ 6 分,提示宫颈成熟,评分越高,引产的成功率越高;评分<6 分提示宫颈不成熟。若引产指征明确但宫颈条件不成熟,应采取促宫颈成熟的方法。

7. 医护人员应熟练掌握各种引产方法及其并发症的早期诊断和处理,严密观察产程,做好详细记录,引产期间需配备行阴道助产及剖宫产的人员及设备。

晚期妊娠引产及催产流程图见图 3-1。

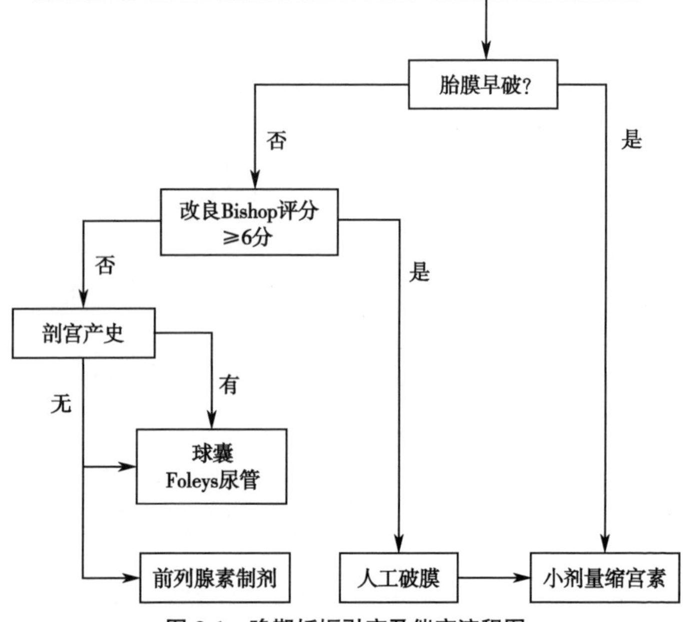

图 3-1　晚期妊娠引产及催产流程图

【促宫颈成熟】

目的是促进宫颈变软、变薄、扩张，缩短从引产到分娩的时间，降低引产失败率。目前公认的评价宫颈成熟度的方法是 MBS 评分（见表 1-9），若评分 <6 分，则需要促宫颈成熟。

（一）可控释地诺前列酮栓

一种天然的前列腺素栓剂（前列腺素 E_2、PGE_2）。其含有 10mg 地诺前列酮，以 0.3mg/h 的速度缓慢释放。

1. 禁忌证

(1)MBS 评分 ≥6 分、胎膜破裂、已临产。

(2)头盆不称、胎先露高浮、多胎妊娠、原因不明确的产前出血。

(3)正在使用缩宫素。

(4)胎儿窘迫或胎儿不能耐受。

(5)有剖宫产史或其他子宫手术史。

(6)有急产史或有 3 次以上足月产史的经产妇。

(7)孕妇患有心脏病、哮喘、青光眼、严重肝肾功能不全等。

(8)前列腺素类药物过敏者。

2. 使用方法 外阴消毒后将栓剂置于阴道后穹窿深处，旋转 90°，使其横置于后穹窿。阴道口外终止带保留 2~3cm，便于随时取出。孕妇用药后嘱需平卧 30 分钟，使栓剂吸水膨胀，并做好监护。

3. 监护

(1)每小时监测生命体征、胎心、宫缩、阴道分泌物等，共计 4 小时。

(2)每 30 分钟听胎心一次或间断胎心监护，并监测宫缩情况。

(3)进入产程活跃期或宫缩 10 分钟 ≥3 次，连续胎心监护。

(4)专人观察和记录，确定临产后应及时取出药物。

4. 取出指征

(1)出现规律宫缩(每 3 分钟 1 次)，并同时伴随有宫颈成熟度的改善，宫颈 MBS 评分 ≥6 分；或者规律宫缩情况下，宫缩强度过高，无论宫颈成熟度有无改变；或者子宫收缩过频(每 10 分钟 5 次及以上)。

(2)胎膜破裂。

(3)胎动减少或消失、胎动过频，电子胎心监护为Ⅱ类、Ⅲ类等。

(4)出现不能用其他原因解释的母体不良反应：如呕吐、腹泻、低血压、心动过速、阴道流血增多等。

(5)置药24小时。

5. **注意事项**

(1)需低温保存。

(2)单次用药，置于阴道后穹窿，可随时取出。

(3)放置后嘱孕妇平卧30分钟使栓剂固定。

(4)2小时后复查，若栓剂仍在原位孕妇可下地活动，若栓剂脱落需重新放置。

(5)常规进行母胎监护。

(6)不可与缩宫素同时使用，若需要使用，则在栓剂取出至少30分钟后静脉滴注。

(二) 米索前列醇

一种人工合成的前列腺素E_1(PGE_1)制剂。有100μg和200μg两种片剂。用于妊娠晚期未破膜、宫颈不成熟的孕妇。将25μg米索前列醇置于阴道后穹窿，观察6小时无宫缩可重复使用，每日总量不超过50μg，如需加用缩宫素，应在最后1次放置米索前列醇4小时后加用。其禁忌证、监护、取出指征及注意事项与地诺前列酮栓相同。

前列腺素引产流程图见图3-2。

(三) 机械性促宫颈成熟

包括宫颈扩张球囊、低位水囊、Foley导管、海藻棒等。用于无阴道炎、胎膜完整的孕妇。作用机制主要是通过机械刺激，促进宫颈管内部内源性前列素合成与释放，从而促使宫颈软化成熟。

1. **适应证**

(1)MBS评分<6。

(2)地诺前列酮对促宫颈成熟无效或作用极小，且人工破膜不可行。

(3)曾行剖宫产手术者，可优先选择。

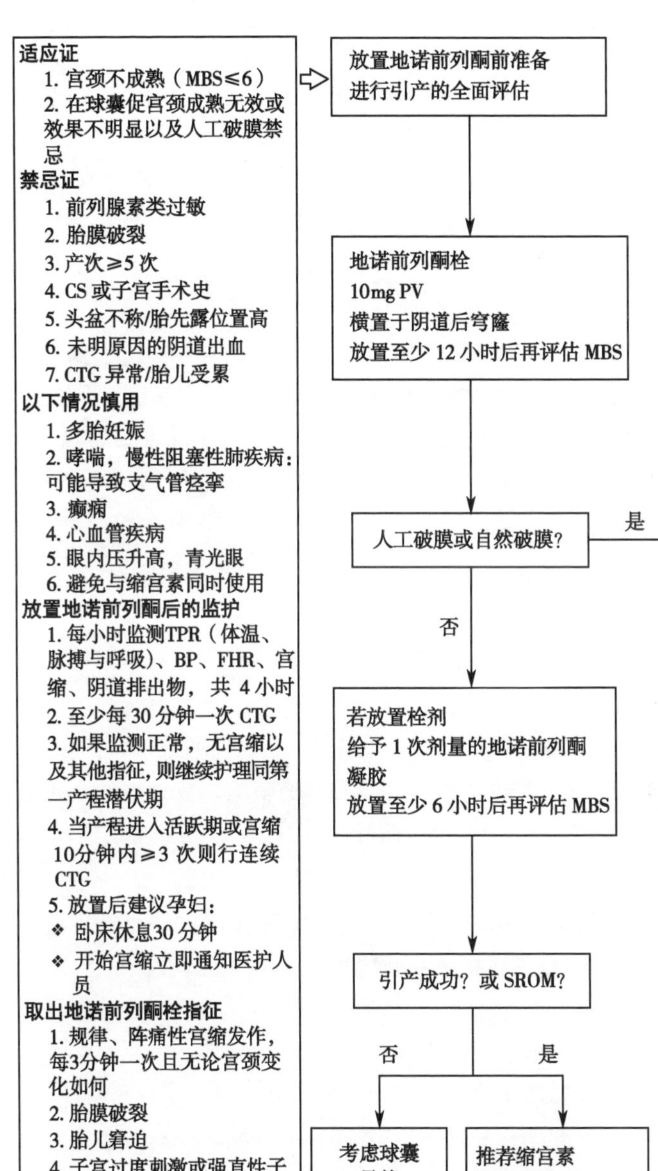

图 3-2 前列腺素引产流程图

(4)在希望减少子宫过度刺激的情况下，可优先考虑：如小于胎龄儿(small for gestational age infant，SGA)、高龄经产妇、瘢痕子宫等。

2. **禁忌证**

(1)任何阴道分娩禁忌证(如畸形、HIV、活动性生殖器疱疹等)。

(2)胎膜已破。

(3)原因不明的阴道流血。

(4)同时使用前列腺素和/或缩宫素。

(5)胎儿及其附属物异常：FHR听诊或胎心监护异常、前置胎盘、羊水过多。

3. **放置方法**

(1)排空膀胱，膀胱截石位，消毒外阴，铺无菌巾，检查器械及球囊完好性。

(2)暴露宫颈并消毒，牵引宫颈送入球囊，直至双球囊均进入宫颈管。

(3)从标有"U"的红色阀注入40ml生理盐水后，向外牵拉球囊，使阴道球囊露出宫颈外口处直至子宫球囊达宫颈管内口；从标有"V"的绿色阀注入生理盐水20ml，确定两只球囊分别位于宫颈内外两侧后，取出阴道扩张器。

(4)继续交替向两个球囊注水加液，直至每只球囊内液体量达80ml，完毕后将导管近端固定于孕妇大腿上。

4. **监护与处理**

(1)放置球囊前后常规监测胎心，放置后可行胎心监护一次，并间断检测生命体征、胎心、宫缩及阴道分泌物等情况。

(2)出现孕妇异常不适、宫缩过强、胎膜早破、发热或感染迹象立即取出球囊。

(3)出现规律宫缩并宫口扩张后球囊会自行脱出。

(4)放置12小时(不超过18小时)取出球囊并进行评估，如宫颈条件成熟，推荐人工破膜和/或静脉滴注缩宫素；如宫颈条件不成熟,可 24 小时后再次放置宫颈扩张球囊或考虑前列腺素引产。

5. **球囊导管引产流程图** 见图 3-3。

【缩宫素引产】

(一) 使用方法

1. 建议使用输液泵静脉滴注,禁止肌内、皮下、穴位注射及鼻黏膜用药。

2. 由低浓度(0.5%)开始,即 0.9% 氯化钠注射液(或 5% 葡萄糖注射液、5% 葡萄糖氯化钠注射液,亦可使用其他注射液)500ml,加入缩宫素 2.5U。最大浓度为不超过 1%(500ml 液体 + 缩宫素 5U)。

3. 等差法。起始滴速为 8 滴 /min,根据宫缩、胎心情况调整滴速,一般每隔 30 分钟调整 1 次。即从每分钟 8 滴(2.7mU/min)调整至 16 滴(5.4mU/min),再增至 24 滴(8.4mU/min);为安全起见,也可从每分钟 8 滴开始,每次增加 4 滴,直至出现有效宫缩。

(二) 用量管理

1. 有效宫缩的判定标准为 10 分钟内出现 3 次宫缩,每次宫缩持续 40~60 秒,宫缩间歇时间不少于 60 秒。

2. 加大用量的间隔时间为 30 分钟,缩宫素最大滴速为 40 滴 /min(13.2mU/min)。每日输液量不超过 1 000ml 为宜,以防发生水中毒。

3. 如达到最大滴速,仍无有效宫缩时可增加缩宫素浓度,先将滴速减半,再根据宫缩情况进行调整,增加浓度后,最大增至每分钟 40 滴(26.4mU/min),原则上不再增加滴数和缩宫素浓度。

4. 如果停止滴注的时间不足 30 分钟,以先前 1/2 的速率开始滴注;如果停止滴注的时间超过 30 分钟,以初始用量开始滴注。

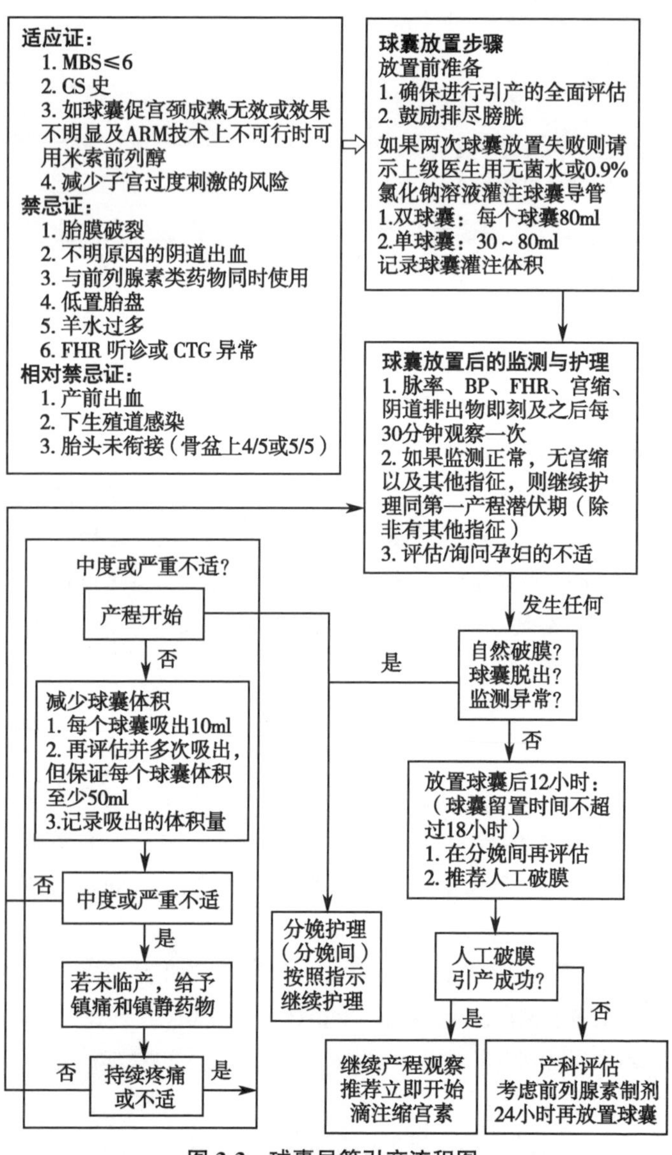

图 3-3　球囊导管引产流程图

（三）监护与处理

1. **要有专人监护**　观察宫缩强度、频率、持续时间及胎心率变化并及时记录，调整好宫缩后行连续胎心监护。

2. **警惕过敏反应**　如果发生宫缩过强或强制性宫缩，立即停用缩宫素，给予左侧卧位、吸氧，必要时使用宫缩抑制剂(25% 硫酸镁 20ml 加入 25% 葡萄糖溶液 20ml 缓慢注射或 25% 硫酸镁 16ml 加入 5% 葡萄糖溶液 100ml 快速静脉滴注，后续 25% 硫酸镁 40ml 加入 5% 葡萄糖溶液 500ml 中，以 2g/h 速度静脉滴注直至宫缩消失)。

3. **引产失败**　缩宫素引产成功率与宫颈成熟度、孕周、胎先露高低有关，如连续使用 2~3 日，仍无明显进展，应改用其他引产方法。

(四) 缩宫素引产流程图(图 3-4)

【人工破膜术】

(一) 适应证

MBS 评分 ≥ 6 分者，可采用人工的方法使胎膜破裂，刺激内源性前列腺素和缩宫素释放，诱发宫缩。一般情况下，破膜后 1~2 小时内出现宫缩，2 小时后仍无宫缩应静脉滴注缩宫素。胎头未入盆或有阴道感染者不能施行。

(二) 术前准备

引产前全面评估；排空膀胱；了解产程进展、胎儿生物物理相评分(biophysical profile score，BPS)、胎先露、胎方位及胎头下降、胎膜完整情况。人工破膜存在发生脐带脱垂或受压、母儿感染、前置血管破裂和胎儿损伤的风险，应进行知情告知并签署知情同意书。

(三) 监护与注意事项

1. 人工破膜应在宫缩间歇期进行。
2. 破膜后确认羊水流出，观察羊水性状，即刻监测胎心。
3. 破膜后及时记录胎心率、宫缩、羊水性状和量。
4. 破膜后 2 小时无宫缩可静脉滴注缩宫素。
5. 如羊水粪染或血性羊水，应立即评估，重新选择适宜的分娩方式。

适应证

用于胎膜破裂后的引产

以下情况慎用

1. 在此期间不能开始使用缩宫素
2. 取出地诺前列酮栓剂30分钟内

以下需与产科医师讨论

1. 子宫手术史（如CS）
2. 多胎妊娠
3. 经产＞4次
4. 心血管疾病

潜在不良反应

1. 子宫过度刺激
2. 恶心和呕吐
3. 长时间滴注发生水中毒和低钠血症（等张滴注罕见发生）
4. 原发性产后出血
5. 计划性 VBAC（剖宫产后阴道分娩）：子宫破口或破裂
6. 罕见（0.1%）心律失常，ECG 改变，过敏反应，子宫强直收缩，一过性低血压、反射性心动过速

⇨

开始应用缩宫素前准备

1. 进行 IOL 的全面评估
2. 确认 CTG 正常
3. 若胎膜完整，行 ARM

缩宫素应用方法

1. 通过外周/次级静脉通道
2. 需要容量泵
3. 记录用量（mU / min）

↓

监测与护理

1. 助产士专科护理
2. 开始分娩记录
3. 第一次宫缩发作时开始行连续 CTG
4. 母胎监护同第一产程活跃期
5. 保持记录液体平衡图

用量管理

1. 使用引发和维持活跃期所需的最低剂量
2. 每次加大用量前确认孕妇情况和FHR

宫缩目标

1. 10 分钟内 3～4 次
2. 持续时间 40～60 秒
3. 间歇时间不少于 60 秒
4. 根据宫缩情况进行滴注
5. 加大用量的间隔时间为30分钟或更长

以下情况需行产科评估

1. 用量大于20mU/min 之前
2. 用量为 32mU/min 时产程仍未引动
3. 停止滴注
4. 再次开始滴注之前

同时在分娩记录和/或 CTG 里清晰地记录缩宫素用量的改变

←

若重新开始滴注缩宫素

1. 由产科医生评估决定
2. 如果停止滴注的时间不足30分钟，以先前一半的速率开始滴注
3. 如果停止滴注的时间超过30分钟，以初始用量开始滴注

图 3-4 缩宫素引产流程图

（四）人工破膜流程图（图 3-5）

适应证

1. 宫颈条件成熟后的引产方式
2. 宫颈成熟（MBS≥7）
3. 开始滴注缩宫素以前

相对禁忌证

1. 胎先露部未紧贴宫颈/胎产式不固定
2. 胎头未衔接

人工破膜后监护

1. 破膜后立即开始记录
   - ❖ 腹部触诊
   - ❖ 阴道检查（VE）发现
   - ❖ FHR
   - ❖ 宫缩
   - ❖ 阴道排出物（羊水量、羊水颜色)
   - ❖ 开始使用缩宫素则观察同缩宫素
   - ❖ 未开始使用缩宫素且观察正常以及无宫缩，则继续监测同第一产程潜伏期
2. 如FHR或羊水异常，则需讨论 /求助/请示上级医师
3. 鼓励应用以引发宫缩

ARM前准备

确保进行引产的全面评估

鼓励排尽膀胱

腹部触诊以明确

- ❖ *胎头下降
- ❖ 胎方位
- ❖ 胎先露

阴道检查以明确

- ❖ 产程进展
- ❖ MBS
- ❖ 胎先露
- ❖ 胎方位以及胎头下降
- ❖ 胎膜

评估异常临床问题

- ❖ 羊水过多
- ❖ 胎头未衔接
- ❖ 头盆不称
- ❖ 脐带脱垂的可能性
- ❖ 胎产式不固定

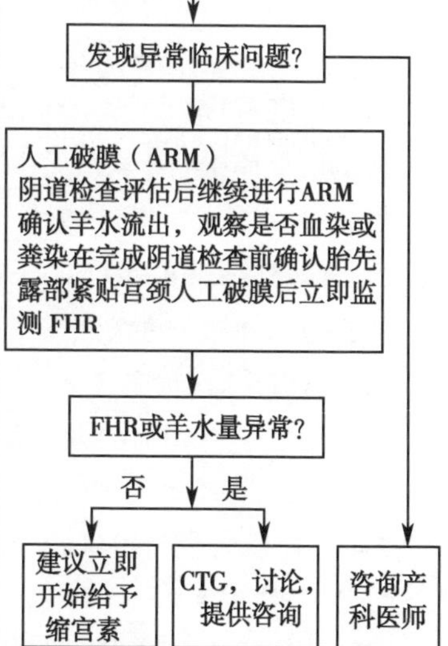

图 3-5　人工破膜流程图

（张　丽）

第二节 正常分娩

分娩本身是一个正常、健康、自然的生理过程，绝大多数产妇和胎儿都具有潜力主动参与并完成分娩过程，无需给予不必要的干预。在保障母婴安全的同时，促进自然分娩，减少疼痛，提高产妇分娩幸福感是当前热点。作为产科助产技术人员，提高自身助产技术和促进自然分娩适宜技术，尤其第二产程接生技术，是自然分娩的重要保障。

【分娩机制】

1. **衔接**（engagement） 胎头双顶径进入骨盆入口平面，颅骨最低点接近或达到坐骨棘水平，称衔接。以枕额径衔接。初产妇多在预产期前 1~2 周内衔接，经产妇分娩开始后衔接。

2. **下降**（descent） 胎头沿骨盆轴前进的动作。下降贯穿于分娩全过程。

3. **俯屈**（descent） 胎头继续下降至骨盆底，变衔接时的枕额径（11.3cm）为枕下前囟（9.5cm）径，完成俯屈动作。

4. **内旋转**（internal rotation） 胎头为适应骨盆轴而旋转，枕部向母体中线方向旋转 45° 达耻骨联合后缘，矢状缝与中骨盆及出口前后径相一致。

5. **仰伸**（extention） 胎头枕骨位于耻骨联合下缘，以耻骨弓为支点，使胎头逐渐仰伸，胎头的顶、额、面相继娩出。此时，胎儿双肩径沿左斜径进入骨盆入口。

6. **复位**（restitution）**及外旋转**（external rotation） 胎头娩出后，胎头顺时针（或向外）旋转 45° 即复位。并继续向外旋转 45°，使双肩径与出口前后径一致，即外旋转。保持胎头与胎肩的垂直关系。

7. **胎肩及胎儿娩出** 胎头完成外旋转后，下压胎头，使前肩在耻骨弓下先娩出，然后上托胎头，使后肩从会阴前缘娩出，随即胎儿肢体顺势娩出。

【接产前准备】

1. 保护产妇隐私，调室温 25~28℃，新生儿辐射台预热至 32~34℃。新生儿复苏抢救物品备用状态。

2. 评估胎儿及产妇状况，识别风险因素并执行相应防范措施。与产妇做好解释，取得配合，指导正确使用腹压，根据评估结果协助产妇选择并摆放适宜的分娩体位。

3. 清洁消毒外阴，双腿屈曲分开露出外阴部，消毒 2~3 次，顺序依次为：大阴唇、小阴唇、阴阜、大腿内上 1/3、会阴及肛周。

4. 接生者做好自我防护，必要时配戴防护目镜、鞋套等。外科洗手、穿手术衣、戴手套、铺设消毒巾。

5. 铺设产台，准备接生物品，与巡回助产士进行器械敷料清点并做好记录。

【接产步骤与技巧】

1. 与产妇做好解释，取得配合。

2. 当宫缩来临产妇有便意感时，指导产妇屏气用力，根据会阴条件及胎先露下降速度，指导产妇何时用力和呼气，避免胎儿娩出过快造成会阴撕裂伤。

3. 当胎头枕部在耻骨弓下露出时，开始控制胎头娩出速度，行适度会阴保护，双顶径娩出时，指导产妇均匀用力，对于产力过强的则于宫缩间歇期指导用力缓慢娩出。

4. 胎头娩出后，挤净口鼻黏液，等待宫缩使胎头自然完成外旋复位，使胎肩旋转至骨盆出口前后径。再次宫缩时接生者右手托住产妇会阴，左手将胎儿颈部向下牵拉胎头，使前肩从耻骨弓下顺势娩出（胎儿前肩娩出后使用缩宫素），继之托胎颈向上，使后肩缓慢娩出。双肩娩出后，保护产妇会阴的右手放松，协助胎体娩出。

5. 新生儿娩出后立即将新生儿用温热毛巾快速擦干保暖并评估，行母婴皮肤接触，待脐带搏动停止后断脐。

6. 胎儿娩出后聚血盆置于产妇臀下计量产后失血。

7. 判断胎盘剥离征象协助胎盘娩出。

8. 检查胎盘、胎膜完整性，检查软产道有无裂伤，按组织解剖位置进行修复。

9. 助产人员下台前，再次与巡回助产士核对、清点所用器械及纱布，并做好记录。

【注意事项】

1. 接生过程中严密监测母胎情况。

2. 选择分娩体位时，应在保证安全的前提下尊重产妇意愿，当一种体位无效或产妇感觉不舒适时，需更换体位，每种体位持续时间一般不超过30分钟。

3. 控制胎头娩出速度以每次宫缩时胎头直径增大不超过1cm为宜。

4. 胎头娩出后不宜急于娩肩，应等待宫缩使胎头自然完成外旋复位。如出现龟缩征等肩难产征象时，立即启动肩难产应急处理程序。

5. 如产妇宫缩强，产程进展快，可能难以控制胎头娩出速度时，应协助产妇采取仰卧位或侧卧位等体位完成分娩。

6. 阴部阻滞麻醉时，一手示、中两指伸入产妇阴道，触及坐骨棘作为指示点，另一手持注射器，取肛门至坐骨结节连线中点进针，朝坐骨棘方向，穿刺至坐骨棘内侧，回抽无血后，注入1%利多卡因10ml，然后边退针边继续注入剩余麻醉剂。

7. 应具备肩难产及新生儿复苏抢救应急流程；分娩后应每隔15分钟评估、观察母婴状况（视频3-1）。

视频3-1 正常分娩

（张 丽）

第三节　产时胎心监护

产时胎心监护是保障胎儿分娩期安全、及时发现并处理胎儿急性缺氧、改善新生儿近期及远期预后的有效手段。因此，对产时胎心监护进行正确以及准确的判读，是每位产科医生必修的基本功。

【产时胎心监护的指征和频率】

目前尚无大型随机研究证据表明，产时持续胎心监护在改善围产儿预后方面优于间断胎心听诊。因此，推荐对低危孕妇行间断胎心听诊，第一产程潜伏期可间隔 30~60 分钟听诊，第一产程活跃期间隔 30 分钟听诊，第二产程间隔 10 分钟听诊，每次听诊时间至少持续 60 秒，并包括宫缩前、中、后；推荐对高危孕妇行持续胎心监护。

【产时胎心监护评价的三级系统】

Ⅰ类为正常胎心监护，对于胎儿正常血氧状态的预测价值极高，不需特殊干预；Ⅲ类为异常胎心监护，对于预测胎儿正在或即将出现窒息、神经系统损伤、胎死宫内有很高的预测价值，因此一旦出现，需要立即分娩；Ⅱ类为可疑胎心监护，对于此类胎心监护需要后期进一步评估、监测、必要的临床干预以及再评估，直至转为Ⅰ类胎心监护(表 3-1)。

表 3-1　产时胎心监护的Ⅲ级分类图

分类	描述	意义
Ⅰ类	同时包括以下项目： a. 基线：110~160 次 /min b. 变异：正常 c. 加速：有或无 d. 减速： 早期减速：有或无 晚期减速或变异减速：无	正常的胎心监护图形；提示胎儿正常的血氧状态及酸碱平衡；可动态观察，暂不处理

续表

分类	描述	意义
Ⅱ类	除Ⅰ类和Ⅲ类以外的图形，包括以下任意一项： a. 基线： <110 次 /min 但不伴变异缺失或>160 次 /min b. 变异： 缺失但不伴反复性减速微小变异 显著变异 c. 加速： 刺激胎儿后无加速 d. 周期性或偶发性减速： 反复性变异减速伴基线微小变异或正常变异延长减速 反复性晚期减速伴正常变异 变异减速有其他特征，如恢复缓慢，“尖峰”或“双肩峰”	可疑的胎心监护图形；介于Ⅰ类和Ⅲ类之间，应持续监护加再评估；如无胎心加速，伴微小变异或变异缺失，应行宫内复苏，复苏后若转为Ⅰ类胎心监护，可继续观察试产，若转为Ⅲ类胎心监护，应立即终止妊娠
Ⅲ类	包括以下任意一项： 基线变异缺失伴以下任意一项：胎心率<110 次 /min 频发晚期减速频发变异减速 持续至少 20 分钟的正弦波形	异常的胎心监护图形；提示胎儿正在或即将出现的缺氧、酸碱失衡、窒息、神经系统损伤等不良事件；立即宫内复苏，同时准备终止妊娠

【产时非正常胎心监护图形的处理】

发现Ⅱ类及Ⅲ类胎心监护时，应在遵循共性原则的基础上，制订个性化处理方案，需结合宫口开大、先露位置进行个体化的干预和分娩处理。

保守处理措施包括以下方面：

1. **吸氧** 面罩吸氧，流速约为 10L/min，持续 15~30 分钟，吸氧期间动态观察胎心监护图形变化。

2. **改变体位** 左侧卧位或右侧卧位，首选左侧卧位。

3. 纠正母体低血压　500~1 000乳酸林格液或0.9%氯化钠注射液，输液速度250ml/h。

4. 抑制宫缩　正在应用的缩宫素应停用，必要时可使用宫缩抑制药物，产程中抑制宫缩常用药物为：①硫酸镁（负荷剂量4~6g，用25%葡萄糖注射液稀释至20ml后，静脉推注15~20分钟，或溶于5%葡萄糖溶液100ml快速静脉滴注15~20分钟）；②特布他林（250μg皮下注射，或溶于5ml生理盐水中缓慢静脉推注超过5分钟，抑制宫缩的持续时间为15~30分钟，作用比硫酸镁更迅速，有利托君禁忌证的慎用）。

5. 改变用力和呼吸技巧　第二产程中母体的用力方法可能与胎心减速有关，可采用协调口鼻呼吸运动，间隔1~2次宫缩再用力，或等到有用力的强烈欲望时才用力等。

宫内复苏后30分钟再次评估，若转化为Ⅰ类胎心监护，则继续密切观察；若无改善或转化为Ⅲ类胎心监护，则立即剖宫产结束分娩。

【注意事项】

胎心监护图形反映的是动态变化过程中的胎儿酸碱平衡状况，对于偶发的异常图形，应持续监护，严密观察，慎重决定下一步处理措施。

（张　丽）

第四节　臀位分娩

臀先露占足月分娩总数的3%~4%，其阴道试产难产率和胎儿围产期死亡率较头先露增高3~8倍。臀位阴道助产术包括臀助产术和臀牵引术。臀牵引术在现代产科已极少施行，本节主要讲臀助产术。

【适应证】

1. 死胎或胎儿先天畸形等估计出生后不能存活。

2. 具备以下条件者

(1)胎龄34~42周之间。

(2)单臀先露。

(3)体重<3 500g。

(4)胎头俯屈良好。

(5)骨盆大小正常,软产道无异常。

(6)无脐带先露或隐性脐带脱垂。

(7)无其他剖宫产指征。

【术前评估及准备】

1. **临产前**　核算孕周,评估骨盆胎儿大小,了解产妇有无合并症及并发症,与产妇及家属就分娩方式进行沟通,告知经阴道分娩及剖宫产的近期风险及远期影响。

2. **临产后**　持续胎心监护;建立静脉通道,准备阴道助产、紧急剖宫产及新生儿复苏准备;严密产程观察,当出现产程或胎心异常等紧急情况时,再次与产妇及家属沟通并做好紧急剖宫产准备。

3. **接产时**　产妇以膀胱截石位卧于产床上,常规消毒外阴,导尿,双侧阴部神经阻滞麻醉。阴道检查了解宫口及胎方位,有无脐带脱垂,必要时行会阴侧切术。

【操作步骤与技巧】

1. **堵臀**　在混合臀先露中,当产妇阴道口可见胎体时,用无菌巾盖住,每次宫缩时用手抵住防止胎足/臀脱出。待胎臀下降,阴道充分扩张后,产妇向下屏气时手掌感到相当冲力,确认宫口开全可准备助产。

2. **娩出臀部**　待宫口开全,会阴隆起,胎儿粗隆间径已达产妇坐骨棘以下,行会阴侧切后于宫缩时娩臀。

3. **娩出肩部**　助产者用无菌巾裹住胎儿下肢及臀部,双手拇指放在胎儿骶骨两侧,其余四指放在胎儿腹侧髋部,握住胎儿臀部及髋部轻柔向下旋转牵引躯干。当胎儿躯干和骶骨旋转至耻骨联合下方后,将胎体适当上举,顺势将胎儿下肢逐一娩出。当能够看到胎儿肩胛骨时,采用上述方法将胎体向躯干背侧方向旋转,使前肩前臂从耻骨弓下娩出。然后向相反向旋转,娩出后肩后臂。

4. **娩出头部** 胎肩及上肢娩出后,放低胎体,再次将胎背转向前方,使胎头矢状缝与骨盆出口前后径一致,助产者将胎体骑跨于左手臂上,左手示指、中指置于胎儿颧骨上,屈曲胎头,右手中指抵于胎头枕部使胎头俯屈,示指和无名指分别置于胎儿颈部两侧和双肩部,向下牵引,同时助手自耻骨联合上方加压协助胎头俯屈,直到枕骨下部出现在耻骨联合下方,上举胎体,娩出胎儿口、鼻、额部,最后娩出枕部。娩出困难者,必要时可使用后出头产钳辅助。

【注意事项】

1. 严格掌握手术指征。

2. 宫缩乏力时可适当使用小剂量缩宫素静脉滴注以加强宫缩。

3. 初产妇或经产妇会阴较紧者做侧斜会阴切开术。

4. 胎儿脐部娩出后,2~3 分钟娩出胎头,最长不超过 8 分钟。

5. 避免挤压胎儿腹部,防止内脏损伤。

6. 牵引时注意适当将脐带适度向外牵引,以免脐带绷得过紧影响胎儿循环。

7. 胎头仰伸未能入盆时应设法使其俯屈,并使胎头选择适当径线入盆,切忌强行牵拉。

8. 施行臀助产术前必须作好急诊剖宫产准备,助产失败应果断改行急诊剖宫产(视频 3-2)。

视频 3-2 臀位分娩

(张 丽)

第五节 肩难产

肩难产可以引起母体严重会阴裂伤、产后出血，新生儿臂丛神经损伤、锁骨及肱骨骨折等一系列并发症。肩难产的发生率随出生体重而不同：体重在 2 500~4 000g 时，发生率为 0.3%~1%；体重 4 000~4 500g 时，发生率为 3%~12%；体重>4 500g 时，发生率为 8.4%~14.6%。其中 ≥50% 的肩难产发生于正常体重儿，且事先无法预料。

【概述】

肩难产胎头娩出后，胎儿前肩被嵌顿于耻骨联合上方，用常规助产手法不能娩出胎儿双肩，称为肩难产。一旦胎头娩出后，胎颈回缩，胎儿颏部紧压会阴，胎肩娩出受阻，除外胎儿畸形，即可诊断为肩难产。

【高危因素】

1. **产前高危因素** ①母亲肥胖或体重超过 85kg；②妊娠糖尿病；③过期妊娠；④骨盆解剖结构异常；⑤既往有肩难产史；⑥估计胎儿巨大；⑦前次分娩有超过 4 000g 的胎儿史，本次怀孕怀疑有巨大儿的可能，应引起警惕。

2. **产时高危因素** ①产程延长或停滞；②使用胎吸或产钳助产。

【肩难产急救处理（HELPERR）】

肩难产常突然发生，要镇定迅速处理。一旦诊断肩难产，立即按照肩难产“HELPERR”顺序启动急救流程：

1. Help：**请求援助** 呼叫有经验的助产士、产科医生、麻醉医生以及具备新生儿窒息复苏能力的新生儿科医生。

2. Evaluate：**告知** 告诉产妇目前紧急情况，处理的目的和方法，配合的方法。

3. Episiotomy：**会阴侧切** 以增加阴道内操作空间，评估膀胱充盈情况，放低床头。

4. Legs：**屈曲大腿法**　让产妇双腿极度屈曲贴近腹壁，双手抱膝，再向下屏气用力或助产者适当用力向下牵引胎头而娩出前肩。

5. Pressure：**屈曲大腿法同时使用耻骨联合上加压法**　助手在孕妇耻骨联合上方触及胎儿前肩，以心肺复苏手法由胎儿前肩背侧向胸侧加压，助产者同时向下牵引胎头，使嵌顿的前肩娩出。

6. Enter：**旋肩法**　助产者将示、中指伸入阴道，放在前肩背侧，将前肩向胸侧旋转，胎肩内收达骨盆斜径上，使嵌顿的前肩松动尝试娩出前肩（Rubin 法）。若无效，阴道内的手不退出，另一手示、中指置于后肩胸侧，双手配合将后肩向背侧加压旋转，以娩出前肩（Woods 法）。若无效，将一手示、中指放在前肩胸侧，另一手置于后肩背侧，双手配合将后肩向胸侧加压旋转，以娩出后肩（反 Woods 法）。

7. Remove：**牵后臂娩后肩法**　助产者将手顺骶骨进入阴道，以中、示二指压后肘窝，使胎儿屈前臂，以洗脸方式沿胎儿胸、面部滑出阴道而娩出胎儿后肩及上肢，再将胎肩旋至骨盆斜径上，牵拉胎头助前肩入盆后娩出。

8. Roll：**四肢着地法**　将产妇翻转成双手双膝着地姿势，再娩出双肩。

上述方法处理无效，立即配合医生实施胎头复位急诊剖宫产法、经腹子宫切开术、耻骨联合切开术（图 3-6）。

【注意事项】

1. 所有阴道分娩接生均应作好肩难产及新生儿复苏的急救处理准备。

2. 当胎头娩出后如判断娩肩困难，应立即启动肩难产急救流程，并记录娩胎头时间。

3. 应避免在实施处理肩难产的时候加腹压。

4. 旋肩法中，注意不要转动胎儿颈部和头部，也不宜牵拉胎头，以免造成胎儿损伤，特别是臂丛神经损伤。

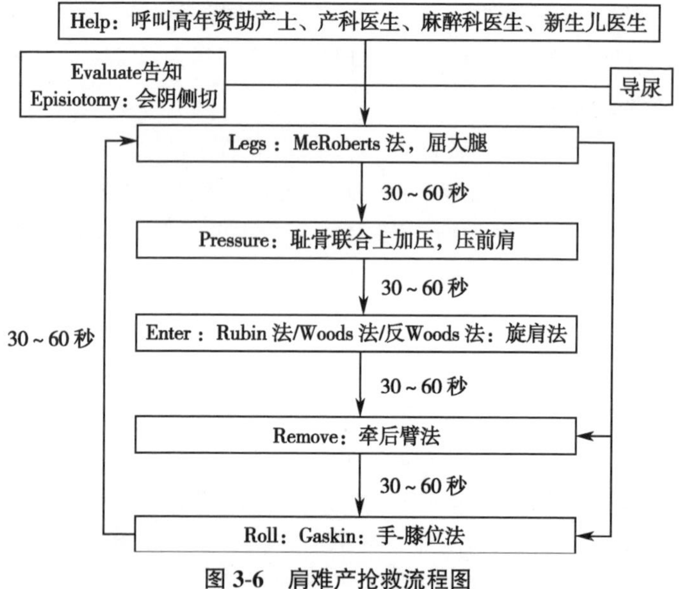

图 3-6 肩难产抢救流程图

5. 牵后臂法中术者着力点应在胎儿肘窝处，使肘关节屈曲于胸前，胎臂才能从胎儿胸前滑出。不可直接牵拉胎儿上臂，以免肱骨骨折。

6. 操作时应注意保护产妇会阴，否则容易造成会阴严重裂伤。

视频 3-3 肩难产

（张 丽）

第六节 子宫内翻

【定义】子宫内翻是指子宫底部向子宫内膜腔内陷入，

子宫部分或全部翻出，既可以发生在阴道分娩，也可以发生在剖宫产分娩后。产后子宫内翻多出现在第三产程，虽然发生率低，但其危险性高，严重时危及生命。

【高危因素】双胎、巨大胎儿、羊水过多、急产、脐带过短、脐带缠绕、应用子宫松弛剂、子宫畸形或子宫肌瘤、产程延长、胎盘粘连和胎盘植入以及医源性的第三产程处理不当。

【临床表现】胎盘娩出时鲜红色阴道出血、下腹痛、休克、心动过缓，后三种表现考虑与子宫韧带牵拉有关。阴道检查可见内翻的宫底塞满了阴道或宫腔内有块状物。腹部触诊时因宫底凹陷而摸不到宫底或触及杯状缺损（宫底切迹）。

注意：

1. 休克与出血量不成正比是重要的临床信号。因此，对产后出血不多但快速出现休克表现者，需警惕子宫内翻的发生。

2. 临床上经常将宫缩乏力性产后出血与产后子宫内翻相混淆，需及时鉴别。子宫内翻者的出血颜色多为鲜红，腹部查体几乎触不到增大的子宫体，而阴道检查可触及内翻的子宫体；而宫缩乏力性产后出血者的阴道流血颜色常是暗红，为阵发性出血，腹部可及增大的子宫体，子宫体质偏软。

3. 临床上还有可能将产后内翻的子宫误诊为黏膜下肌瘤脱垂，尤其是慢性子宫内翻。子宫黏膜下肌瘤脱垂者的宫底是正常的，而子宫内翻的宫底位置及形状都发生明显改变。可复习患者孕期超声报告，核实孕早期超声有无子宫肌瘤的诊断。

【分类】

1. **根据发生时间** 分为急性产后子宫内翻（产后 24 小时内）、亚急性产后子宫内翻（产后 24 小时 ~4 周）和慢性子宫内翻（产后 4 周后或非妊娠相关）。

2. **根据子宫内翻程度** 1 度为宫底逆行未超过子宫颈口；2 度为宫底逆行超过子宫颈口未达阴道口；3 度为宫底逆

行超过阴道口但阴道壁未内翻；4 度为宫底逆行超过阴道口且阴道壁反向内翻（图 3-7）。其中 1 度多由超声检查诊断，2 度及以上需借助临床检查或超声检查诊断。

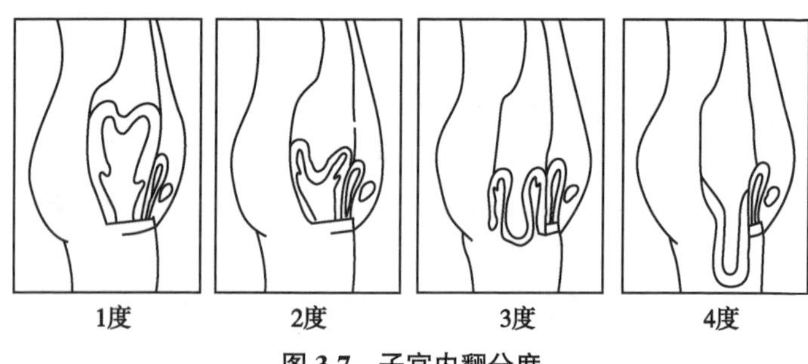

图 3-7　子宫内翻分度

【**处理**】关键在于快速识别，全身综合治疗。

1. **立刻解除一切诱因**　如立刻停止正在使用的缩宫素或操作。

2. **立即呼叫支援**　包括产科上级医师、麻醉科及手术室。手术复位失败后，需将患者即刻转移至手术室。

3. **立即复苏**　①麻醉科医师到场积极给予镇静治疗；②建议开放 ≥2 条粗管径静脉通路，补液扩容；③抽血化验，并积极备血；④合并严重产后出血者积极输血治疗。

4. **子宫复位**　手法复位，建议麻醉下进行。一只手在阴道内，将宫底沿着阴道长轴向脐部推送（Johnson 手法）。适于子宫内翻发生在短时间内、宫口尚松弛的状态。如果触及狭窄环，在最靠近狭窄环的宫底部位加压上推，方便内翻的宫底由底部逐渐到达顶部。若紧急子宫复位失败，可考虑使用子宫松弛剂后再次尝试手法复位。如硝酸甘油（50μg 静脉给药，随后可按需再次给予，最多追加 4 次）、硫酸镁（4~6g 于 15~20 分钟内静脉给药）或特布他林（0.25mg 静脉或皮下注射）（图 3-8）。

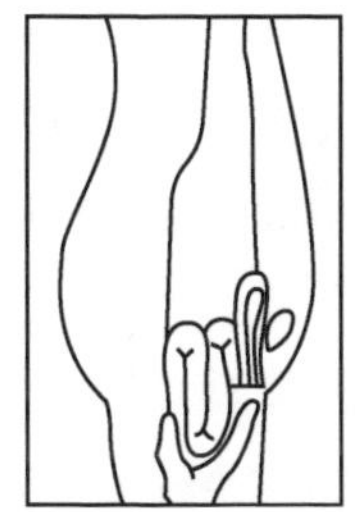
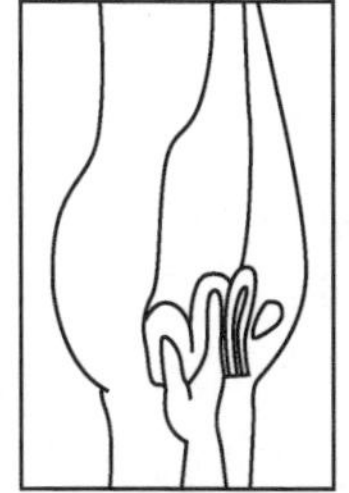
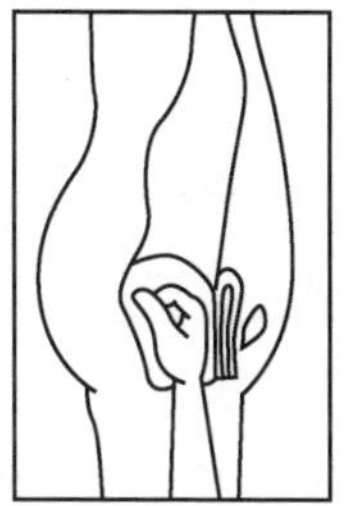

图 3-8　子宫内翻手法复位

应用液体静水压脉压，灌注阴道后穹窿，即 Allis 钳钳夹暂时关闭阴道外口后，阴道内注入温生理盐水 3~5L，利用静水压复位子宫，适用于急性子宫内翻尚未形成子宫颈内口缩窄者的快速处理，一般可在 3~5 分钟内复位。

开腹手术：对于手法复位失败的病例，需及时转为手术复位（图 3-9）。

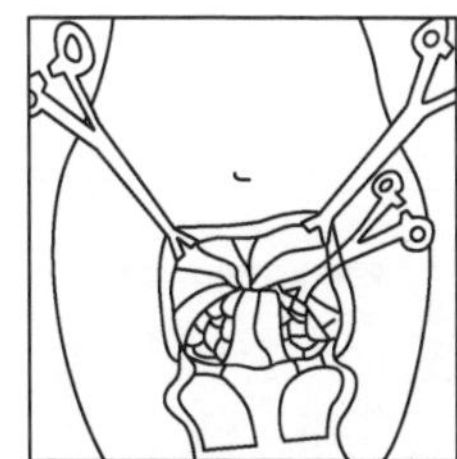
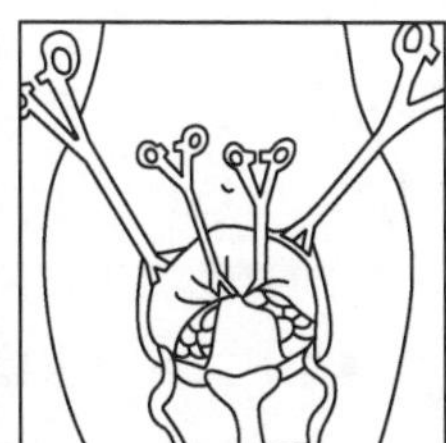
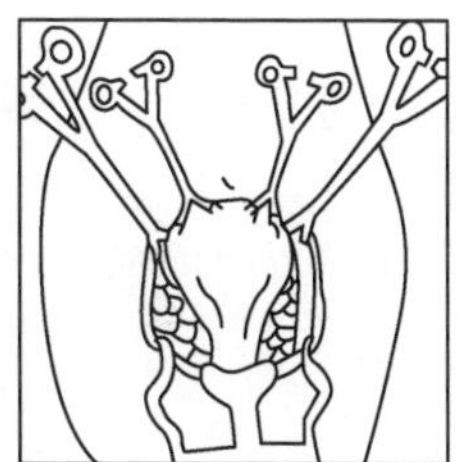

图 3-9　子宫内翻手术复位

Huntington 手术适用于 1、2 度子宫内翻，先定位内翻形成的杯，用器械钳，如 Allis 钳或库克钳，在杯内约 2cm 深的位置对称钳夹两侧陷入杯内的圆韧带，两侧同时轻柔向上牵拉内翻的宫底，不断重复钳夹和牵拉直至内翻被纠正；如果圆韧带无法识别可以钳夹子宫肌层。必要时可同时结合阴道操作，助手将其一只手伸入产妇阴道，对宫底施加向上的顶压，以使该操作更顺利。

Haultain 手术适于 3、4 度子宫内翻，子宫颈环已挛缩者，需切开子宫壁从子宫腔内将子宫底复位。在子宫后壁的表面切开以断开(平分)狭窄环,使狭窄环径线增加。狭窄环的手术松解可对子宫内翻进行手法复位或使 Huntington 操作纠正子宫内翻,随后修复切口。

需要强调的是,无论子宫复位是否成功,若发生严重产后出血继发弥散性血管内凝血(disseminated intravascular coagulation,DIC)、生命体征不稳定或亚急性、慢性子宫内翻已出现严重感染者,需行子宫切除术。

5. **胎盘未剥离的子宫内翻的处理** 胎盘未剥离的子宫内翻是先剥离胎盘还是先复位子宫尚无定论。建议根据具体情况进行个体化的处理,切不能强行剥离胎盘。如子宫内翻发生的时间短,且被快速识别,或麻醉状态下子宫颈环较为松弛,或产妇出血量偏多、生命体征不稳定者可建议先行复位,再考虑胎盘剥离;而发生时间较长、子宫颈环明显挛缩,或生命体征稳定者,可考虑剥离胎盘后缩小子宫再行复位。

【纠正子宫内翻后的处理】

1. 促宫缩,可选择宫腔内球囊或子宫压缩缝合用于治疗产后出血和预防子宫内翻的复发。子宫压缩缝合由两个纵向缝合线和两条横向缝合线组成:纵向压缩缝合线从子宫下段开始,穿透宫底边缘;横向压缩缝合线垂直并与纵向缝合线交叉,以防止纵向压缩缝合线滑脱或者移行到宫底中部。建议持续缩宫素静脉滴注 8~12 小时,也可以联合其他促子宫收缩药物(卡前列素氨丁三醇注射液、米索前列醇、麦角新碱等)。

2. 建议使用抗生素 24~48 小时预防感染。

3. 积极预防血栓。

4. 抗贫血治疗。

临床上为预防产后出血,建议积极处理第三产程,提倡“控制性脐带牵拉”,因此,处理要点强调:①有胎盘剥离征象后才可适度牵拉脐带;②勿同时用力按压宫底并过度牵拉脐带;③对于胎盘粘连或植入伴子宫收缩乏力宫腔操作时警惕子宫内翻。

【对再次妊娠和分娩的影响】目前，无证据提示子宫内翻产妇再次妊娠或分娩时易复发。但对于有子宫内翻病史的孕产妇，应严密加强围产期监护。

综上所述，子宫内翻虽为少见病，却可危及孕产妇生命。一旦考虑子宫内翻应快速实施干预措施，若最初尝试手法复位子宫失败，推荐应用子宫松弛剂后再次尝试手法复位内翻的子宫，若仍然失败，则需手术干预。子宫复位后，应持续给予子宫收缩药物。1/2 以上的子宫内翻为医源性因素造成，因此，应做到规范第三产程的处理，减少可避免的产后子宫内翻的发生，以保障孕产妇的安全。

（韩肖燕）

第七节 软产道裂伤

【定义】阴道分娩后的软产道裂伤十分普遍，可发生在外阴、阴道、宫颈，甚至子宫下段等部位。严重者延伸甚至穿透至肛门括约肌复合体，此类严重产科裂伤被称为产科肛门括约肌损伤（obstetric anal sphincter injuries，OASIS）。生殖道裂伤可导致出血、感染、慢性疼痛、性功能障碍、尿失禁和大便失禁（见文末彩图 3-10）。

【外阴、阴道裂伤】

（一）外阴、阴道裂伤的分级（表 3-2）

表 3-2 外阴、阴道裂伤分级

分级	定义
Ⅰ	仅损伤会阴皮肤
Ⅱ	累及会阴肌肉，但未累及肛门括约肌
Ⅲ	会阴损伤累及肛门括约肌
Ⅲa	肛门外括约肌损伤厚度<50%

续表

分级	定义
Ⅲb	肛门外括约肌损伤厚度超过50%
Ⅲc	肛门内、外括约肌均有损伤
Ⅳ	会阴损伤累及肛门括约肌复合体(包括内、外括约肌)和直肠黏膜

内层肛门括约肌损伤可影响大便失禁的发生,归为Ⅲc度(见文末彩图3-11、表3-3)。

表3-3 会阴撕裂伤引起肛门括约肌损伤的危险因素

胎儿危险因素	胎儿体重大(>4 000g),分娩时枕横位或枕后位
产时危险因素	截石位分娩,硬膜外麻醉(增加严重撕裂的风险),会阴正中切开术,手术助产(产钳助产),缩宫素使用,第二产程>60分钟
孕产妇危险因素	20岁及以下,初产妇,剖宫产术后的阴道分娩

(二)外阴、阴道裂伤的修复

外阴、阴道裂伤的修复应在充分照明、伤口暴露和良好麻醉的前提下进行。发生严重裂伤时应配合直肠指检识别有无肛门括约肌裂伤。涉及肛门括约肌复合体的撕裂伤应由专业人员在手术室进行修补。

1. **非OASIS外阴、阴道裂伤的修复** 对于阴蒂、尿道及阴唇周围的裂伤,仅需修复有出血及解剖结构变形的损伤。对于Ⅰ度、Ⅱ度裂伤及会阴切开术后,需缝合会阴黏膜和肌肉,对合会阴皮肤。Ⅱ度裂伤的修补:Ⅱ度裂伤采取连续缝合优于间断缝合。对于外阴、阴道和宫颈裂伤,仅需修复有出血及解剖结构变形的损伤,采用连续锁边缝合或间断缝合方法进行修复。

Ⅰ度撕裂伤需要修复，可考虑使用手术胶或缝合线来止血。

Ⅱ度撕裂伤的修复可分为 3 个阶段：直肠阴道筋膜（也称为直肠阴道隔）、会阴部的肌肉组织和阴道黏膜。

阴道修复：在阴道撕裂顶端上 1cm 处进针，连续或间断缝合阴道黏膜（见文末彩图 3-12）。当缝合到处女膜环后，继续进行会阴肌肉修复。

会阴肌肉修复：球海绵肌的末端可以端端缝合，必要时用 Allis 钳钳住肌肉末端。会阴横向肌肉也类似缝合。

直肠阴道筋膜修复：从处女膜环处开始连续缝合。在处女膜后方的阴道口进行打结。

2. **OASIS 的修复**　Ⅲ、Ⅳ度会阴裂伤的评估十分重要，需进行仔细地视诊和全面的肛门指检。肛门括约肌的修复不仅仅是肌肉的缝合，筋膜鞘的缝合也十分重要。裂伤修补之后需再次检查，确保对合完整且缝线没有嵌入肛门直肠黏膜（图 3-13~ 图 3-17）。

直肠黏膜修补：直肠黏膜采用 4-0 可吸收缝合线修复。用肠线对撕裂的直肠黏膜进行间断缝合，并将线结埋于肛管内。缝合方式可采用间断缝合或连续缝合，但需避免“8”字缝合，可选用延迟吸收的 4-0 或 3-0 聚乳酸缝线或铬肠线。

内层肛门括约肌修补：肛门内括约肌较小，难以识别，通常需要使用 Allis 钳进行固定后用 3-0 可吸收线进行缝合，选择间断缝合或褥式的端端缝合，即避免两侧断端重叠。有研究证明，对内层肛门括约肌进行单独修复可有效降低术后大便失禁的发生。

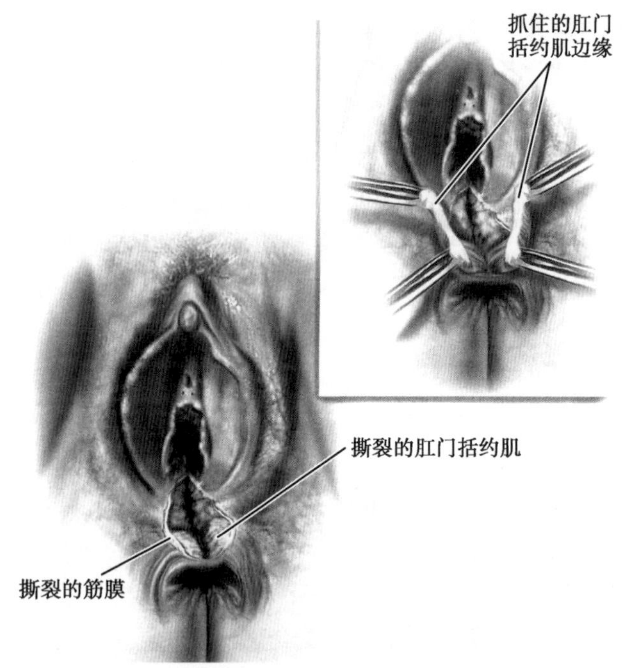

图 3-13　Ⅲ度裂伤的修补

多把 Allis 钳抓持回缩的外括约肌上、下边缘。

外层肛门括约肌修补：外层肛门括约肌部分撕裂（Ⅲa 度和Ⅲb 度），可用 2-0 可吸收线进行端端缝合。对于外层括约肌全层撕裂缝合的，则更推荐重叠缝合。若同时伴有内层肛门括约肌损伤，则建议单独修复内层肛门括约肌后再修复外层肛门括约肌。

（三）外阴、阴道裂伤的产后护理

产后护理包括控制疼痛、预防性使用广谱抗生素、避免便秘、监测尿潴留及理疗。

1. 会阴冲洗，保持外阴清洁和干燥。

2. 给予患者大便软化剂或口服泻药保持大便通畅。

3. 疼痛控制。在分娩后的前两天，局部会阴冷敷可减轻疼痛。可给予对乙酰氨基酚和非甾体抗炎药物口服以控制疼痛。应避免使用阿片类药物,以减少便秘的风险。

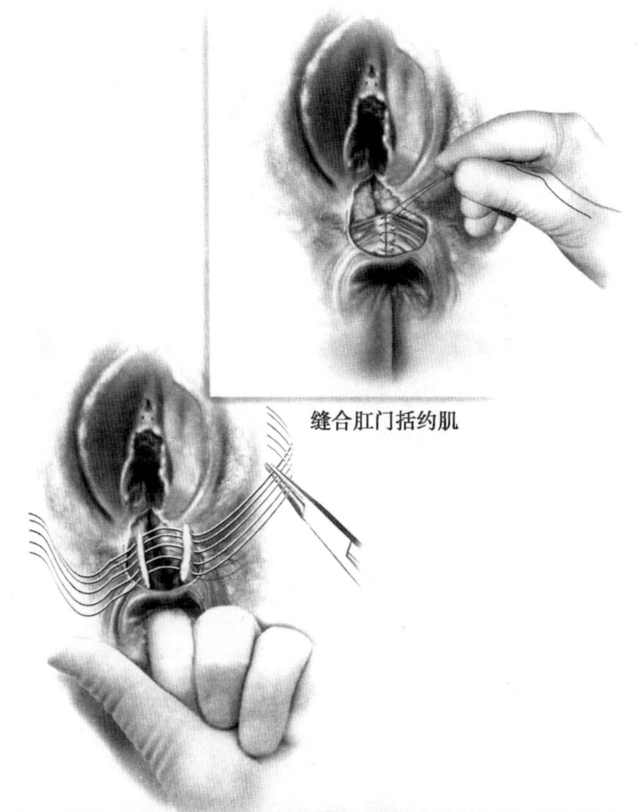

图 3-14　Ⅲ度裂伤的修补

戴手套的手指放在直肠内指示,用 2-0 或 3-0 薇乔线间断缝合断裂面的整个宽度,通常需要缝合 5~6 针。缝线打结后,直肠内的手指能感觉到括约肌收紧。

4. 活动。为预防尿失禁,建议在分娩后 2~3 天开始进行盆底运动,并对产科肛门括约肌损伤的患者进行正式的盆底康复和生物反馈物理治疗。

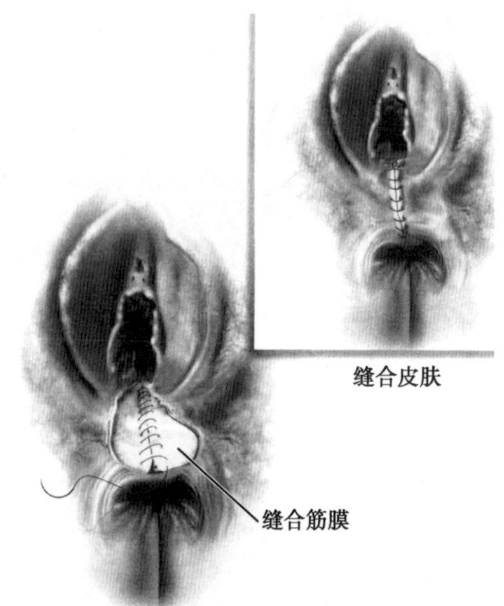

图 3-15 Ⅲ度裂伤的修补

筋膜用 3-0 薇乔线连续缝合，阴道、前庭和会阴皮肤用 3-0 薇乔线连续或间断缝合。也可以皮内缝合皮肤。

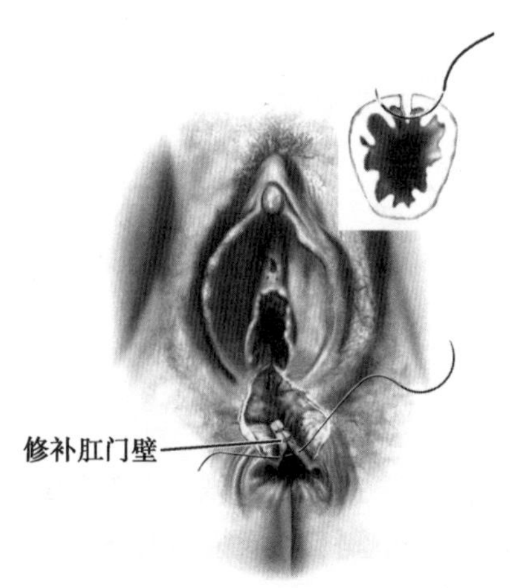

图 3-16 Ⅳ度裂伤的修补

找到伤口的最上端和最下端的边缘，用 2-0 铬肠线间断缝合肛门直肠壁的全层。伤口缝线要无张力。

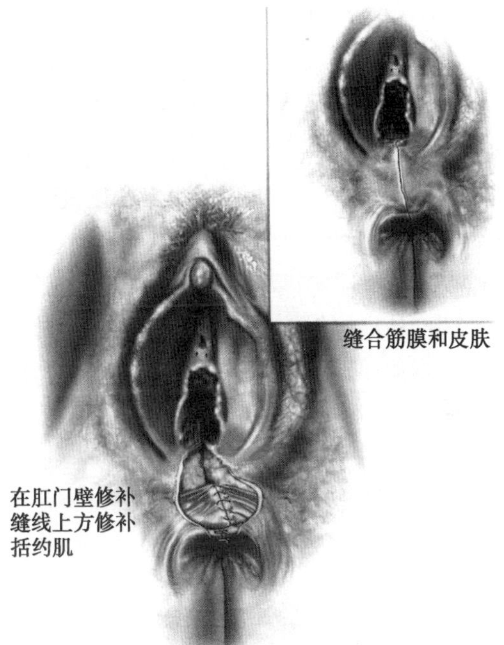

图 3-17　Ⅴ度裂伤的修补

用 3-0 号薇乔线修补外括约肌，注意不要与肛门修补的缝线重叠。

（四）外阴、阴道裂伤的预防

1. **外阴、阴道裂伤的预防**　第二产程中的会阴热敷以及产前、产时的会阴按摩对减少产科裂伤均有较显著效果。可推荐无妊娠合并症或其他高危因素的初产妇于孕 34 周开始，自行或由家属协助在充分外阴清洁和润滑后，每周进行 1~3 次会阴部扩张式按摩，以减少产时的会阴裂伤。

会阴按摩和盆底肌肉训练有助于保护会阴的完整性。会阴按摩为一根或两根手指插入阴道 3~4cm 深，并向下和向左侧施加压力。盆底肌肉训练为每天 2 次，每次 10~15 个持续 5 秒的骨盆底肌肉自主收缩。

2. **会阴切开术的选择及指征**　建议基于临床判断进行

选择性会阴切开，推荐会阴侧切术。

(1) 会阴保护措施包括：①左手控制胎头下降速度；②右手进行会阴保护；③产妇在胎头着冠时切忌用力；④根据危险人群考虑会阴侧切。

(2) 会阴侧切：对于器械助产的患者来说，会阴侧切可能有助于预防Ⅲ、Ⅳ度的会阴裂伤。

(五) 外阴、阴道裂伤后再次妊娠分娩方式选择

既往发生 OASIS 的孕妇再次分娩发生括约肌损伤的风险较正常孕妇增加，但绝对风险很低。以下情况可选择剖宫产终止妊娠：前次分娩后出现肛门失禁，伤口感染或伤口需要再次修复等并发症；肛门压力测值偏低；肛门内超声提示肛门括约肌缺损，或孕妇受到精神创伤，要求剖宫产。

【宫颈裂伤】

对胎儿娩出后，胎盘尚未剥离即有鲜血流出，或在胎盘娩出后，子宫收缩良好，阴道仍持续流血不止、色鲜者，应怀疑有宫颈裂伤。较深的宫颈裂伤可延及阴道穹窿部，阴道上 1/3 段或子宫下段，累及子宫动脉引起大出血或形成阔韧带、后腹膜血肿，损伤严重可导致产后出血甚至危及生命。

损伤部位以 3 点 /9 点为主，多为纵向撕裂。产后应仔细检查宫颈，胎盘娩出后，用两把卵圆钳钳夹宫颈并向下牵拉，从宫颈 12 点处起顺时针检查 1 周。宫颈纵裂较深者伸手入宫腔检查子宫下段有无裂伤。

宫颈裂伤<1cm，且无活动性出血，不需缝合。宫颈裂伤>1cm，且有活动性出血时应给予缝合。缝合时向上必须达子宫颈裂口顶端上 0.5cm，向下只能达宫颈口游离缘上 0.5cm。宫颈裂伤深达穹窿、阔韧带内出现血肿或内出血休克，需开腹探查。对于累及子宫下段的裂伤，必要时开腹缝合。

【外阴、阴道血肿】

对于较小的、未扩大的外阴血肿，常可通过镇痛和敷冰

袋等保守治疗缓解。较大的外阴 / 阴道血肿(直径>4cm)(见文末彩图 3-18),或体格检查或影像学检查发现血肿扩大或者血细胞比容下降,则必须尽快采取手术干预。应在手术室麻醉下及时切开引流,清除血肿。

如果血肿发生在原来的裂伤或会阴切开修补处,应重新拆开原缝合线,结扎活动出血点。在清创缝合外阴血肿时,应从切口底部分层缝合,以充分止血和恢复原解剖关系,关闭死腔。如果是阴道血肿,应在血肿凸向阴道穹窿处作切口,彻底清除血凝块,并仔细检查结扎活动性出血点。由于血肿组织坏死、变脆,手术切开寻找出血血管有时是极其困难的,所以切勿过多地探查血肿腔,寻找出血点,因为这样会加重组织创伤和出血。

在手术过程中应考虑到阴道血肿邻近的解剖,使用电烙术止血,应避免深部或广泛的热损伤。用可吸收缝线对阴道上皮进行连续锁边缝合。在撕裂伤顶端上方打结,每一针均需穿透裂口基底部以免遗留死腔。血肿腔不常规放置引流,临床如遇大的阴道血肿,有学者推荐以大纱条填塞血肿腔,24~48 小时内抽出纱条。严重的阴道血肿术后可以用纱布或球囊(如 Bakri、Sengstaken-Blakemore、直肠球囊导管)填塞阴道并保持 12~24 小时,帮助压迫止血。

外阴或阴道血肿患者术后应留置尿管 12~24 小时,局部冷敷,止痛,并使用广谱抗生素预防生殖道感染。必要时输血。

（韩肖燕）

第八节　常见的胎方位异常

胎方位异常是导致头位难产的首要原因,有胎方位衔接异常如高直位、不均倾位,有内旋转受阻如持续性枕后位及枕横位,胎头姿势异常如胎头仰伸呈前顶先露、额先露及面先露，胎头侧屈呈前不均倾。胎头位置异常使胎头下降受阻，宫颈扩张延缓、停滞，继发宫缩乏力（图 3-19）。

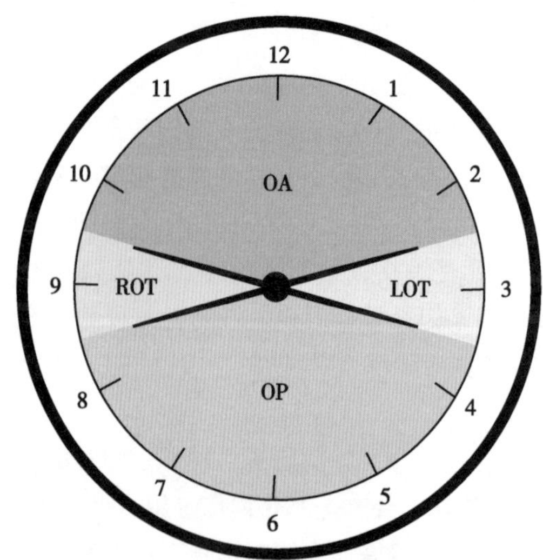

图 3-19　枕位示意图

OA，枕前位；OP，枕后位；ROT，枕右横位；LOT，枕左横位。

一、枕横位

枕横位（occiput transverse，OT）：胎头矢状缝和囟门与母体骨盆横径的成角<15°。分娩时胎儿沿产道下降的过程中，约 80% 的枕横位可向前旋转（内旋转）为枕前位（OA），10%~15% 转为枕后位（OP），其余仍保持枕横位。

【发生机制】持续性枕横位的原因是骨性骨盆限制了向枕前位的旋转，或产力不足。胎头下降停滞是持续性枕横位的主要后果。

【诊断】

1. 临床表现

（1）临产后胎头衔接较晚，易导致宫缩乏力、宫口扩张缓慢及胎头下降停滞。

(2)产妇自觉肛门坠胀和排便感早。

(3)产妇易疲劳：与产妇未至宫口开全即不自觉屏气用力有关。

(4)宫颈水肿，产程进展缓慢。

2. **检查**

(1)指诊检查：产时诊断枕横位一般基于经阴道指诊的发现，即在骨盆横径上触及胎儿矢状缝和囟门。胎儿的一只耳朵在耻骨联合下触及，另一只耳朵在骶骨/尾骨上方向触及。

(2)超声诊断：关键诊断性特征是胎儿眼眶的位置，一个眼眶在前，另一个在后。如果双眼眶都在母体左侧，则为右枕横位(ROT)。如果双眼眶都在母体右侧，则为左枕横位(LOT)。

【处理】

1. **胎头下降**　胎头持续下降的枕横位，建议采用期待治疗。如果存在子宫收缩乏力，应使用缩宫素加强宫缩。

2. **胎头未下降**

(1)手指/手法旋转：在确诊阻滞时尽快尝试手法旋转，因为在胎头明显嵌顿之前尝试的成功率更高。如果医生具备相关专业技术且患者同意操作，可尝试手法旋转。操作者用手抓住胎头，将示指和中指的指尖沿人字缝放置，推动胎头至中骨盆并使之俯屈，在宫缩间期旋转，从而将其旋转为枕前位。手法旋转时，操作者将拇指和其他手指置于顶骨来抓住胎头，然后旋转整个手掌，手法旋转的成功率略高于手指旋转。旋转后，需固定胎头位置持续几次宫缩，以防止其转回枕横位(图3-20、图3-21)。

(2)剖宫产术：如果医生不具备手法旋转的专业技能，或患者不愿接受旋转干预或尝试旋转失败，行剖宫产。

(3)胎头吸引术：如经产妇先露 S^{+2} 位或以下发生停滞且患者同意，可在剖宫产前尝试胎头吸引术。胎头吸引术可能引起胎头自动旋转，从而实现分娩。

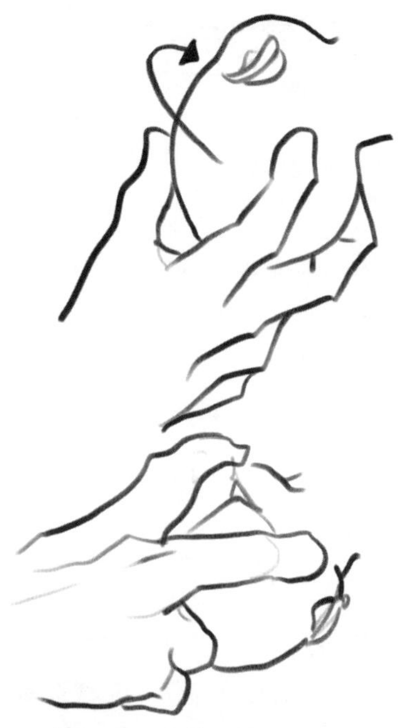

图 3-20　手指法转胎头术

(4)产钳旋转术：对于先露 S^{+2} 或以下胎儿，若医生具备相关专业技能，且患者同意操作，可在手法旋转失败后尝试产钳旋转。在先露较高的枕横位中，由于母胎发生并发症的风险较高，所以通常禁用产钳旋转术。

二、枕后位

枕后位(occiput posterior，OP)：在临产前和临产早期，15%~50% 的足月头先露胎儿是枕后位，但在分娩时枕后位仅占 5%，因为多数枕后位胎儿在产程中自动旋转为枕前位。某些持续性枕后位可能是由于母亲为男型骨盆。

【发生机制】多见于男型骨盆与类人猿型骨盆入口平面前半部较狭窄，后半部较宽，这两种类型的骨盆多伴有中骨盆狭窄，阻碍胎头内旋转，容易发生持续性枕后位。

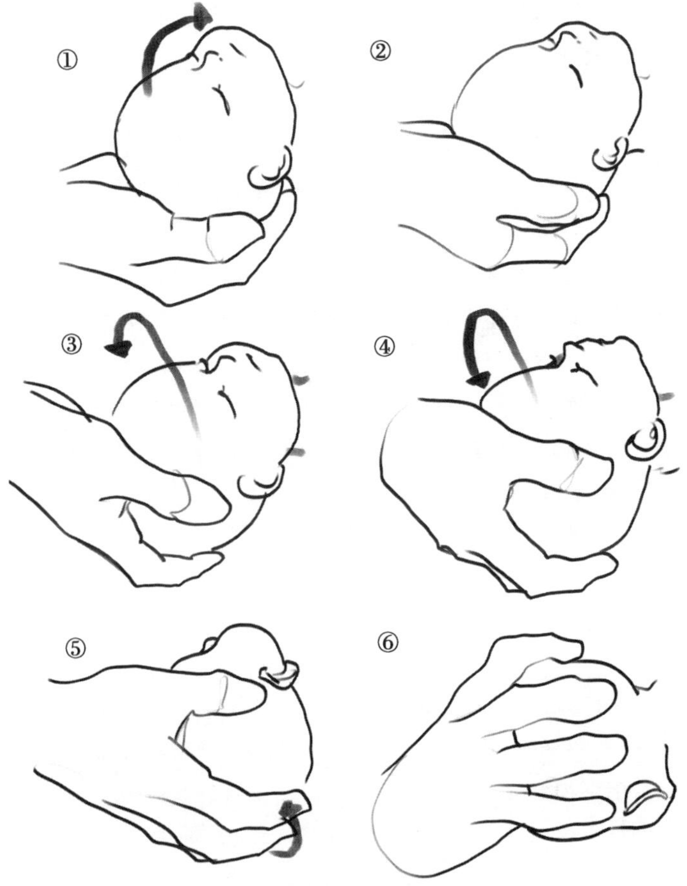

图 3-21　手掌法手转胎头术

【母儿风险】

1. **母体**　由于枕后位会延长产程，枕后位产妇更有可能接受干预以加速产程；以及剖宫产术中切口延裂；第一产程或第二产程延长的潜在后果包括产后出血、绒毛膜羊膜炎和产后子宫内膜炎；生殖道损伤、肛门括约肌损伤、产钳或吸引器助产失败。

2. **胎儿、新生儿**　导致第二产程胎头下降延缓甚至停滞，若未及时处理会导致第二产程延长；新生儿酸血症、羊水胎粪污染、入住新生儿重症监护病房率、臂丛神经损伤增加。

【诊断】

1. **临床表现**

(1) 枕后位衔接导致胎头俯屈不良及下降缓慢，宫颈不能有效扩张及反射性刺激内源性缩宫素释放，易致协调性宫缩乏力，第二产程延长。

(2) 由于胎儿枕部压迫直肠，产妇自觉肛门坠胀及排便感，宫口尚未开全时过早使用腹压，宫颈前唇水肿，使胎头下降延缓或停滞，产程延长。

2. **检查**　第二产程时，经阴道指检发现胎儿额缝和冠状缝以及前囟在母体骨盆前方。如果诊断不确定，可用超声检查准确识别胎头位置。

【处理】

1. **观察**　产前、第一产程或第二产程早期诊断的枕后位无需采取旋转胎儿的干预措施，通常会自动旋转为枕前位。

2. **分娩体位**　整个产程主张自由体位，鼓励产妇选择最舒适的体位待产、分娩。告知产妇直立位，包括坐位、蹲位、跪立位，适当的步行、运动、骨盆摇摆及腰骶部按摩在第二产程仍适用。但目前有数据不支持母亲运动和调整体位，并不会增加自动旋转率。

3. **处理宫颈水肿**　经常变换体位可以减少持续存在的宫颈前唇或减轻宫颈水肿，可鼓励产妇自由选择舒服的体位或采用开放式膝胸卧位及类似的体位。在活跃期距离分娩2小时以上可以使用地西泮，或者间苯三酚120mg静脉推注（潜伏期）、80mg静脉推注（活跃期）、宫颈封闭40~80mg宫颈注射。

4. 对于第二产程延长并且临床上骨盆足够旋转的女性，建议手法旋转至枕前位而不是给予期待治疗，这时行手法旋转有很高的成功率，可增加阴道分娩的可能性，并且发生母亲和胎儿并发症的风险较低。

5. 如果旋转未成功，产妇持续向下用力并且根据产程进展和胎儿情况选择后续干预。如果发生先露下降停滞或胎心异常需要尽快分娩，胎儿颅骨最低点超过坐骨棘≥2cm，估计胎儿体重<4 000g，并且在胎儿枕部与母亲骶骨/尾骨之间有足够空间，则尝试枕后位阴道分娩。如果没有安全进行阴道助产的条件，需行剖宫产。

三、前不均倾位

枕横位入盆的胎儿以前顶骨先入盆的发生异常胎位称为前不均倾位（anterior asynclitism）。发生率为0.5%~0.8%，与产妇腹壁松弛、骨盆倾斜度过大使胎儿身体向前倾斜相关。若枕横位时胎头侧屈以后顶骨入盆，为后不均倾。

【母儿风险】

前不均倾位常可导致胎头下降受阻，软产道受挤压水肿、缺血，宫口扩张延缓、停滞，致使产程延长，新生儿窒息、颅内出血，产后出血及感染等风险增加。

【诊断】

前不均倾位时发生产程异常，主要表现为胎头迟迟不能衔接，或者衔接后很难下降。由于前顶骨入盆落于耻骨联合后，压迫膀胱，表现为宫口开大仅有3~5cm时出现产妇排尿困难，尿潴留。

阴道检查是诊断的关键，阴道检查时会发现宫颈水肿（尤其是前唇）且产瘤位于前顶骨上，可感到胎头前顶骨紧嵌于耻骨联合之后，后半骨盆空虚，胎头的矢状缝与骨盆横径一致，明显偏后接近骶岬，随着产程的进展，矢状缝逐渐移向骶岬。

【处理】

1. 早期诊断后，及时处理，一旦确诊前不均倾位，除胎儿极小、宫缩强，且骨盆足够大者可以短时间试产外，其余均应及时行剖宫产结束分娩。

2. 剖宫产切开子宫下段时，应上推胎肩，谨防胎儿前臂从切口脱出阻碍胎头娩出。

四、横位

横产式指一种胎先露方式，胎儿纵轴与子宫纵轴垂直。横产式的两种构型如下：胎儿脊柱弯曲弧度向上（又称“背朝上”或背侧朝上），这种情况下胎儿较小的身体部分和脐带位于宫颈；胎儿脊柱弯曲弧度向下（又称“背朝下”或背侧朝下）（图 3-22）。

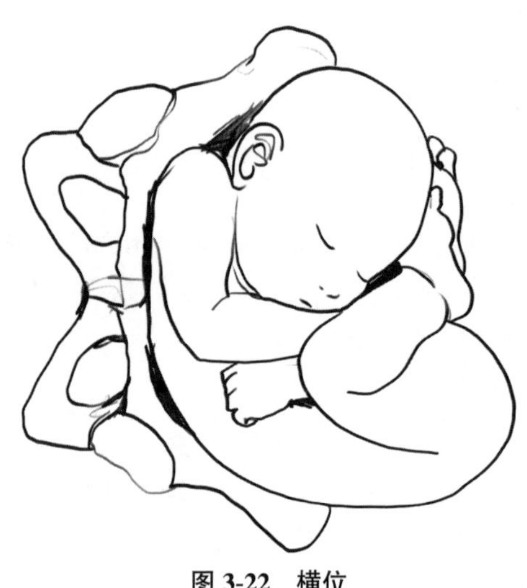

图 3-22 横位

【横位的管理】

1. **胎膜完整**

⑴ 分娩发动之前：若在分娩发动前诊断为单胎妊娠横产式且没有经阴道分娩的禁忌证，则在妊娠约 37 周时采用外倒转术（external cephalic version，ECV）。如果在尝试 ECV 期间出现并发症，应行紧急剖宫产。

⑵ 如果 ECV 操作成功但复发非纵产式（即横产式、斜产式），则在妊娠 38~39 周时再次尝试 ECV。如成功，则引产。

(3)若 ECV 失败或再次 ECV 失败,则在妊娠 39^{+0}~39^{+6} 周行剖宫产。若发现脐带先露,应考虑足月剖宫产,因为破膜时易发生脐带脱垂。

2. 胎膜破裂

(1)若孕龄>34 周,考虑到脐带脱垂的风险增加,若有条件立即实施剖宫产。

(2)孕龄 28~34 周,建议给皮质类固醇治疗,并持续 48 小时监测母亲及胎儿,有临床指征时(如感染征象、胎心监护图形异常)采取干预措施。

【手术要点】

大多数横产式胎儿需要剖宫产。需要考虑的重要因素包括:胎盘和脐带的位置、胎龄和生存力、是否已分娩发动或胎膜破裂,以及处于横产式的胎儿是否是双胎中的第二胎。

1. 若剖宫产时胎儿呈背侧向上的横产式,则作子宫低位弧形横切口,并进行足式臀位取胎。

2. 若剖宫产时胎儿呈背侧向下的横产式,胎膜完整的情况下,在行子宫切开术之前采用腹腔内胎儿倒转术将横产式转为臀先露,然后切开子宫采用足式臀位取胎,若失败可以尝试宫内倒转术用足式臀位取胎或者胎儿较大取 T 口抓足或者引导头到扩大的切口。

3. 如果在孕龄很小时(胎儿在宫外不能存活或胎儿已死)发动分娩且已排除胎盘前置,可尝试阴道分娩,已塌陷的小胎儿身体常可通过产道。

(杨　桦)

第九节　阴道助产

一、产钳助产术

【分类】(表 3-4)

表 3-4　分类

出口产钳	①不需要分开阴唇即可见到胎儿头皮 ②胎儿颅骨骨质部最低点已达到骨盆底 ③胎头达到会阴体部 ④矢状缝位于骨盆前后径上 ⑤胎头旋转不超过 45°,旋转至枕前位或枕后位均可实施
低位产钳	①胎头颅骨骨质部最低点位于 +2cm 或以下,但未达骨盆底 ②胎方位应旋转至枕前位,包括旋转 ≤ 45° 至枕前位或枕后位,以及旋转 ≥ 45° 至枕前位
中位产钳	①胎儿颅骨骨质部最低点在 +2cm 以上,但在坐骨棘以下 ②胎方位应旋转至枕前位,包括旋转 ≤ 45° 至枕前位或枕后位,以及旋转 ≥ 45° 至枕前位 中位产钳风险较大,紧急情况下使用
高位产钳已经废弃	

胎先露位置如图 3-23 所示。

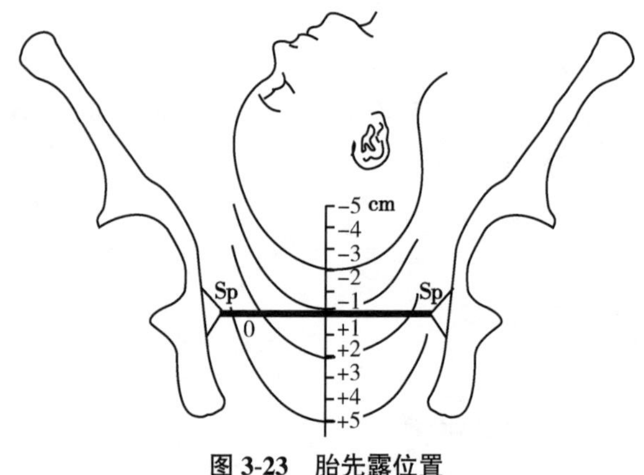

图 3-23　胎先露位置

（Sp：坐骨棘）

【适应证及禁忌证】

1. **适应证**

(1)孕妇有合并症及并发症,如心脏病、哮喘、急性慢性肺部疾病或其他引致肺功能减退的疾病等需缩短第二产程。

(2)第二产程延长。

(3)胎儿窘迫。

(4)剖宫产胎头娩出困难者、臀位后出头困难者。

(5)胎头吸引术失败,经检查可行产钳助产者。

(6)早产第二产程需要助产时。

2. **禁忌证**

(1)骨盆狭窄或头盆不称。

(2)颏后位、额先露、高直位或前不均倾等其他异常胎位。

(3)严重胎儿窘迫,估计产钳术不能立即结束分娩者。

(4)宫口未开全。

3. **操作步骤**

(1)确认抢救新生儿人员、窒息药物、用品准备到位。

(2)取膀胱截石位,常规消毒外阴,导尿。

(3)阴道检查确定宫口已开全、囟门位置、产瘤大小、胎方位、先露位置,再次排除头盆不称。

(4)开放静脉通道,检查产钳,涂以滑润剂,行会阴侧切术。

(5)放置产钳左叶,左手以握笔方式握左叶钳柄,钳叶垂直向下,右手伸入胎头与阴道壁之间做引导,使左叶产钳沿右手掌慢慢进入胎头与阴道壁之间,直至到达胎头左侧顶部,钳叶与钳柄在同一水平位,将左钳柄交助手握住并保持原位不变。

(6)放置产钳右叶,右手垂直握右钳柄如前,以左手伸入阴道后壁与胎头之间引导右钳叶缓慢滑向胎头右侧方到达与左侧对称位置。

(7)合拢钳柄,两个产钳放置在正确位置后,左右产钳锁扣对合，左右钳柄内面自然对合。

(8)检查钳叶位置，检查钳叶与胎头之间有无宫颈组织。

(9)扣合锁扣，阵发性子宫收缩时指导产妇屏气，保护会阴，向外向下牵引胎头；先露部拨露时，逐渐将钳柄向上，使胎头逐渐仰伸而娩出。

(10)胎头双顶径露出会阴口时，按照放置产钳相反方向先取出右叶产钳，再取出左叶产钳，后娩出胎体。

(11)胎盘娩出后，查看宫颈、阴道有无撕裂伤及会阴切口，逐层缝合(图 3-24、图 3-25，视频 3-4)。

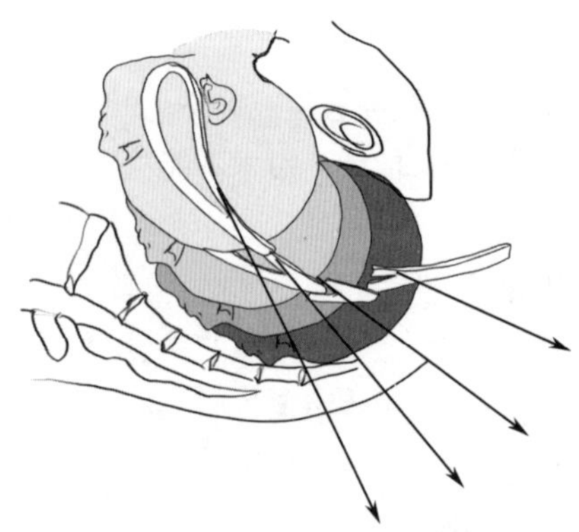

图 3-24　作用力的方向随胎头下降而变化

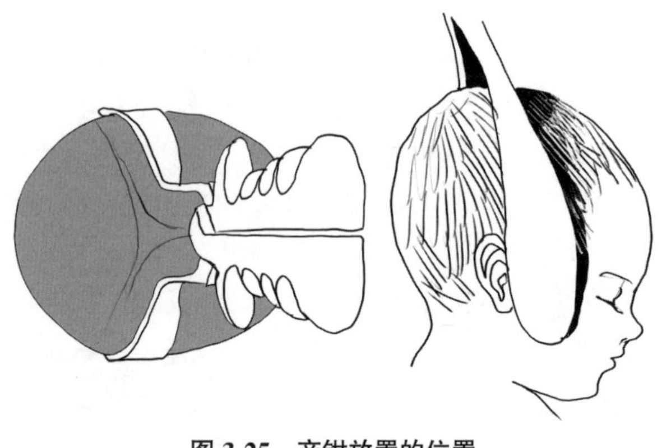

图 3-25　产钳放置的位置

视频 3-4　产钳助产术

二、胎头吸引术

【适应证及禁忌证】(表 3-5)

表 3-5　胎头吸引术的适应证及禁忌证

适应证	(1)因持续性枕横位或枕后位、宫缩乏力致第二产程延长者 (2)母体有严重合并症需要缩短第二产程者 (3)有剖宫产史或子宫手术史,不宜在分娩时增加腹压、用力屏气者 (4)轻度头盆不称,胎头内旋转受阻者 (5)胎儿窘迫
禁忌证	(1)胎儿不宜从产道分娩者,如严重的头盆不称、产道畸形、产道阻塞,宫颈癌、子宫脱垂手术后、尿瘘修补术后等 (2)异常胎位颜面位、额位、横位 (3)臀位后出头 (4)胎头未衔接 (5)胎膜未破 (6)巨大胎儿 (7)极早早产,怀疑胎儿凝血功能异常

【操作步骤】

1. 常用胎头吸引器方法

(1)确认抢救新生儿人员、药物、用品准备到位。

(2)膀胱截石位,常规消毒外阴、毒巾、导尿。

(3)再次阴道检查,确定宫口情况,囟门位置和产瘤大小、胎方位及先露位置,再次排除禁忌证。

(4)检查吸引器有否损坏、漏气,橡皮套有否松动,接橡皮接管至吸引器空心管柄上,并涂以滑润剂。

(5)开放静脉通道,行双侧阴部神经阻滞麻醉,可行会阴侧切术。

(6)放置吸引器,吸引器大端外涂以润滑油,用左手分开两侧小阴唇,暴露阴道口,以中、示指掌侧向下,撑开阴道后壁,右手持吸引器将大端下缘向下压入阴道后壁前方。随后左手中指、示指掌侧向上,撑开阴道右侧壁,使吸引器大端右侧缘滑入阴道内,继而右手指转向上,提拉阴道前壁,将吸引器大端上缘滑入阴道内。最后以右手示指撑开阴道左侧壁,使吸引器大端完全滑入阴道内并与胎头顶部紧贴。放置时胎头吸引器的中心应位于胎头的“俯屈点”。胎头俯屈点是指矢状缝上,后囟前方二横指(约3m)处。胎头吸引器的中心应位于这个俯屈点上,在牵引时才能让胎头更好地俯屈并沿骨盆轴方向娩出。将吸引器放置在正确的俯屈正中点,头皮损伤的概率最小。

(7)检查吸引器,一手扶持吸引器并稍向内推压,另一手示、中指伸入阴道沿吸引器大端口与胎头衔接处摸一周,以排除有阴道组织或宫颈组织嵌入。同时调整吸引器小端的两柄方向与矢状缝相一致,以作为旋转胎头的标记。

(8)在2~3分钟内逐渐缓慢形成所需负压,使胎头在由小到大的负压作用下,逐渐形成一个“产瘤”。如用电动吸引器抽气法,将吸引器牵引柄气管上的橡皮接管与吸引器的橡皮接管相接,然后开动吸引器抽气,所需负压为300~500mmHg。

(9)牵引与旋转吸引器牵引前应轻轻地、缓慢适当地用力试牵,了解牵引器与胎头是否衔接或漏气。然后根据先露所在平面,以握式或拉式循产道轴方向在宫缩时进行牵引,宫缩间歇期停止牵引。以枕左横位胎头位于坐骨棘水平为例,先向下向外稍向逆时针方向旋转牵引,先露部到达会阴部时则向外牵引,双顶着冠时则逐渐向上牵引,直至双顶径娩出。用力不能太大,牵力不超过3kg。持续性枕后位最好用手旋转至枕前位后施行吸引术。

(10)取下胎头吸引器，胎头娩出后、卸下橡皮管或放开夹橡皮管的血管钳，取下吸引器。

(11)胎儿、胎盘娩出后，依次检查宫颈、阴道有无裂伤及会阴切口，逐层缝合。

整个实施过程中负压形成不宜过快过大，吸引时间以不超过10分钟为佳，如滑脱则要再次仔细检查，经检查无明显禁忌证者，可二次重新放置吸引器，一般不超过2次，否则应改用产钳或剖宫产结束。

2. Kiwi **胎头吸引器使用方法**　取膀胱截石位，导尿排空膀胱，再次行阴道检查，排除头盆不称并确定宫口已开全，确定胎方位及胎先露的高低。消毒液状石蜡润滑吸杯，将其放置于胎头俯屈点，并检查吸杯内有无嵌顿其他软组织，确定无其他软组织嵌顿后使用手动真空泵，将压力调至39.9~66.5kPa，宫缩时，主力手沿骨盆轴方向持续地、缓慢地牵拉真空泵手柄，另一只手轻轻固定吸引杯，直至胎头娩出(图3-26，视频3-5)。

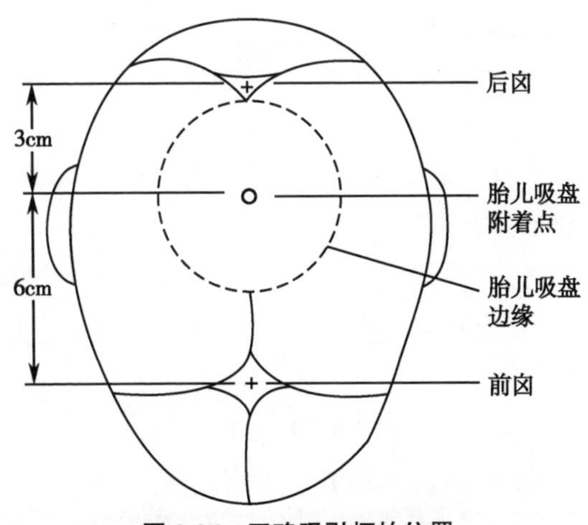

图3-26　正确吸引杯的位置

沿矢状缝，距离前囟6cm，距离后囟3cm。

视频 3-5　胎头吸引术

（杨　桦）

第十节　子宫下段剖宫产术

【术前评估及术前准备】

1. 了解胎儿宫内情况，如胎方位、胎儿大小、胎位、胎盘位置，先露高低及有无手术适应证和禁忌证，有无内科合并症及并发症。

2. 择期手术前禁食>6 小时，禁饮水>4 小时，备皮，备血，做好新生儿复苏及抢救准备。

3. 术前常规检查血、尿常规，血型鉴定及凝血功能检查，必要时根据患者的具体情况行心电图，肝、肾功能等生化检查。

【手术适应证】

1. 胎位异常、横位无法矫正、胎儿畸形、初产妇臀位胎儿体重估计超过 3 500g 者。

2. 绝对骨盆狭窄、胎儿过大者或相对头盆不称者。

3. 极低体重儿（<1 500g）。

4. 合并内外科疾病危及生命、需抢救胎儿者，或母亲有其他严重疾病不宜继续妊娠而短期内又无法经阴道分娩者。

5. 胎儿窘迫需尽快娩出胎儿者。

6. 宫口未开全而脐带脱出。

7. 两次以上胎、婴儿死亡和不良产史。

8. 如产妇血小板减少，就有胎儿血小板减少可能，经阴道分娩可能引起新生儿颅内出血。

9. 完全性或者部分性前置胎盘、中重度胎盘早剥。

10. 其他，如瘢痕子宫、软产道梗阻、软产道特殊感染等。

【手术禁忌证】

1. 胎死宫内者不建议行剖宫产，但若胎儿过大或阴道流血量大，如前置胎盘、胎盘早剥需要积极手术。

2. 胎儿畸形者不建议行剖宫产，除胎儿畸形阴道分娩有困难者（如连体双胎等）。

3. 产妇合并严重的内、外科疾病，暂时不能耐受手术者，应进行积极有效治疗，待病情好转后再行手术。

4. 严重胎儿窘迫，胎心持续下降到 70 次 /min 以下，剖宫产应慎重，应知情告知胎儿可能在剖宫产过程中胎死宫内或死产，麻醉后常规听胎心。

【手术关键点】

1. 腹部切口采取皮肤横切口（Pfannenstiel 或 Joel-Cohen 形切口），与中线纵切口相比，横切口更美观，且可能会减少术后疼痛并增加伤口强度。

2. 锐性或钝性延长筋膜切口。

3. 保持腹直肌完整，这可提高短期腹部肌力。

4. 手指钝性打开腹膜，以尽量不误伤肠道、膀胱或其他可能粘连在腹膜下表面的器官。

5. 作子宫切口时，建议大多数采用低位横切口，出血较少，游离膀胱的需求更少，切口更易对合，子宫在未来妊娠中破裂的风险更小。但在某些情况下优选子宫低位纵切口，例如子宫下段形成不良或子宫下段病变。胎儿很大时（例如，异乎寻常的巨大儿），横切口很可能会延伸到伤及子宫血管的程度，可能需要作 T 或 J 形切口延伸来取出胎儿，此时也优选子宫低位纵切口。

6. 建议钝性而非锐性扩大子宫切口，钝性扩大切口速度快且误伤胎儿的风险较小，还有可能减少失血和切口延伸。

7. 推荐让胎盘自发剥离，而非人工剥离。胎盘自发剥离时的子宫内膜炎和出血发生率较低。

8. 取出子宫缝合或子宫原位缝合均可，具体取决于个人偏好和临床情况。

9. 若剖宫产患者考虑在未来的分娩中阴道试产，建议关闭子宫时采用双层缝合而非单层缝合。

10. 若患者已接受标准的抗生素预防性治疗，腹部冲洗可能不会进一步降低感染性并发症的发生率，伤口冲洗也不太可能有益处。

11. 不推荐常规皮下引流，不会降低血肿、感染或伤口破裂的发生率。

【横位剖宫产术的要点】

1. **背侧朝上(背朝上)横产式**　对于子宫下段发育良好且胎儿为背朝上横产式，建议使用弧形切口进行低位子宫横切，降低切口延伸至阔韧带的风险。术者站在胎头同侧，随后尝试抓住胎儿足部并进行足式臀位取胎。若遇到困难，则作一纵切口，形成倒 T 形切口(图 3-27、图 3-28)。

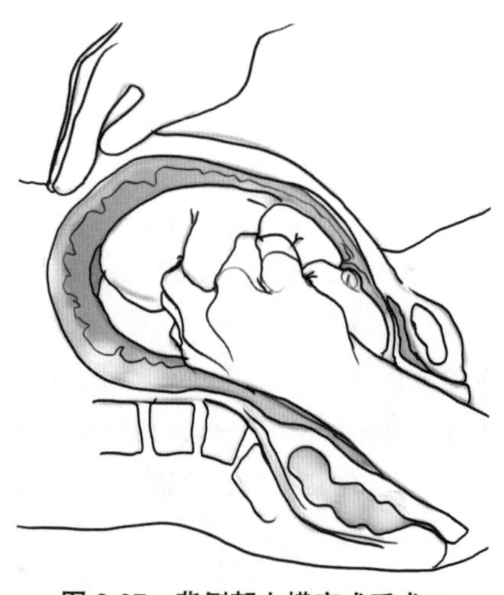

图 3-27　背侧朝上横产式手术 1

找到胎儿足部。

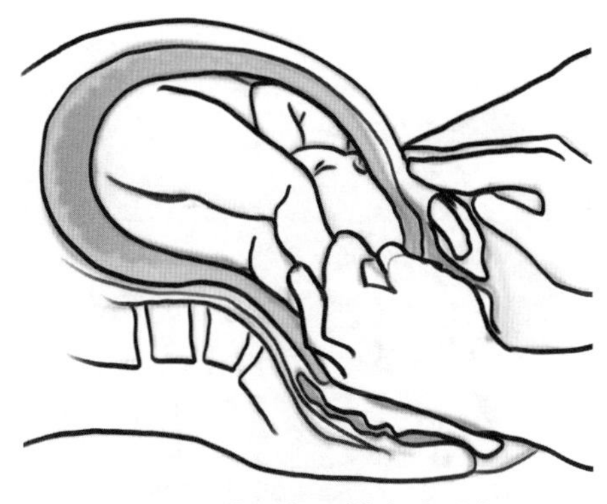

图 3-28　背侧朝上横产式手术 2

牵拉胎儿足部至切口处。

2. **背侧朝下(背朝下)横产式**　由于难以抓住胎足,背侧朝下横产式比背朝上的横产式更难分娩。若胎膜完整,则在行子宫切开术之前,采用腹腔内胎儿倒转术将横产式转为头先露或臀先露,经子宫下段横切口取出胎儿。若失败则行内倒转术,以头位或者牵引胎足取出胎儿。一些专家推荐对背朝下横产式采用子宫纵切口,如果胎儿较大,尤其是胎膜破裂且胎肩卡在产道中,可能需要作经典切口(图 3-29、图 3-30)。

【其他形式剖宫产】

1. **腹膜外剖宫产术**　旨在降低腹膜内感染的风险。腹膜外手术要求医生深入了解筋膜平面与膀胱和子宫下段之间的解剖关系。理论上,腹膜腔不暴露于血液、羊水、胎儿皮脂和机械刺激可能会减少恶心和呕吐、术后疼痛、排尿障碍及剖宫产的其他副作用和并发症。对于子宫下段与腹膜之间有致密粘连者,腹膜外手术可能有益。

2. **古典剖宫产**　延伸到子宫上段/宫底的纵切口称为经典纵切口,在切口延伸到或接近圆韧带止点水平时,视为经典纵切口。因再次妊娠时的子宫裂开/破裂概率(4%~9%)大于低位横切口(0.2%~1.5%),一般不选择这种切口。子宫纵切口的指征包括:子宫下段形成不良且预计需要较多宫内操作

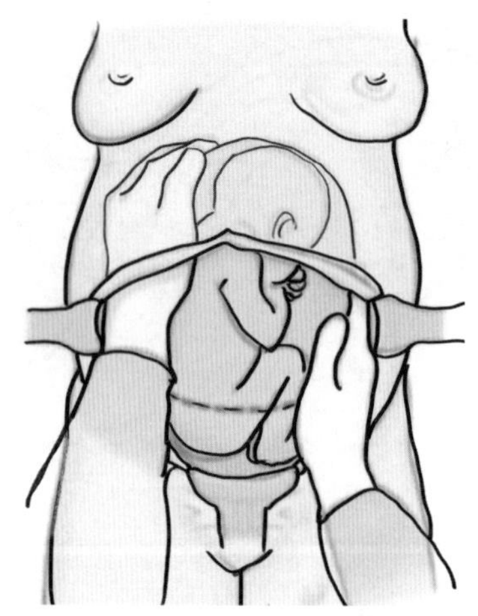

图 3-29　背侧朝下横产式手术 1
腹腔内胎儿倒转术将横产式转为头先露或臀先露。

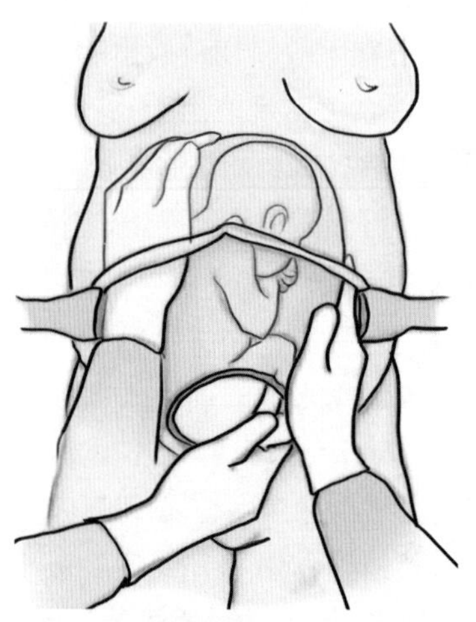

图 3-30　背侧朝下横产式手术 2
助手固定，牵拉足或娩头。

（例如，极早产臀先露、背侧向下的横产式）；因子宫下段病变而不能作横切口（例如，大子宫肌瘤、前壁的前置胎盘或胎盘植入）；致密粘连的膀胱；分娩的胎儿很大，此时横切口很可能需要延伸到伤及子宫血管的程度，或者需要作 T 或 J 形切口来取出胎儿。

【娩头困难的处理】

1. 胎头深陷

⑴调整体位，使头低臀高：此法适用于深陷的胎头与骨盆壁之间可以容下术者四指时，术者使右臂与子宫的长轴平行，以利右手四指插入胎头与骨盆之间，等待宫缩间歇期持续缓慢斜向上的力量使胎头逐渐移动至子宫切口处。

⑵上推胎肩法：切口下是胎儿的肩部，此法适用于深陷的胎头与骨盆壁之间难以容下术者四指时。术者先用双手示指和中指分置左右肩、以持续向斜上的力量上拉胎肩，使胎头从盆腔脱出至切口水平，同样持续用力时间也可以达到 1 分钟以上，胎儿多会在宫缩间歇期向上松动，接着以常规方法娩出胎儿。

⑶阴道内上推胎头法：估计出头困难者、术前外阴阴道消毒，在切开子宫前，台下助手应作好上推胎头的准备。若遇术中确实困难者，可让台下助手用手指持续向上用力推动胎头，胎头松动后台上娩出胎儿。

⑷使用单叶产钳：若术者对产钳操作比较熟练也可用单叶产钳助产，用剖宫产出头产钳插入胎头下方，持续缓慢用力逐渐将胎头撬出切口，避免子宫下段的严重撕裂。

2. 胎头高浮

⑴通常的处理方法：需在切开子宫前有所预估，适当把子宫下段切口位置取高一些，切开子宫后尽可能待羊水流净后，助手先在宫底施加一定的持续性推力，使胎头下降至切口下方后，再进手取胎头。

⑵双叶产钳助产：放置在耳前的位置，缓慢牵拉。

⑶对于胎儿过小的胎头高浮，术者也可以用手进宫腔、抓取胎儿足部行内倒转后以臀位娩出胎儿，胎儿越小成功可能性越大，对于胎儿偏大者不宜用此法。

3. 剖宫产术中的特殊情况及处理

(1) Bandl 环：Bandl 环是难产导致在较厚的子宫上段收缩部分与较薄子宫下段之间形成的病理性缩窄。这种情况罕见，常因第二产程延长而导致剖宫产。在剖宫手术中可见子宫上段和下段由横向增厚的肌肉带分开。Bandl 环可能阻碍胎头或胎儿肩膀通过，使剖宫产时难以取出胎儿。胎儿难以取出时，静脉应用硝酸甘油可能松弛子宫。也有穿过 Bandl 环行子宫肌层纵切口的推荐，但仅切开 Bandl 环可能并不能降低分娩的难度。

(2) 输卵管绝育术：剖宫产时可行绝育术。

(3) 附件包块：剖宫产时需切除疑似恶性病变的附件包块，并送冷冻切片病理检查。

(4) 阑尾切除术：推荐不要在剖宫产手术中进行择期阑尾切除术，会延长手术时间，且没有证据明确表明该法有益。若很有可能需要随后再接受阑尾炎手术，如可触及肠石、阑尾外观异常或是有盆腔痛，则应考虑在剖宫产时行择期阑尾切除术。

(5) 疝修补术：尽管已有同时行剖宫产和疝修补术的报道，但计划性疝修补术一般应至少在产后推迟 4 周，以便松弛的腹壁恢复到基础状态（图 3-31~ 图 3-35，视频 3-6）。

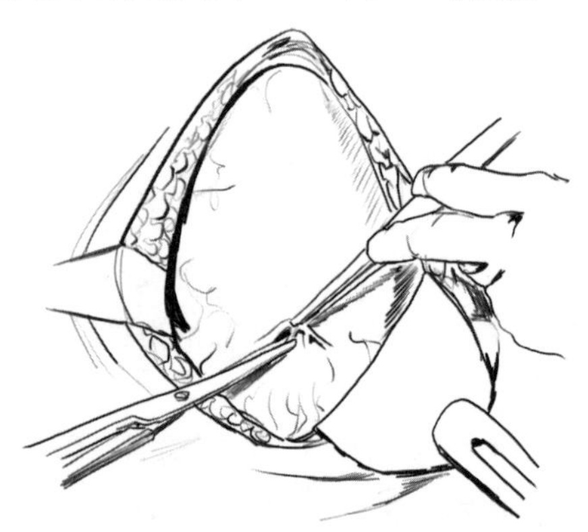

图 3-31 剖宫产手术步骤 1

拉疏松的膀胱腹膜反折，向两侧剪开。

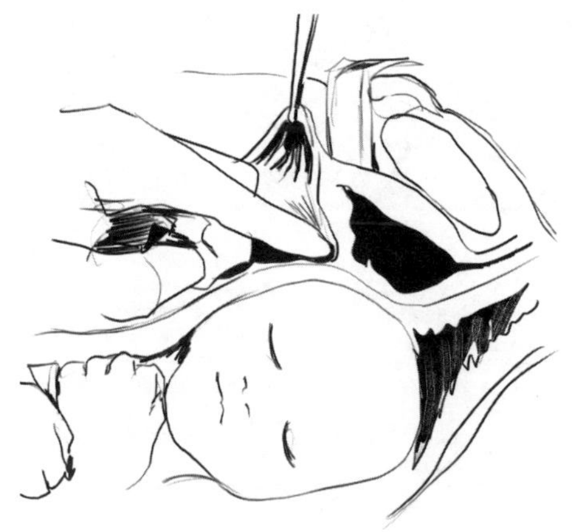

图 3-32 剖宫产手术步骤 2

钝性分离膀胱，暴露子宫下段。

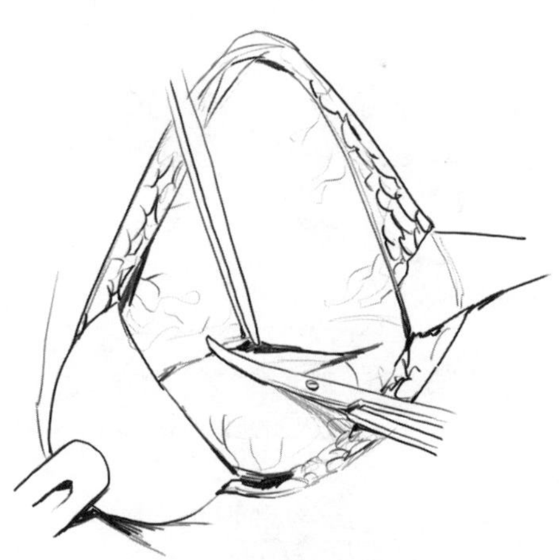

图 3-33 剖宫产手术步骤 3

小心切开子宫肌层避免损伤胎头。

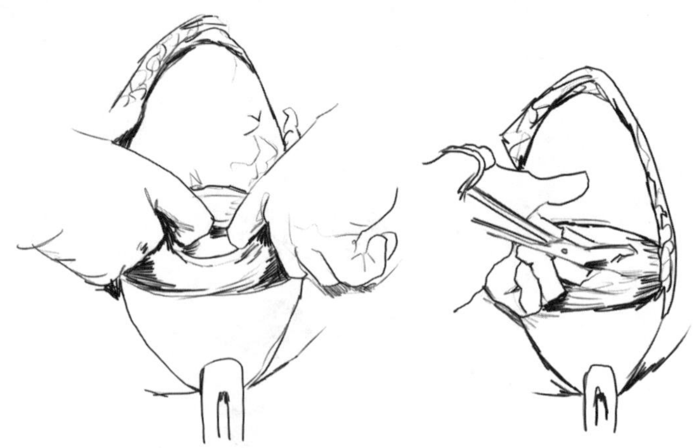

图 3-34 剖宫产手术步骤 4

进入宫腔后用手指或剪刀向两侧延长。

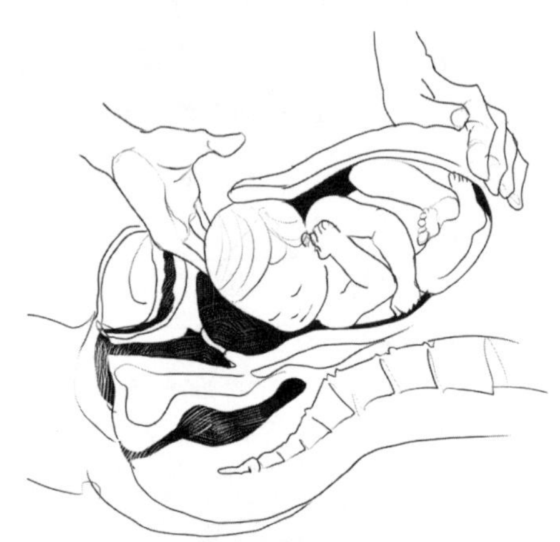

图 3-35 剖宫产手术步骤 5

娩出胎儿。

视频 3-6 子宫下段剖宫产术

（杨 桦）

第四章

妊娠合并症及并发症

第一节 妊娠期高血压疾病

妊娠期高血压疾病是产科常见并发症，严重威胁母儿生命安全，目前仍然是世界范围内孕产妇死亡的主要原因之一。

【分类】（表 4-1）

表 4-1 妊娠期高血压疾病的分类

妊娠期高血压	1. 妊娠 20 周后首次出现高血压，收缩压≥140mmHg 和 / 或舒张压≥90mmHg；尿蛋白检测阴性 2. 收缩压≥160mmHg 和 / 或舒张压≥110mmHg 为重度妊娠期高血压 3. 妊娠期高血压于产后 12 周内恢复正常
子痫前期	妊娠 20 周后孕妇出现收缩压≥140mmHg 和 / 或舒张压≥90mmHg，伴有下列任意 1 项： 1. 尿蛋白定量≥0.3g/24h，或尿蛋白 / 肌酐比值≥0.3，或随机尿蛋白≥(+) 2. 无蛋白尿但伴有以下任何 1 种器官或系统受累： (1)心、肺、肝、肾等重要器官 (2)血液系统、消化系统、神经系统的异常改变 (3)胎盘、胎儿受到累及等 3. 子痫前期也可发生在产后
子痫	子痫前期基础上发生不能用其他原因解释的强直性抽搐
妊娠合并慢性高血压	孕妇存在各种原因的继发性或原发性高血压，各种慢性高血压的病因、病程和病情表现不一，如：孕妇既往存在高血压或在妊娠 20 周前发现收缩压≥140mmHg 和 / 或舒张压≥90mmHg，妊娠期无明显加重或表现为急性严重高血压；或妊娠 20 周后首次发现高血压但持续到产后 12 周以后

续表

慢性高血压伴发子痫前期	慢性高血压孕妇妊娠 20 周前无蛋白尿，妊娠 20 周后出现尿蛋白定量 ≥ 0.3g/24h 或随机尿蛋白 ≥（+），清洁中段尿并排除尿少、尿比重增高时的混淆；或妊娠 20 周前有蛋白尿，妊娠 20 周后尿蛋白量明显增加；或出现血压进一步升高等上述重度子痫前期的任何 1 项表现

【重度子痫前期的诊断】

子痫前期孕妇出现下述任何一项表现为重度子痫前期：

1. 血压持续升高不可控制，收缩压 ≥ 160mmHg 和 / 或舒张压 ≥ 110mmHg。

2. 持续性头痛、视觉障碍或其他中枢神经系统异常表现。

3. 持续性上腹部疼痛及肝包膜下血肿或肝破裂表现。

4. 转氨酶水平异常，血丙氨酸转氨酶（alanine aminotransferase，ALT）或天冬氨酸转氨酶（aspartate amino transferase，AST）水平升高。

5. 肾功能受损，尿蛋白定量>2.0g/24h；少尿（24h 尿量<400ml，或每小时尿量<17ml），或血肌酐水平>106μmol/L。

6. 低蛋白血症伴腹水、胸腔积液或心包积液。

7. 血液系统异常，血小板计数呈持续性下降并低于 100×10^9/L；微血管内溶血，表现有贫血、血乳酸脱氢酶（lactic acid dehydrogenase，LDH）水平升高或黄疸。

8. 心力衰竭。

9. 肺水肿。

10. 胎儿生长受限或羊水过少、胎死宫内、胎盘早剥等。

【高危因素】（表 4-2）

表 4-2 子痫前期的高危因素

类别	风险因素
病史及家族遗传史	既往子痫前期史，子痫前期家族史（母亲或姐妹），高血压遗传因素等
一般情况	年龄 ≥ 35 岁，妊娠前 BMI ≥ 28kg/m^2
有内科疾病史或隐匿存在（潜在）的基础病理因素或疾病	高血压病、肾脏疾病、糖尿病或自身免疫性疾病如系统性红斑狼疮、抗磷脂抗体综合征等，存在高血压危险因素，如阻塞性睡眠呼吸暂停
本次妊娠的情况	初次妊娠、妊娠间隔时间 ≥ 10 年；收缩压 ≥ 130mmHg 或舒张压 ≥ 80mmHg（首次产前检查时、妊娠早期或妊娠任何时期检查时）、妊娠早期尿蛋白定量 ≥ 0.3g/24h 或持续存在随机尿蛋白 ≥（+）、多胎妊娠
本次妊娠的产前检查情况	不规律的产前检查或产前检查不适当（包括产前检查质量的问题），饮食、环境等因素

【早期识别要点】

1. 子痫前期 - 子痫存在多因素发病也使临床表现呈现多样性和复杂性，个体的首发症状表现不一。

2. 单项血压升高或单项蛋白尿、胎儿生长受限及血小板下降，都可能是子痫前期的首发症状。

3. 部分孕妇发病时并无高血压或蛋白尿。

4. 子痫发作前期，有以头痛或视力障碍为首发表现者，也有仅表现为上腹部疼痛者，有反射亢进表现者，有头痛或视力障碍与上腹部疼痛都存在者。

5. 部分孕妇仅存在实验室检查指标异常，如血小板计数 < 100 × 10^9/L、转氨酶水平异常（如 ALT ≥ 70U/L、血肌酐水平 > 106μmol/L、低蛋白血症等。

6. 注意临床表现存在渐进性或迅速发展性，甚至可在 2~3 日内迅速恶化。

【降压治疗的注意事项及常用降压药物】

1. **目标血压** 当孕妇未并发器官功能损伤，酌情将血压控制在130~155mmHg/80~105mmHg；并发器官功能损伤，则血压应控制在130~139mmHg/80~89mmHg；血压不可低于130/80mmHg，以保证子宫胎盘血流灌注。

2. **降压注意事项** 注意个体化情况，降压过程力求平稳，控制血压不可波动过大，在需要紧急降压到目标血压范围，注意降压幅度不能太大，以平均动脉压（mean arterial pressure，MAP）的10%~25%为宜，24~48小时达到稳定；降压手段包括生活干预和药物降压。

3. **常用的降压药物种类及用法用量** 见表4-3。

表4-3 常用的降压药物

药物	类型	用法及不良反应
拉贝洛尔	α、β肾上腺素能受体阻滞药	口服用法：50~150mg，3~4次/d 静脉注射：初始剂量为20mg，10min后如未有效降压则剂量加倍，最大单次剂量80mg，直至血压被控制，每日最大总剂量220mg 静脉滴注：50~100mg加入5%葡萄糖溶液250~500ml，根据血压调整滴速，血压稳定后改口服 不良反应：头皮刺痛及呕吐
硝苯地平	二氢吡啶类钙通道阻滞剂	口服用法：5~10mg，3~4次/d，24小时总量不超过60mg 缓释片：30mg口服，1~2次/d 注意事项：与硫酸镁有协同作用 不良反应：心悸、头痛
尼莫地平	二氢吡啶类钙通道阻滞剂，可选择性扩张脑血管	口服用法：20~60mg，2~3次/d 静脉滴注：20~40mg加入5%葡萄糖溶液250ml，每天总量不超过360mg 不良反应：头痛、恶心、心悸及颜面潮红

续表

药物	类型	用法及不良反应
尼卡地平	二氢吡啶类钙通道阻滞剂	口服用法：初始剂量20~40mg，3次/d 静脉滴注：每小时1mg为起始剂量，根据血压变化每10分钟调整1次用量； 高血压急症，用生理盐水或5%葡萄糖溶液稀释后，以盐酸尼卡地平计，0.01%~0.02%（1ml中的含量为0.1~0.2mg）的溶液进行静脉滴注。以每分钟0.5~6μg/kg的滴注速度给予。从每分钟0.5μg/kg开始，将血压降到目标值后，边监测血压边调节滴注速度
酚妥拉明	α-肾上腺素能受体阻滞药	静脉滴注：10~20mg溶于5%葡萄糖溶液100~200ml，以10μg/min的速度开始静脉滴注，应根据降压效果调整滴注速度
硝酸甘油	作用于氧化亚氮合酶，可同时扩张静脉和动脉，降低心脏前后负荷	静脉滴注：起始剂量5~10μg/min，每5~10分钟增加滴速至维持剂量20~50μg/min 主要用于合并急性心功能衰竭和急性冠状动脉综合征时的高血压急症的降压治疗
硝普钠	强效血管扩张剂	缓慢静脉滴注：50mg加入5%葡萄糖溶液500ml按0.5~0.8μg/(kg·min)给予妊娠期仅适用于其他降压药物无效的高血压危象孕妇 产前应用时间不宜超过4小时 其代谢产物（氰化物）对胎儿有毒性作用

【硫酸镁解痉的用法及注意事项】（表4-4、表4-5）

表4-4 硫酸镁解痉的用法用量

用法	用量
子痫抽搐	静脉用药负荷剂量为4~6g，溶于10%葡萄糖溶液20ml静脉推注15~20分钟，或溶于5%葡萄糖溶液100ml快速静脉滴注，继而1~2g/h静脉滴注维持。或者夜间睡眠前停用静脉给药，改用肌内注射，用法为25%硫酸镁20ml+2%利多卡因2ml臀部深部肌内注射。24小时硫酸镁总量为25~30g

续表

用法	用量
预防子痫发作	负荷剂量 2.5~5.0g，维持剂量与控制子痫处理相同。用药时间根据病情需要调整，一般每天静脉滴注 6~12 小时，24 小时总量不超过 25g
子痫复发抽搐	可以追加静脉负荷剂量用药 2~4g，静脉推注 2~3 分钟，继而 1~2g/h 静脉滴注维持
产后新发现高血压合并头痛或视力模糊	启用硫酸镁预防产后子痫

表 4-5　硫酸镁解痉的注意事项

血清镁离子的浓度管理	有效治疗浓度为 1.8~3.0mmol/L，>3.5mmol/L 即可出现中毒症状
使用硫酸镁的必备条件	①膝腱反射存在；②呼吸 ≥16 次 /min；③尿量 ≥25ml/h（即 ≥600ml/d）；④备有 10% 葡萄糖酸钙
预防镁离子中毒及镁离子中毒的处理	停用硫酸镁并缓慢（5~10 分钟）静脉推注 10% 葡萄糖酸钙 10ml 孕妇合并肾功能障碍、心功能受损或心肌病、重症肌无力等，或体重较轻者，则硫酸镁应慎用或减量使用 用药期间监测孕妇的血清镁离子浓度

【分娩时机和方式】（表 4-6、表 4-7）

表 4-6　与孕周相关的终止妊娠时机

妊娠期高血压、病情未达重度的子痫前期	期待至妊娠 37 周终止妊娠

续表

重度妊娠期高血压及重度子痫前期	妊娠<26周	经治疗病情危重者建议终止妊娠
	妊娠26~28周	根据母儿情况及当地医院母儿诊治能力决定是否可以行期待治疗
	妊娠28~34周	如病情不稳定，经积极治疗病情仍加重，应终止妊娠；如病情稳定，可以考虑期待治疗，并建议转至具备早产儿救治能力的医疗机构
	妊娠>34周	以下情况应考虑终止妊娠： 存在威胁母儿的严重并发症和危及生命者 孕妇病情稳定，存在胎儿生长受限并伴有脐血流异常及羊水过少者 以下情况可考虑期待妊娠： 仅表现为胎儿生长受限而无胎盘脐血流改变也无羊水过少者，在严密监测母儿的情况下考虑期待问题 仅尿蛋白>2g/24h，而无其他重度子痫前期特征，实施严密监测下的期待治疗，尿蛋白>2g/24h不是单纯决定终止妊娠的指标
子痫	控制病情后即可考虑终止妊娠	

表4-7　与病情相关的终止妊娠指征

出现子痫前期的严重并发症	需要稳定孕妇状况后尽早终止妊娠，不考虑是否完成促胎肺成熟 ①重度高血压不可控制；②高血压脑病和脑血管意外；③ PRES；④子痫；⑤心力衰竭；⑥肺水肿；⑦完全性和部分性溶血肝功能异常血小板减少综合征(hemolysis, elevated liver function and low platelet count syndrome, HELLP)；⑧ DIC；⑨胎盘早剥和胎死宫内

续表

存在孕妇器官系统受累时	在稳定病情和严密监护之下尽量争取给予促胎肺成熟后终止妊娠 ①血小板计数<100×10^9/L；②转氨酶水平轻度升高；③肌酐水平轻度升高；④羊水过少；⑤脐血流反向或伴胎儿生长受限
已经发生胎死宫内者	可在稳定病情后终止妊娠
蛋白尿	蛋白尿及其程度虽不作为终止妊娠的单一指征，却是综合性评估的重要指标之一，需注意结合母儿整体状况的评估，尤其是对于高血压伴蛋白尿的子痫前期更要注意与存在的肾功能受损和其他器官受累情况综合分析，以确定终止妊娠的时机

【终止妊娠的方式】

注意个体化处理。妊娠期高血压疾病孕妇，如无产科剖宫产术指征，原则上考虑阴道试产；但如果不能短时间内阴道分娩，病情有可能加重，可考虑放宽剖宫产术的指征；对于已经存在如前述的各类孕妇严重并发症，剖宫产术是迅速终止妊娠的手段。

【分娩期间的注意事项】

①密切观察自觉症状。②监测血压并继续降压治疗，应将血压控制在<160/100mmHg；注意硫酸镁的继续使用和启用。③监测胎心率的变化。④积极预防产后出血。⑤产时、产后不可应用任何麦角新碱类药物。

【子痫的处理】（表 4-8）

表 4-8　子痫的处理要点

一般急诊处理	预防孕妇坠地外伤、唇舌咬伤，须保持气道通畅，维持呼吸、循环功能稳定，密切观察生命体征、尿量（留置导尿管监测）等。避免声、光等一切不良刺激

续表

硫酸镁	硫酸镁是治疗子痫及预防抽搐复发的首选药物。抽搐后或产后需继续应用硫酸镁 24~48 小时，并评估是否继续应用。存在硫酸镁应用禁忌证或硫酸镁治疗无效时，可考虑应用地西泮、苯巴比妥或冬眠合剂控制抽搐
控制血压和预防并发症	脑血管意外是子痫孕产妇死亡的最常见原因。当持续收缩压≥160mmHg、舒张压≥110mmHg 时要积极降压以预防心脑血管并发症。注意监测子痫之后的胎盘早剥、肺水肿等并发症。发生肺水肿注意及时气管插管和机械通气
适时终止妊娠	抽搐控制后即可考虑终止妊娠
子痫前期 - 子痫发生的病因性治疗	控制子痫后，注意查找病因，如存在自身免疫性疾病（系统性红斑狼疮、干燥综合征、系统性硬化病或抗磷脂抗体综合征等），注意积极的免疫性激素治疗和抗凝治疗，如存在甲状腺功能亢进，注意抗甲状腺功能治疗等

【预测预防】

妊娠期高血压疾病孕妇发病背景复杂，至今仍未能建立有效且特异性高的子痫前期预测方法。已有研究验证了血管生成因子，如可溶性血管内皮生长因子受体 1（soluble fms-like tyrosine kinase-1，sFlt-1）、胎盘生长因子（placental growth factor，PIGF）、可溶性内皮因子（soluble endoglin，sEng），可在妊娠中期对早发子痫前期的预测起到一定作用。sFlt-1/PIGF 比值≤38 时阴性预测值（排除 1 周内的子痫前期）为 99.3%；sFlt-1/PIGF 比值>38 时阳性预测值（预测 4 周内的子痫前期）为 36.7%。最新的研究提出最佳的预测方法是联合孕妇的风险因素与其 MAP、PIGF、子宫动脉搏动指数（Uterine artery pulsatility index，UTPI），准确性更高。孕妇风险因素仍是妊娠早期排查和筛选高危群体的重要临床指标。

本着大医治未病、预防为主的原则，预防妊娠期高血压疾病应加强备孕健康知识宣教，加强备孕妊娠期高血压疾病高危人群管理。高危人群的保健应从孕前6个月开始，普通人群的保健应从孕前3个月开始。BMI ≥ 28kg/m^{2}严格孕前管理，加强锻炼，合理安排膳食，均衡营养，将BMI控制在18.5~23.9kg/m^2。选择合适年龄及时机妊娠，避免高龄妊娠，避免人为因素（体外受精）导致多胎妊娠。全球多个指南在更新过程中强调服用100mg/d的阿司匹林降低发生子痫前期的风险。有循证依据地补充相关微营养素。全球多个指南及我国的指南均推荐对钙摄入量不足的人群（<600mg/d）补充钙剂以降低妊娠期高血压疾病的发生风险。我国维生素D缺乏症人群高于60%，妊娠早、中、晚期维生素D缺乏症者分别占比81.3%、77.4%、78.8%。维生素D缺乏影响胎盘正常功能，抑制炎症细胞因子调节免疫系统，诱导孕妇血压升高和子痫前期。近年来的研究显示Omega-3可通过不同机制激活NO生成，减少血管氧化应激和炎症，从而改善内皮功能障碍。《中国孕产妇及婴幼儿补充DHA的专家共识》、FAO专家委员会和国际围产医学会专家委员会建议明确指出孕妇和乳母每日摄入DHA不少于200mg。若膳食不能满足推荐的DHA摄入量可应用DHA补充剂。2022年的一项综述汇总了28项系统评价和荟萃分析（systematic reviews and meta-analyses，SRMAs），总计纳入了672项随机对照研究（randomized controlled trials，RCT）的124项结果，涵盖了273 523名受试者，其研究结果显示在怀孕期间补充Omega-3可以有效对抗先兆子痫、低出生体重、早产和产后抑郁症的风险。

附：HELLP综合征

【概述】HELLP综合征（hemolysis，elevated serum level of liver enzymes，and low platelets syndrome，HELLP syndrome）以溶血、转氨酶水平升高及低血小板计数为特点，是妊娠期高血压疾病的严重并发症，也可以发生在无血压升高或血压升高不明显或者没有蛋白尿的情况下，也可以发生在子痫前期临床症状出现之前，也可以发生在抗磷脂抗体综合征的病例。典型症状为全身不适、右上腹疼痛、体重骤增、脉压增大。少数孕妇可有恶心、呕吐等消化系统表现，高血压、蛋白尿的表现可不典型。确诊主要依靠实验室检查。

【诊断】

1. **微血管内溶血** LDH 水平升高；外周血涂片见破碎红细胞、球形红细胞；胆红素 ≥ 20.5μmol/L（即 1.2mg/dl）；血红蛋白轻度下降。LDH 水平升高是诊断 HELLP 综合征微血管内溶血的敏感指标，常在血清间接胆红素水平升高和血红蛋白降低前出现。

2. **转氨酶水平升高** ALT ≥ 40U/L 或 AST ≥ 70U/L。

3. **血小板计数减少** 血小板计数 $<100\times10^9$/L。

【鉴别诊断】（表 4-9）

表 4-9 HELLP 综合征的鉴别诊断

项目	HELLP 综合征	血栓性血小板减少性紫癜	溶血性尿毒综合征	妊娠急性脂肪肝
主要损害部位	肝脏	神经系统	肾脏	肝脏
妊娠期	中、晚期	中期	产后	晚期
血小板	↓	↓	↓	正常或↓
PT/APTT	正常	正常	正常	↓
转氨酶	↑	正常	正常	↑
溶血	+	+	+	+ 或 -
血糖	正常	正常	正常	↓
纤维蛋白原	正常	正常	正常	↓↓
肌酐	正常或↑	↑	↑	↑

【**治疗**】必须住院治疗，在按照重度子痫前期对重要器官系统监测、保护及治疗的基础上，其他治疗措施见表 4-10。

表 4-10　输注血小板和肾上腺皮质激素的指征

血小板计数	措施
$>50\times10^9$/L	不存在过度失血或血小板功能异常时，不建议预防性输注血小板或剖宫产术前输注血小板
$<50\times10^9$/L	可考虑肾上腺皮质激素治疗，血小板计数迅速下降或者存在凝血功能障碍时应考虑备血，包括血小板
$<20\times10^9$/L	阴道分娩前强烈建议输注血小板，剖宫产术前建议输注血小板

【**处理**】（表 4-11）

表 4-11　HELLP 综合征的处理

终止妊娠的时机	①应在积极治疗后终止妊娠；目前不推荐期待治疗。②存在严重并发症时多学科管理和治疗，孕妇情况稳定后积极终止妊娠。③只有当胎儿不成熟且母儿病情稳定的情况下方可在三级医疗机构进行期待治疗
分娩方式	可酌情放宽剖宫产术的指征
麻醉	请麻醉医师定夺。血小板计数$>75\times10^9$/L，如无凝血功能障碍和进行性血小板计数下降，可以区域麻醉
其他治疗	必要时需进行血浆置换或血液透析，关键是注意全面的孕妇状况整体评估和病因鉴别，给予合理的对症治疗和多学科管理，存在严重并发症时注意强化危重症管理

（尹　红　蔺　莉）

第二节　妊娠合并糖尿病

妊娠期间的糖尿病包括两种情况：一种是妊娠前已有糖尿病的患者妊娠，称为糖尿病合并妊娠（pre-gestational diabetes mellitus，PGDM）；另一种是妊娠后首次发现或发病的糖尿病，又称为妊娠糖尿病（gestational diabetes mellitus，GDM）。糖尿病孕妇中 80% 以上为 GDM。目前各国对 GDM 的诊断方法和采用标准尚未完全统一，故报道的发生率差异较大，1.5%~14%。大多数 GDM 患者产后糖代谢异常能恢复正常，但 20%~50% 将来发展成糖尿病。妊娠糖尿病对母儿均有较大危害，应引起重视。

【不同类型的妊娠期高血糖分类】

1. PGDM　妊娠前已有糖尿病的患者妊娠。

2. **糖尿病前期**　包括空腹血糖受损（impaired fasting glucose，IFG）和糖耐量受损（impaired glucose tolerance，IGT）。

3. GDM　妊娠后首次发现或发病的糖尿病。包括 A1 型和 A2 型，A1 型 GDM 为通过营养管理和运动指导将血糖控制理想者；A2 型 GDM 需要加用降糖药物才能将血糖控制理想者。

【PGDM 的诊断和管理】

1. 妊娠前已确诊为糖尿病的患者。

2. 妊娠前未进行过血糖检查，存在糖尿病高危因素者，首次产前检查时血糖升高达到以下任何一项，应诊断为 PGDM。

3. PGDM 诊断标准见表 4-12。

【糖尿病前期的诊断和管理】

糖尿病前期包括 IFG 和 IGT。

1. IFG，孕妇在首次产检时进行空腹血糖（fasting blood glucose，FBG）筛查，FBG $\geqslant$ 5.6mmol/L 可诊断为妊娠合并 IFG，明确诊断后应进行饮食指导，妊娠期可不行口服葡萄糖耐量试验（oral glucose tolerance test，OGTT）。

表 4-12 PGDM 的诊断标准

检查项目	静脉血浆葡萄糖（mmol/L）
空腹血浆葡萄糖	FBG ≥ 7.0mmol/L（126mg/dl）
伴有典型的高血糖症状或高血糖危象	随机血糖 ≥ 11.1mmol/L（200mg/dl）
糖化血红蛋白（HbAlc）	≥ 6.5%

2. 早孕期 FBG 5.1~5.6mmol/L 不诊断 GDM。孕前超重或肥胖的孕妇伴 FBG ≥ 5.1mmol/L 者，建议尽早健康宣教并进行妊娠期体重管理。

3. IGT，静脉血浆葡萄糖：空腹 < 7.0mmol/L，OGTT 2 小时 7.8~ < 11.1mmol/L。明确诊断后应进行饮食指导，妊娠期可不行 OGTT。

【GDM 的诊断和管理】

1. 推荐医疗机构对所有尚未被诊断为 PGDM 或 GDM 的孕妇，在妊娠 24~28 周以及 28 周后行 OGTT。

2. **75g OGTT 方法** OGTT 前禁食至少 8 小时，试验前连续 3 日正常饮食，即每日进食碳水化合物不少于 150g，检查期间静坐、禁烟。检查时，5 分钟内口服含 75g 葡萄糖的液体 300ml，分别抽取孕妇服糖前及服糖后 1、2 小时的静脉血（从开始饮用葡萄糖水计算时间）。

3. **75g OGTT 的诊断标准** 见表 4-13。

表 4-13 GDM 诊断标准

项目	静脉血浆葡萄糖	静脉血浆葡萄糖
空腹	≥ 5.1mmol/L	≥ 92mg/dl
服糖后 1 小时	≥ 10.0mmol/L	≥ 180mg/dl
服糖后 2 小时	≥ 8.5mmol/L	≥ 153mg/dl

4. 早孕期 FBG5.1~5.6mmol/L，应在妊娠 24~28 周直接行 OGTT 检查，也可以复查 FBG，FBG ≥ 5.1mmol/L 可诊断为 GDM；FBG<5.1mmol/L 时则行 75g OGTT 检查。

5. 孕妇具有 GDM 高危因素，首次 OGTT 结果正常，必要时可在妊娠晚期重复 OGTT。

GDMA1：空腹血糖（FBG）<5.8mmol/L，经饮食控制，餐后 2 小时血糖<6.7mmol/L。GDMA1 母儿合并症较少，产后糖代谢异常多能恢复正常。

GDMA2：经饮食控制，FBG ≥ 5.8mmol/L，餐后 2 小时血糖 ≥ 6.7mmol/L，妊娠期需加用胰岛素控制血糖。

【PGDM 的分期及管理】

1. PGDM 的分期见表 4-14。

2. PGDM 合并视网膜、肾脏、心血管和周围神经病变者，计划妊娠前应行多学科会诊，评估妊娠风险及调整用药方案。

3. PGDM 妇女妊娠期应在初次产前检查时行眼底检查。伴发糖尿病肾病妇女妊娠期应密切监测肾功能，每次产前检查监测尿常规和 / 或尿蛋白定量。

4. PGDM 孕妇应在妊娠期行心电图和超声心动图检查，并关注妊娠期末梢神经受累的症状。

表 4-14 妊娠合并糖尿病的分期

A 级	妊娠期出现或发现的糖尿病
B 级	显性糖尿病 20 岁以后发病，病程<10 年，无血管病变
C 级	发病年龄在 10~19 岁，或病程达 10~19 年，无血管病变
D 级	10 岁以前发病，或病程 ≥ 20 年，或者合并单纯性视网膜病
F 级	糖尿病性肾病
R 级	有增生性视网膜病变
H 级	糖尿病性心脏病

【孕妇血糖监测方法】

指导孕妇掌握血糖的监测方法对高血糖孕妇的管理至关重要(表 4-15)。

表 4-15　血糖监测方法

血糖控制不良或不稳定者以及妊娠期应用胰岛素治疗者	应每日监测血糖 7 次,包括三餐前 30 分钟、三餐后 2 小时和夜间血糖
血糖控制稳定者	每周应至少行血糖轮廓试验 1 次
不需要胰岛素治疗的 GDM 孕妇	在随诊时建议每周至少监测 1 次全天血糖,空腹血糖及三餐后 2 小时
血糖控制不理想的 PGDM 或血糖明显异常而需要加用胰岛素的 GDM 孕妇	连续动态血糖监测

【妊娠期血糖控制目标】

应指导孕妇将血糖控制在理想范围,达到血糖稳定并合理,满足胎儿生长和孕妇本身所需(表 4-16)。

表 4-16　妊娠期血糖控制目标

GDM	餐前及餐后 2 小时血糖值分别 ≤5.3、6.7mmol/L (95、120mg/dl)	特殊情况下可测餐后 1 小时血糖≤7.8mmol/L (140mg/dl)	夜间血糖不低于 3.3mmol/L (60mg/dl)	妊娠期 HbA1c 宜< 5.5%
PGDM	餐前、夜间血糖及 FBG 宜控制在 3.3~5.6mmol/L (60~99mg/dl)	餐后峰值血糖 5.6~7.1mmol/L (100~129mg/dl)	妊娠早期血糖控制勿过于严格,以防低血糖发生	HbA1c<6.0%

【妊娠期营养指导要点】

1. 有条件者建议营养师进行会诊。

2. 碳水化合物摄入不足是导致酮症的主要原因，因此，每日碳水化合物的摄入不应低于175g，总热量的50%~60%为宜，主要分在3次正餐和2~3次加餐中。

3. 应优先选择多样化、血糖生成指数（glycemic index，GI）较低、对血糖影响较小的食物。GI超过70的食物被认为是高GI食物，而低于55的食物被认为是低GI食物。

4. 肥胖孕妇可以适当减少碳水化合物的摄入量占总能量的比例。

5. 充足的蛋白质摄入可以满足孕妇妊娠期生理调节及胎儿生长、发育所需，每日蛋白质摄入量不应低于70g。

6. 应适当限制高饱和脂肪酸含量食物的比例，如动物油脂、红肉类、椰奶、全脂奶制品等，减少油炸食品的摄入量，饱和脂肪酸摄入量不应超过总能量摄入的7%；单不饱和脂肪酸，如橄榄油、山茶油等，应占脂肪供能的1/3以上；应减少或限制反式脂肪酸的摄入量以降低低密度脂蛋白胆固醇、增加高密度脂蛋白胆固醇的水平。

7. 膳食纤维是不产生能量的多糖，水果中的果胶，海带、紫菜中的藻胶，某些豆类中的胍胶和魔芋粉等具有控制餐后血糖上升程度、改善葡萄糖耐量和降低血胆固醇的作用。膳食纤维还有助于降低妊娠期便秘、GDM和子痫前期的发生风险，推荐膳食纤维每日摄入量25~30g。

8. 妊娠期铁、叶酸和维生素D的需要量增加了1倍，钙、磷、硫胺素、维生素B_6的需要量增加33%~50%，锌、核黄素的需要量增加20%~25%，维生素A、维生素B_{12}、维生素C、硒、钾、生物素、烟酸的需要量增加18%。叶酸在胎儿的正常生长发育过程中具有重要作用，孕妇叶酸水平低会导致神经管畸形和低出生体重儿的风险增加。多项研究证明，补充叶酸、镁、维生素D、锌的摄入有助于降低妊娠期的FBG水平、胰岛素和胰岛素抵抗水平，降低 GDM 的发生风险。

9. 具体推荐摄入量及食物交换份见表 4-17。

表 4-17　妊娠期高血糖孕妇每日各类食物的推荐摄入量［kcal（份）］

食物种类	推荐每日能量摄入总量及食物交换份			
	1 600kcal	1 800kcal	2 000kcal	2 200kcal
谷薯类	800（9）	900（10）	920（10）	1 000（11）
蔬菜类	90（1）	90（1）	140（1.5）	200（2）
水果类	90（1）	90（1）	90（1）	100（1）
奶制品	180（2）	270（3）	270（3）	270（3）
肉蛋豆类	270（3）	270（3）	360（4）	360（4）
油、坚果类	170（2）	180（2）	220（2.5）	270（3）
合计	1 600（18）	1 800（20）	2 000（22）	2 200（24）

【运动指导建议】

1. 无运动禁忌证的孕妇

（1）1 周中至少 5 天每天进行 30 分钟中等强度的运动。

（2）孕妇运动时心率达到 40%~59% 心率范围（计算方法为 220– 年龄）提示运动达中等强度水平。

（3）妊娠前无规律运动的孕妇，妊娠期运动时应由低强度开始，循序渐进。

（4）有氧运动及抗阻力运动均是妊娠期可接受的运动形式。

（5）有氧运动及抗阻力运动均是妊娠期可接受的运动形式。推荐的运动形式包括步行、快走、游泳、固定式自行车运动、瑜伽、慢跑和力量训练。

2. 运动的注意事项

（1）妊娠期使用胰岛素治疗者，运动时要做好低血糖的防范。

(2) 妊娠期应避免引起静脉回流减少和低血压的体位，如仰卧位运动。

(3) 妊娠期应避免的运动形式：易引起摔倒、外伤或者碰撞的运动，如接触性运动(如冰球、拳击、足球和篮球等)和一些高风险运动(如滑雪、冲浪、越野自行车、骑马等)。

(4) 妊娠期间，尤其是妊娠早期，还应避免引起母体体温过高的运动，如高温瑜伽或普拉提。

(5) 妊娠期间应避免潜水和跳伞等运动。

3. 运动的禁忌证

(1) 严重心脏或呼吸系统疾病。

(2) 子宫颈功能不全。

(3) 多胎妊娠(三胎及以上)。

(4) 前置胎盘(妊娠 28 周后)。

(5) 持续阴道流血。

(6) 先兆早产。

(7) 胎膜早破。

(8) 妊娠期高血压疾病控制不理想。

(9) 重度贫血。

(10) 甲状腺疾病控制不理想。

(11) 胎儿生长受限等。

(12) 当孕妇妊娠期运动时出现以下情况时，应停止运动：阴道流血、规律并有痛觉的宫缩、阴道排液、呼吸困难、头晕、头痛、胸痛、肌肉无力影响平衡等。

【胰岛素治疗】

1. 常用的胰岛素制剂及其特点　见表 4-18。

2. 胰岛素应用时机　糖尿病孕妇经饮食治疗 3~5 天后，测定 24 小时的末梢血糖(血糖轮廓试验)，包括夜间血糖、三餐前 30 分钟及三餐后 2 小时血糖及尿酮体。如果空腹或餐前血糖 ≥ 5.3mmol/L(95mg/dl)，或餐后 2 小时血糖 ≥ 6.7mmol/L(120mg/dl)，或调整饮食后出现饥饿性酮症，增加热量摄入后血糖又超过妊娠期标准者，应及时加用胰岛素治疗。

表 4-18　妊娠期常用的胰岛素制剂及其作用特点

胰岛素制剂	起效时间	作用达峰值时间	有效作用时间	最长持续时
超短效胰岛素	10~20 分钟	30~90 分钟	3~4 小时	3~5 小时
短效胰岛素	30~60 分钟	2~3 小时	3~6 小时	7~8 小时
中效胰岛素	2~4 小时	6~10 小时	10~16 小时	14~18 小时

3. 胰岛素治疗方案

(1) 基础胰岛素治疗：选择中效胰岛素睡前皮下注射，适用于空腹血糖高的孕妇；睡前注射中效胰岛素后空腹血糖已经达标但晚餐前血糖控制不佳者，可选择早餐前和睡前 2 次注射，或者睡前注射长效胰岛素。

(2) 对于餐后血糖升高的孕妇，可选择餐前短效或超短效胰岛素治疗方案，即餐时或三餐前注射超短效或短效胰岛素。

(3) 胰岛素联合治疗：中效胰岛素和超短效或短效胰岛素联合，是目前应用最普遍的一种方法，即三餐前注射短效胰岛素，睡前注射中效胰岛素。

(4) 妊娠合并糖尿病血糖控制不理想的孕妇，可考虑使用胰岛素泵控制血糖。

4. 妊娠期胰岛素应用的注意事项

(1) 胰岛素初始使用应从小剂量开始，0.3~0.8U/(kg·d)。分配原则是早餐前最多，中餐前最少，晚餐前用量居中。每 2~3 天判断疗效，每次以增减 2~4U 或不超过胰岛素每天用量的 20% 为宜，直至达到血糖控制目标。

(2) 胰岛素治疗期间清晨或空腹高血糖的处理：夜间胰岛素作用不足、黎明现象必须在睡前增加中效胰岛素用量，而出现 Somogyi 现象时应减少睡前中效胰岛素的用量。

(3) 妊娠过程中机体对胰岛素需求的变化：妊娠中、晚期对胰岛素需要量有不同程度的增加；妊娠 32~36 周胰岛素需要量达高峰，妊娠 36 周后稍下降。

【二甲双胍在妊娠期的使用】

1. **适应证**　① GDM 或妊娠合并非胰岛素依赖性糖尿病（T_2DM）妇女。GDM 孕妇在医学营养治疗和运动干预 1~2 周后，餐前血糖 ≥ 5.3mmol/L，餐后 2 小时血糖 ≥6.7mmol/L，HbA1c ≥5.5%；妊娠合并 T_2DM 妇女在医学营养治疗和运动干预 1~2 周后，餐前血糖 ≥5.6mmol/L，餐后 2 小时血糖≥7.1mmol/L，HbA1c≥6.0%。②无使用二甲双胍的禁忌证。

2. **禁忌证**　①胰岛素依赖性糖尿病（T_1DM）妇女；②肝肾功能不全者；③心力衰竭、糖尿病酮症酸中毒和急性感染者。

3. 妊娠期应用二甲双胍的有效性和对母儿的近期安全性与胰岛素相似。

4. 若孕妇因主客观条件无法使用胰岛素（拒绝使用、无法安全注射胰岛素或难以负担胰岛素的费用）时，可使用二甲双胍控制血糖。

5. 二甲双胍起效的最小推荐剂量为 500mg/d，最佳有效剂量为 2 000mg/d，成人剂型可用的最大剂量为 2 500mg/d，缓释剂型推荐最大用量为 2 000mg/d。

【产程或术中胰岛素的应用标准】分娩期及围手术期胰岛素的使用原则：手术前后、产程中、产后非正常饮食期间应停用所有皮下注射胰岛素，改用胰岛素静脉滴注，以避免出现高血糖或低血糖。应给孕产妇提供足够的葡萄糖，以满足基础代谢需要和应激状态下的能量消耗；防止妊娠合并糖尿病酮症酸中毒（diabetic ketoacidosis，DKA）的发生、控制高血糖、利于葡萄糖的利用；保持适当血容量和电解质代谢平衡。必须检测血糖、尿酮体水平。择期手术还需行电解质、血气分析和肝、肾功能检查。胰岛素使用方法：每 1~2 小时监测 1 次血糖，根据血糖值维持小剂量胰岛素静脉滴注。妊娠期应用胰岛素控制血糖者计划分娩时，引产前1日睡前正常使用中效胰岛素；引产当日停用早餐前胰岛素，并给予0.9%氯化钠注射液静脉滴注；正式临产或血糖水平5.6mmol/L，则采用5%葡萄糖液加短效胰岛素，按1~4U/h的速度静脉滴注。血糖水平采用快速血糖仪每小时监测1次，用于调整胰岛素或葡萄糖输液的速度。也可按照表4-19的方法调控血糖。

表4-19　产程或术中小剂量胰岛素的应用标准

血糖水平	胰岛素用量	静脉输液种类	配伍原则（液体+胰岛素）
<5.6mmol/L	0U/h	5%葡萄糖/乳酸林格液	不加胰岛素
>5.6~<7.8mmol/L	1.0U/h	5%葡萄糖/乳酸林格液	500ml+4U
>7.8~<10.0mmol/L	1.5U/h	0.9%氯化钠注射液	500ml+6U
10.0~<12.2mmol/L	2.0U/h	0.9%氯化钠注射液	500ml+8U
> 12.2mmol/L	2.5U/h	0.9%氯化钠注射液	500ml+10U

注：静脉输液速度为125ml/h。

【DKA的处理】

DKA的临床表现及诊断：恶心、呕吐、乏力、口渴、多饮、多尿，少数伴有腹痛；皮肤黏膜干燥、眼球下陷、呼气有铜臭味，病情严重者出现意识障碍或昏迷；实验室检查显示高血糖>13.9mmol/L（250mg/d1）、尿酮体阳性、血pH<7.35、二氧化碳结合力13.8mmol/L、血酮体>5mmol/L、电解质紊乱。治疗具体步骤：

1. 血糖过高者（>16.6mmol/L），先予胰岛素0.2~0.4U/kg一次性静脉注射。

2. **胰岛素持续静脉滴注**　0.9%氯化钠注射液+胰岛素，按胰岛素0.1U/（kg·h）或4~6U/h的速度输入。要求平均每小时血糖下降 3.9~5.6mmol/L 或超过静脉滴注前血糖水平的 30%。达不到此标准者,应将胰岛素用量加倍。

3. 当血糖降至 13.9mmol/L 时,将改为 5% 葡萄糖液或葡萄糖盐水,每 2~4g 葡萄糖加入 1U 胰岛素,直至血糖降至 11.1mmol/L 以下,尿酮体阴性,并可平稳过渡到餐前皮下注射。

(尹 红　蔺 莉)

第三节　妊娠剧吐

妊娠早期约 50% 的孕妇会出现恶心呕吐,25% 仅有恶心而无呕吐,25% 无症状。这些症状多始于孕 4 周,孕 9 周时最为严重;60% 的孕妇孕 12 周后症状自行缓解,91% 的孕妇孕 20 周后缓解,约 10% 的孕妇在整个妊娠期持续恶心呕吐。再次妊娠恶心呕吐复发率为 15.2%~81.0%。

【妊娠剧吐孕妇常用的止吐药物】妊娠剧吐是妊娠呕吐最严重的阶段。有恶心、呕吐的孕妇中通常只有 0.3%~1.0% 发展为妊娠剧吐。妊娠剧吐常发生于妊娠早期,正值胎儿最易致畸的敏感时期,因而止吐药物的安全性备受关注,美国食品药品管理局(FDA)的认证和推荐可作为临床重要的参考标准(表 4-20)。

表 4-20　妊娠剧吐孕妇常用的止吐药物

药物类别	孕期应用安全性	副作用	备注
维生素 B_6	整个孕期可安全使用	–	–
维生素 B_6+ 多西拉敏缓释剂	整个孕期可安全使用	–	2013 年通过美国食品药品管理局认证,推荐作为一线用药

续表

药物类别	孕期应用安全性	副作用	备注
抗组胺药		镇静	
多西拉敏	整个孕期可安全使用	–	我国目前尚无此药
苯海拉明	孕期使用安全；可能轻微增加腭裂风险；在早产分娩前2周使用，对早产儿有毒性作用	–	–
茶苯海明	在早产分娩前使用可能增加早产儿视网膜病变风险	–	–
吩噻嗪药物		椎体外系体征，镇静	口服，也可直肠内给药，或肌内注射
异丙嗪	对胚胎可能有轻微的影响，但证据不充分	–	口服，也可直肠内给药，或肌内注射效果更佳，静脉应用可能会造成严重软组织损伤
多巴胺受体拮抗剂		镇静、抗胆碱能作用	
甲氧氯普胺	整个孕期均可使用，没证据显示对胚胎、胎儿、新生儿有不良影响	迟发性运动障碍	连续用药超过12周可能增加迟发性运动障碍风险

续表

药物类别	孕期应用安全性	副作用	备注
5-羟色胺3型受体拮抗剂		便秘,腹泻、头痛,疲倦	
昂丹司琼	胎儿安全性证据有限,对孕妇有潜在的严重心律失常风险	轻度镇静,头痛	单次剂量不超过16mg
糖皮质激素	胎儿唇裂风险	-	常规止吐方案无效时方可考虑应用,并避免孕10周前应用

注:- 为无此项。

【用药流程】

妊娠剧吐的用药流程见图4-1。

【Wernicke 脑病】一般在妊娠剧吐持续3周后发病,为严重呕吐引起维生素 B_1 严重缺乏所致。特征:眼肌麻痹、躯干共济失调和遗忘性神经症状。临床表现:眼球震颤、视力障碍、步态和站立姿势受影响,个别患者可发生木僵或昏迷。患者经治疗后死亡率仍为10%,未治疗者的死亡率高达50%。

【终止妊娠指征】

1. 体温持续高于38℃。
2. 卧床休息时心率>120次/min。
3. 持续黄疸或蛋白尿。
4. 出现多发性神经炎及神经性体征。
5. 有颅内或眼底出血经治疗不好转者。
6. 出现 Wernicke 脑病。

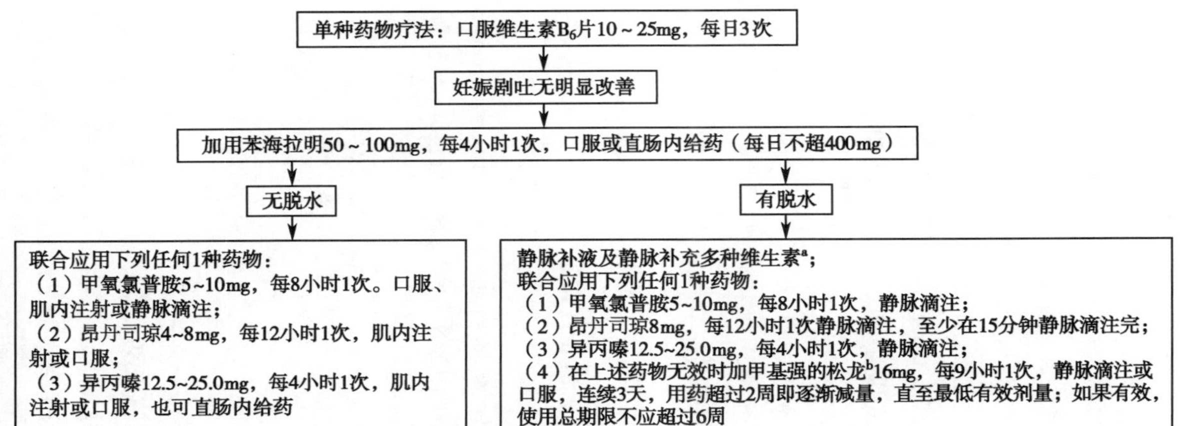

图 4-1　妊娠剧吐的用药流程

注：

(1) 应用该流程时必须排除其他原因引起的呕吐。

(2) 在任何步骤，如果有指征都应考虑肠内营养；[a] 建议任何需要水化和呕吐超过 3 周的患者每日补充维生素 B_1 100mg，连续 2~3 天，补充多种维生素；[b] 在孕 10 周前使用糖皮质激素可能会增加胎儿唇裂的风险。

（尹　红　蔺　莉）

第四节　早产

早产的定义上限全球统一，即妊娠不满 37 周分娩；而下限设置各国不同，与其新生儿治疗水平有关。很多发达国家与地区采用妊娠满 20 周，也有一些采用满 24 周。我国仍然采用妊娠满 28 周或新生儿出生体重≥1 000g 的标准。

【定义】 早产（preterm labor）指妊娠满 28 周至不足 37 周（196~258 天）间分娩或新生儿出生体重≥1 000g。

【分类】

早产按原因分为：

1. **自发性早产**　各种病理因素导致的早产。

2. **未足月胎膜早破早产**　各种病理因素导致胎膜早破后的早产。

3. **治疗性早产**　由于母体和胎儿的健康原因不允许继续妊娠，采取引产或剖宫产终止妊娠的早产。

【诊断】

1. **早产临产**　妊娠满 28 周至<37 周，有规律宫缩（每 20 分钟 4 次或每 60 分钟内 8 次），宫颈管进行性缩短（宫颈缩短≥80%），伴有宫口扩张。

2. **先兆早产**　妊娠满 28 周至<37 周，有规律宫缩，宫颈尚未扩张，经阴道超声测量宫颈长度（cervical length，CL）≤20mm，诊断先兆早产。

【预测】

早产预测指标：

1. **经阴道超声宫颈长度测定**　妊娠 24 周前宫颈长度<25mm，或宫颈内口漏斗形成伴有宫颈缩短，提示早产风险增大（图 4-2、图 4-3）。宫颈长度<15mm 阳性预测值更大，宫颈长度>30mm 阴性预测值更大。

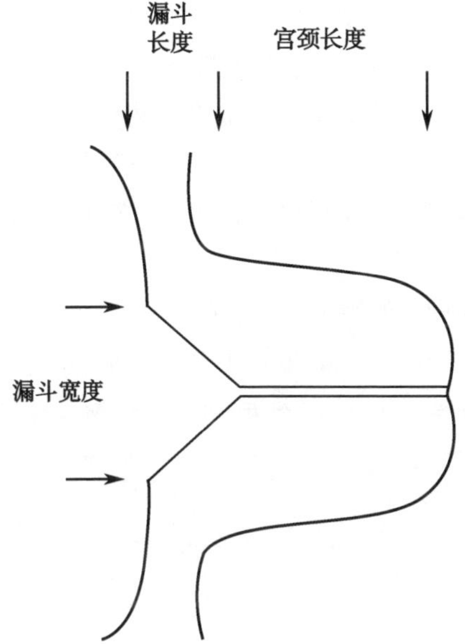

图 4-2　超声检查宫颈管剖面示意图

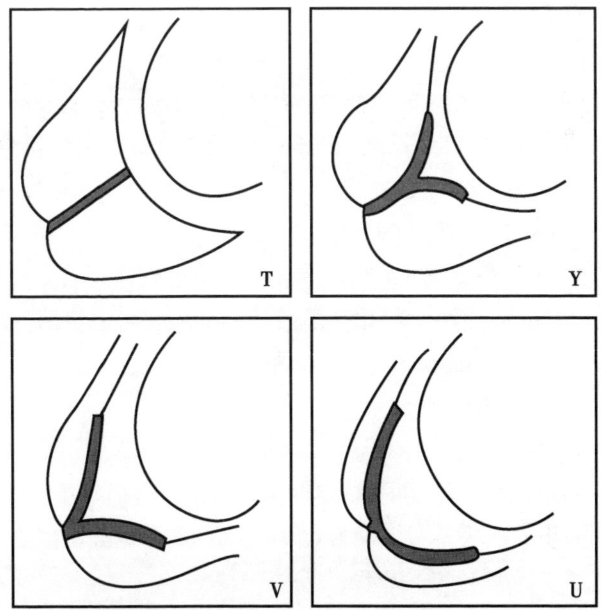

图 4-3　宫颈长度及宫颈内口扩张形状直接的关系示意图

标准化测量宫颈长度的方法：

(1)排空膀胱后经阴道超声检查。

(2)探头置于阴道前穹窿，避免过度用力。

(3)标准矢状面，将图像放大到全屏的75%以上，测量宫颈内口至外口的直线距离，连续测量3次后取其最短值。

2. **宫颈分泌物生化检测** 超声检测宫颈长度在20~30mm之间，无明显早产症状者，胎儿纤连蛋白(fetal fibronectin，fFN)的阴性预测价值更大，其他检测指标包括：磷酸化胰岛素样生长因子结合蛋白1(phosphorylated insulin-like growth factor-binding protein-1，phIGFBP-1)、胎盘α-微球蛋白1(placental alphamicroglobulin-1，PAMG-1)。

【预防】

1. 特殊类型孕酮的应用。常用的三种孕酮制剂：微粒化孕酮胶囊、阴道孕酮凝胶、17α-羟己酸孕酮酯。各自的适应证略有不同。

2. 有晚期流产或早产史的无早产症状者，无论宫颈长短，均可推荐使用17α-羟己酸孕酮酯。有早产史，此次孕24周前宫颈缩短，宫颈长度<25mm，可经阴道给予微粒化孕酮胶囊200mg/d或孕酮凝胶90mg/d，至妊娠34周；能减少孕33周前早产及围产儿病死率。

3. 无早产史，但孕24周前阴道超声发现宫颈缩短，宫颈长度<20mm，使用微粒化孕酮胶囊200mg/d阴道给药，或阴道孕酮凝胶90mg/d，至妊娠36周。

4. **宫颈环扎术**

(1)指征

1)以病史为指征的宫颈环扎术(预防性宫颈环扎术)。典型的病史有3次及以上的妊娠中期自然流产史或早产史，一般建议于妊娠12~14周手术。

2)以体格检查为指征的宫颈环扎术(紧急宫颈环扎术)。

检查发现宫口已开张，甚至羊膜囊已脱出宫颈外口，除外感染、宫缩及其他禁忌证后进行的环扎术。

3）以超声为指征的宫颈环扎术（应急性宫颈环扎术）。既往有晚期流产或早产史患者，本次妊娠 24 周前超声检查宫颈长度<25mm。

（2）手术方式：主要有 3 种：经阴道完成的改良 McDonalds 术式和 Shirodkar 术式，以及经腹完成的（开放性手术或腹腔镜手术）宫颈环扎术。

（3）注意事项

1）无论哪种手术，均力求环扎部位尽可能高位。

2）3 种手术的效果相当，但改良 McDonalds 术式侵入性最小，而经腹宫颈环扎术仅应用于经阴道环扎失败者。

3）宫颈环扎术后，妊娠达到 37 周或以后应拆除环扎的缝线。

4）子宫颈托（cervical pessary）：子宫颈托预防早产，尚存在争议。

5）卧床休息、富含 ω-3 脂肪酸或富含蛋白质的饮食、口服阿司匹林、治疗牙周病、子宫收缩的监测、筛查遗传性或获得性易栓症、筛查宫颈阴道 B 族溶血性链球菌感染，对早产的预防作用尚不明确。

【处理】

1. **宫缩抑制剂**　目的：防止即刻早产，为完成促胎肺成熟治疗以及转运孕妇到有早产儿抢救条件的医院分娩赢得时间（表 4-21）。

2. **硫酸镁的应用**　推荐妊娠 32 周前早产者常规应用硫酸镁作为胎儿中枢神经系统保护剂治疗。硫酸镁不但能降低早产儿的脑瘫风险，而且能减轻妊娠 32 周早产儿的脑瘫严重程度。但要注意长期应用硫酸镁的副作用（表 4-22）。

表 4-21 宫缩抑制剂的种类及用法用量

药物种类	作用机制	用法用量	注意事项	禁忌证
钙通道阻滞剂——硝苯地平	抑制钙离子通过平滑肌细胞膜上的钙通道重吸收，从而抑制子宫平滑肌兴奋性收缩	起始剂量 20 mg 口服，然后 10~20mg/ 次，3~4 次 /d，根据宫缩情况调整，可持续 48 小时	观察血压，防止血压过低	
前列腺素抑制剂——吲哚美辛	通过抑制环氧合酶，减少花生四烯酸转化为前列腺素，从而抑制子宫收缩	起始剂量为 50~100mg，经阴道或直肠给药，也可口服，然后每 6 小时给 25mg，可维持 48 小时	母体方面：恶心、胃酸反流、胃炎等；胎儿方面：妊娠 32 周前使用或使用时间不超过 48 小时，则副作用较小；否则可引起胎儿动脉导管提前关闭，也可因减少胎儿肾血流量而使羊水量减少，因此，妊娠 32 周后用药，需要监测羊水量及胎儿动脉导管宽度。当发现胎儿动脉导管狭窄时立即停药	孕妇血小板功能不全、出血性疾病、肝功能不良、胃溃疡、对阿司匹林过敏的哮喘病病史

续表

药物种类	作用机制	用法用量	注意事项	禁忌证
β_2-肾上腺素能受体兴奋剂——利托君	与子宫平滑肌细胞膜上的β_2-肾上腺素能受体结合，使细胞内环磷酸腺苷（cyclic adenosine monophosphate，c-AMP）水平升高，抑制肌球蛋白轻链激酶活化，从而抑制平滑肌收缩	起始剂量50~100μg/min，静脉滴注，每10分钟可增加剂量50μg/min，至宫缩停止，最大剂量不超过350μg/min，共48小时	观察心率和主诉，如心率> 120次/min，或诉心前区疼痛则停止使用。 副作用：母体方面主要有恶心、头痛、鼻塞、低血钾、心动过速、胸痛、气短、高血糖、肺水肿、偶有心肌缺血等；胎儿及新生儿方面主要有心动过速、低血糖、低血钾、低血压、高胆红素，偶有脑室周围出血等	心脏病、心律不齐、糖尿病控制不满意、甲状腺功能亢进者
缩宫素受体拮抗剂——阿托西班	竞争性结合子宫平滑肌及蜕膜的缩宫素受体，使缩宫素兴奋子宫平滑肌的作用削弱	起始剂量为6.75 mg静脉滴注1分钟，继之18mg/h维持3小时，接着6mg/h持续45小时	副作用轻微，价格较昂贵	无明确禁忌

表 4-22 硫酸镁的用法和用量

作用	剂量和方法	监测和用量	副作用	禁忌证
妊娠32周前早产者常规应用，作为胎儿中枢神经系统保护剂治疗，降低早产儿脑瘫风险和严重程度	负荷剂量4.0~5.0g静脉滴注，30分钟滴完，然后以1~2g/h维持12小时，一般不超过48小时	监测呼吸、膝反射、尿量（同妊娠期高血压疾病），24小时总量不超过30g	长期应用硫酸镁可引起胎儿骨骼脱钙，造成新生儿骨折	患肌无力、肾衰竭

3. **糖皮质激素促胎肺成熟** 主要药物是倍他米松和地塞米松，两者效果相当。所有妊娠28~34^{+6}周的先兆早产应当给予糖皮质激素促胎肺成熟。早产孕妇产前应用糖皮质激素能降低新生儿死亡率、呼吸窘迫综合征、脑室周围出血、坏死性小肠结肠炎的发病率，以及缩短新生儿入住重症监护病房（intensive care unit，ICU）的时间（表 4-23）。

表 4-23 糖皮质激素促胎肺成熟的用法用量

药物	应用孕周	用法用量	注意事项
倍他米松	妊娠28~34^{+6}周	12mg，i.m.，24小时重复1次，共2次	1个疗程
地塞米松		6mg，i.m.，12小时重复1次，共4次	若早产临产，来不及完成完整疗程者，也应给药

4. **控制感染** 对于胎膜完整的早产，使用抗生素不能预防早产。如下生殖道和直肠检测B族溶血性链球菌（group B streptococcus，GBS）阳性，或胎膜早破的早产，必须预防性使用抗生素。

5. 分娩方式的选择

(1)孕周与分娩方式的选择

1)妊娠<28周极早早产分娩方式选择:鉴于国内围产医学水平的提高,部分28周前分娩的超低体重儿也可以存活,但新生儿并发症多且严重,生存能力极低,娩出后需要极多的医疗资源支持其生命,建议在综合诊治水平较高的三级医院分娩。阴道分娩是理想的选择。

2)28~32周早产分娩方式的选择:不推荐常规选择剖宫产,但应尽可能转诊到有早产儿救治能力的三级医院分娩,加强产程中胎心监护,有明确剖宫产指征时选择手术分娩。

3)>32周的早产分娩方式的选择:在严密监测产程的情况下选择阴道分娩。

(2)胎先露与分娩方式的选择

1)头位:在适当的孕周及无产科合并症的情况下应选择阴道分娩。

2)臀位:围产儿死亡率增高,应选择剖宫产。

3)横位:不能阴道分娩,需行剖宫产术。

(3)不同早产原因分娩方式的选择:对于没有产科并发症及妊娠合并症,或病情较轻的产科并发症或合并症患者,例如子痫前期、血糖控制良好的妊娠糖尿病、病情平稳的内科合并症(如肾病、肝病、系统性红斑狼疮)等,可选择阴道分娩。对于有严重产科并发症或妊娠合并症必须选择治疗性终止妊娠的患者,如发生中央型前置胎盘大出血、胎盘早剥、胎儿窘迫、母体严重合并症且不能耐受阴道试产时,应采取剖宫产终止妊娠。

(4)宫颈环扎术后分娩方式的选择:经阴道的宫颈环扎术后发生难以避免的早产的患者应及时拆线,等待自然分娩。经腹宫颈环扎术的早产患者应行剖宫产术终止妊娠。

(5)产时处理:产程中加强胎心监护有利于识别胎儿窘迫,尽早处理;分娩镇痛以硬脊膜外阻滞麻醉镇痛相对安全;

不提倡常规会阴侧切,也不支持没有指征的产钳应用;对臀位特别是足先露者应根据当地早产儿治疗护理条件权衡剖宫产利弊,因地制宜选择分娩方式。早产儿出生后适当延长 30~120 秒后断脐,可减少新生儿输血的需要,大约可减少 50% 的新生儿脑室内出血。

（尹 红　蔺 莉）

第五节　胎膜早破

胎膜早破（premature rupture of membrane,PROM）的妊娠结局与破膜时孕周有关。孕周越小,围产儿预后越差,常引起早产及母婴感染。

【分类】胎膜早破:胎膜破裂发生在临产前。

1. **足月胎膜早破**（PROM of term）　妊娠 37 周之后发生的胎膜早破称足月胎膜早破,占分娩总数的 10%。

2. **未足月胎膜早破**（preterm PROM,PPROM）　妊娠 37 周之前发生的胎膜早破,发生率为 2.0%~3.5%。

【诊断】绝大部分的 PROM 依据临床表现不难作出诊断,临床表现不典型的可借助辅助检查进一步确诊（表 4-24）。

表 4-24　PROM 的临床表现及辅助检查

临床症状和体征	1. 90% 患者突然感觉较多液体从阴道流出,无腹痛等其他产兆 2. 肛门检查上推胎儿先露部时,见液体从阴道流出,有时可见到流出液中有胎脂或被胎粪污染,呈黄绿色 3. 如并发明显羊膜腔感染,则阴道流出液有臭味,并伴发热、母儿心率增快、子宫压痛等急性感染表现。隐匿性羊膜腔感染时,虽无明显发热,但常出现母儿心率增快 4. 患者在流液后,常很快出现宫缩及宫口扩张

续表

辅助检查	1. 阴道酸碱度测定　正常阴道液 pH 值为 4.5~6.0，羊水 pH 值为 7.0~7.5。胎膜破裂后，阴道液 pH 值升高（pH ≥ 6.5）。pH 值通常采用硝嗪或石蕊试纸测定，如果后穹窿有液池，且试纸变蓝可以明确诊断。但子宫颈炎、阴道炎、血液、肥皂、尿液、精液或防腐剂可能会造成 pH 试纸测定的假阳性 2. 阴道液涂片　取阴道液涂于玻片上，干燥后显微镜下观察，出现羊齿状结晶提示为羊水。精液和宫颈黏液可造成假阳性 3. 生化指标检测　对于上述检查方法仍难以确定的可疑 PROM 孕妇，可采用生化指标检测。临床应用最多是针对胰岛素样生长因子结合蛋白 1，胎盘 α- 微球蛋白 1。 4. 超声检查　对于可疑 PROM 孕妇，超声检测羊水量可能有一定帮助

【绒毛膜羊膜炎的诊断标准】

绒毛膜羊膜炎是 PROM 的主要并发症，孕妇体温升高的同时伴有上述 2 个或以上的症状或体征可以诊断为临床绒毛膜羊膜炎，但下述任何单项的临床表现或指标异常都不能诊断。

1. 体温升高（体温 ≥ 37.8℃）。
2. 脉搏增快（≥ 100 次 /min）。
3. 胎心率增快（≥ 160 次 /min）。
4. 宫底有压痛、阴道分泌物异味。
5. 外周血白细胞计数升高（$\geq 15 \times 10^9$/L 或核左移）。

【预防 B 族溶血性链球菌感染的抗生素用法】

1. 青霉素 G 首次剂量 480 万 U 静脉滴注，然后 240 万 U/4h 直至分娩；或氨苄西林，负荷量 2g 静脉滴注，然后每 4 小时 1g 的剂量静脉滴注直至分娩。

2. 对青霉素过敏者则选用头孢唑啉，以 2g 作为起始剂量静脉滴注，然后每 8 小时 1g 直至分娩。

3. 对头孢菌素类过敏者则用红霉素 500mg，每 6 小时 1 次静脉滴注；或克林霉素 900mg 静脉滴注，每 8 小时 1 次。

【胎膜早破处理流程】见图 4-4。

【促胎肺成熟用药方案】地塞米松 6mg 孕妇肌内注射，q.12h.，共 4 次，或倍他米松 12mg 孕妇肌内注射，每天 1 次，共 2 次。给予首剂后，24~48 小时内起效并能持续发挥作用至少 7 日。孕 32 周前使用了单疗程糖皮质激素治疗，孕妇尚未分娩，在应用 1 个疗程 2 周后，孕周仍不足 32^{+6} 周，估计短期内终止妊娠者可再次应用 1 个疗程，但总疗程不能超过 2 次。对于糖尿病合并妊娠或妊娠糖尿病孕妇处理上无特殊，但要注意监测血糖水平，防治血糖过高而引起酮症。

【抗生素的应用】对于 PPROM 预防性应用抗生素的价值是肯定的，减少绒毛膜羊膜炎的发生率，降低破膜后 48 小时内和 7 天内的分娩率，降低新生儿感染率以及新生儿头颅超声检查的异常率。具体应用方法：氨苄西林 2g+ 红霉素 250mg 每 6 小时 1 次静脉滴注 48 小时，阿莫西林 250mg 联合肠溶红霉素 333mg 每 8 小时 1 次口服连续 5 天。青霉素过敏的孕妇，可单独口服红霉素 10 天。应避免使用氨苄西林 + 克拉维酸钾类抗生素，因其有增加新生儿发生坏死性小肠结肠炎的风险。

【其他问题】

1. **羊水过少的处理**　羊水指数<5cm 或羊水最大平面垂直深度<2cm 为羊水过少，密切监测有无绒毛膜羊绒炎和胎儿窘迫，依据情况适时终止妊娠。

2. **子宫颈环扎术后 PPROM 的处理**　子宫颈环扎术是 PPROM 的高危因素，约 38% 发生 PPROM，对于孕周<24 周的 PPROM 孕妇可拆线放弃胎儿；孕 24~27^{+6} 周的 PPROM，依据患者的知情同意和个体情况决定是否期待治

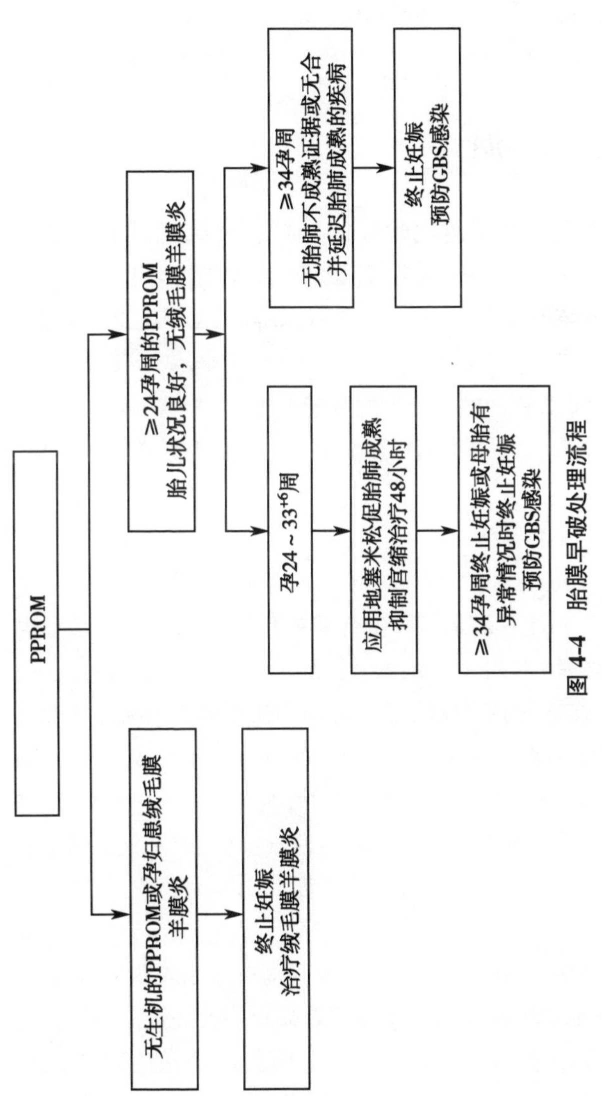

图 4-4　胎膜早破处理流程

疗并给予促胎肺成熟；孕 28~31^{+6} 周的 PPROM，在无禁忌证的前提下促胎肺成熟完成后，依据个体情况可以考虑拆线或保留；≥32 孕周，一旦诊断 PROM 后应考虑拆线。

（尹 红　蔺 莉）

第六节　双胎妊娠

一次妊娠宫腔内同时有 2 个或 2 个以上胎儿时称多胎妊娠（multiple pregnancy）。近 20 年，由于辅助生育技术的广泛应用，多胎妊娠发生率明显增高，多胎妊娠中双胎发生率最高，本节主要讨论双胎妊娠。

【双胎妊娠的绒毛膜性的判断】

1. 妊娠 6~9 周可通过孕囊数目判断绒毛膜性。

2. 妊娠 10~14 周可以通过双胎间的羊膜与胎盘交界的形态判断绒毛膜性。

3. 单绒毛膜双胎羊膜分隔与胎盘呈“T”征。

4. 双绒毛膜双胎胎膜融合处夹有胎盘组织，所以胎盘融合处表现为“双胎峰”（或“λ”征）。

5. 妊娠中期“双胎峰”或“T”征不容易判断，只能通过分离的胎盘个数或胎儿性别判断绒毛膜性。如为 2 个胎盘或性别不同，则为双绒毛膜双胎；如 2 个胎儿共用一个胎盘，性别相同，缺乏妊娠早期超声检查资料，绒毛膜性判定会很困难。以往通过羊膜分隔的厚度判断绒毛膜性，但准确性不佳。

6. 如绒毛膜性诊断不清，建议按单绒毛膜双胎处理。

【双胎的妊娠期监护】双胎妊娠较单胎妊娠需要更多次的产前检查和超声监测，而不同绒毛膜性双胎的妊娠期的风险又不同，风险程度依次为单绒毛膜单羊膜囊双胎、单绒毛膜双胎、双绒毛膜双胎（表 4-25）。

表 4-25　不同绒毛膜性双胎的妊娠期监护

双绒毛膜双胎	按照高危妊娠进行管理 妊娠中期每月至少进行 1 次产前检查 妊娠期并发症发生率高于单胎妊娠，建议在妊娠晚期适当增加产前检查次数 至少每月进行 1 次胎儿生长发育的超声评估和脐血流多普勒检测 妊娠晚期酌情增加对胎儿的超声评估次数，便于进一步发现双胎生长发育可能存在的差异，并准确评估胎儿宫内健康状况 双胎妊娠的妊娠期热量、蛋白质、微量元素和维生素的需求量增加，缺铁性贫血较为常见
单绒毛膜双胎	1. 妊娠期监护需要产科医师和超声医师的密切合作。发现异常时及早转诊至有条件的产前诊断中心或胎儿医学中心 2. 自妊娠 16 周开始，至少每 2 周进行 1 次超声检查；评估双胎的生长发育、羊水分布和胎儿脐动脉血流等，并酌情检测胎儿大脑中动脉血流和静脉导管血流 3. 严重的单绒毛膜双胎并发症，如 TTTS、选择性胎儿生长受限（sFGR）和双胎之一畸形等均可能产生不良妊娠结局。应在有经验的胎儿医学中心综合评估母体及胎儿的风险，制订个体化诊疗方案
单绒毛膜单羊膜囊双胎	在妊娠早、中期即可能存在双胎间的脐带缠绕，导致胎儿死亡率较高 产前检查需要充分告知孕妇存在发生不可预测的胎儿死亡风险 建议定期进行超声检查，评估胎儿的生长发育和多普勒血流，在适当的孕周也可以通过胎心电子监护发现胎儿窘迫的早期征象 妊娠晚期加强对单绒毛膜单羊膜囊双胎的监护，酌情适时终止妊娠 对这一类型的双胎，建议在具备一定早产儿诊治能力的医疗中心分娩 剖宫产为推荐的分娩方式 终止妊娠前进行促胎肺成熟治疗

【产前筛查及产前诊断】双胎妊娠的产前筛查和产前诊断不同于单胎妊娠，应掌握其特点(表 4-26)。

表 4-26　双胎妊娠的产前筛查和产前诊断

孕 11~13^{+6} 周	1. 不建议单独使用中孕期生化血清方法进行唐氏综合征筛查 2. 双绒毛膜双胎妊娠 (1)超声筛查检测胎儿颈项透明层厚度(NT)检测并结合胎儿鼻骨、静脉导管、三尖瓣反流情况，对唐氏综合征的检出率可达 80%，与单胎妊娠的筛查结果相似 (2)因多数为双卵双胎，则应独立计算各个胎儿的唐氏综合征发生概率 3. 单绒毛膜双胎妊娠　应按 1 个胎儿的唐氏综合征发生风险计算(使用冠 - 臀长最大值和 NT 的平均值)
孕 18~24 周，最晚不要超过 26 周	进行超声结构筛查。可根据孕周分次进行包括胎儿心脏在内的结构筛查
无创产前筛查(noninvasive prenatal testing，NIPT)	优于早孕期联合筛查或中孕期母体生化筛查
细胞遗传学诊断	1. 对于有指征进行细胞遗传学检查的孕妇，要及时给予产前诊断咨询 2. 双胎有创性产前诊断建议转诊至有能力进行宫内干预的产前诊断中心进行 3. 双绒毛膜双胎应对 2 个胎儿进行取样 4. 单绒毛膜双胎通常只需对其中任意 1 个胎儿取样，但如出现 1 胎结构异常或双胎大小发育严重不一致，则应对两个胎儿分别取样 5. 对于早期绒毛膜性不清，或者单绒毛膜双胎其中 1 个胎儿结构异常、2 个胎儿体重相差较大者，均建议行 2 个羊膜腔的取样

【双胎妊娠并发症的诊断标准】

1. **单绒毛膜性双胎妊娠生长不一致(sFGR)** 需符合双胎中一胎估测体重<第3百分位数,或符合以下4项中的至少2项:

(1)一胎估测体重<第10百分位数。

(2)一胎腹围<第10百分位数。

(3)2个胎儿估测体重差异≥25%。

(4)较小胎儿的脐动脉搏动指数>第95百分位数。

2. **单绒毛膜性双胎贫血-多血质序列征**(twin anemia polycythemia sequence,TAPS) 产前诊断标准:临床排除双胎输血综合征(twin-twin transfusion syndrome,TTTS),多血质儿大脑中动脉收缩期峰值流速(middle cerebral artery peak systolic velocity,MCA-PSV)≤0.8中位数倍数(multiple of median,MoM),贫血儿MCA-PSV≥1.5MoM,或2个胎儿MCA-PSV差值≥1.0MoM。

产后诊断标准:2个胎儿血红蛋白水平差异≥80g/L,并且贫血儿与多血质儿的网织红细胞比值≥1。

3. **单绒毛膜性双胎输血综合征(TTTS)** 单绒毛膜性双胎超声检查中,一胎儿出现羊水过多(孕20周前羊水最大深度>8cm,孕20周后羊水最大深度>10cm),同时另一胎儿出现羊水过少(羊水最大深度<2cm)。TTTS诊断的必需条件是两个胎儿出现羊水过多-过少序列征(twin oligopolyhydramnios sequence,TOPS),而并非两个胎儿体重是否有差异(表4-27)。

4. **双绒毛膜双胎生长不一致** 双胎中一胎估测体重<同胎龄第3百分位数;或一胎符合以下3个条件中的至少2个:

(1)一胎估测体重<第10百分位数。

(2)2个胎儿估测体重差异≥25%。

(3)较小胎儿的脐动脉搏动指数>第95百分位数。

表 4-27 双胎输血综合征的 Quintero 分期

Ⅰ期	受血儿羊水过多(孕 20 周前羊水最大深度>8cm,孕 20 周后羊水最大深度>10cm),同时供血儿羊水最大深度<2cm
Ⅱ期	超声检查观察 60 分钟供血儿的膀胱仍不显示
Ⅲ期	任意一胎儿出现多普勒血流异常,如脐动脉舒张期血流缺失,或倒置,静脉导管血流,人脑中动脉血流异常或脐静脉出现搏动
Ⅳ期	任意一胎儿出现水肿
Ⅴ期	一胎儿或两胎儿发生宫内死亡

【双胎妊娠终止妊娠的时机】

1. 无并发症的双绒毛膜双羊膜囊双胎(dichorionic-diamniotic twin,DCDA)可在 38~38^{+6} 周终止妊娠。

2. 无特殊并发症的单绒毛膜双羊膜囊双胎(monochorionic diamniotic,MCDA)可在 37~37^{+6} 周终止妊娠。

3. 单绒毛膜单羊膜囊双胎(monochorionic monoamniotic,MCMA)可在 32~34 周终止妊娠。

4. DCDA 合并其他母胎疾病或妊娠并发症时,应遵循个体化原则选择终止妊娠时机。

5. MCDA 合并其他母胎疾病或妊娠并发症时,应遵循个体化原则选择终止妊娠时机。

注意:双胎妊娠出现并发症后应转诊到有母儿医学中心的医疗机构诊治。

(尹 红 蔺 莉)

第七节 胎儿生长受限

【定义】出生体重低于同孕龄体重第 10 百分位数的新生儿称为小于孕龄儿(SGA),并非所有 SGA 胎儿均为病理性的生长受限(FGR),SGA 胎儿还包含了部分健康小样儿(表 4-28)。

表 4-28　FGR 的定义

名称	定义
SGA	超声估测体重或腹围低于同胎龄应有体重或腹围第 10 百分位数以下
FGR	受病理因素影响(母体、胎儿、胎盘疾病等),胎儿生长未达到其遗传潜能,超声估测体重或腹围低于相应胎龄应有体重或腹围第 10 百分位数以下,其中第 3 百分位数以下者称为严重 FGR

【病因学】(表 4-29)

表 4-29　FGR 的病因学

类型	主要病因
母体因素	1. 营养不良 2. 妊娠合并症　孕前合并发绀型心脏病、慢性肾病、慢性高血压、糖尿病、甲状腺疾病、自身免疫性疾病(如系统性红斑狼疮、抗磷脂抗体综合征)等 3. 妊娠并发症　子痫前期、妊娠期肝内胆汁淤积等
胎儿因素	1. 多胎妊娠 2. 遗传学异常　染色体疾病、基因组疾病、单基因疾病等 3. 结构异常　先天性心脏病、腹壁裂等
胎盘、脐带因素	1. 胎盘异常　轮廓胎盘、胎盘血管瘤、绒毛膜下血肿、小胎盘、副胎盘等 2. 脐带异常　单脐动脉、脐带过细、脐带扭转、脐带打结等
其他因素	1. 宫内感染(风疹、巨细胞病毒、弓形虫、梅毒等) 2. 环境致畸物 3. 药物的使用和滥用(烟草、酒精、可卡因、麻醉剂等)

【孕期筛查、预防及胎儿宫内监测】（表 4-30）

表 4-30　FGR 的孕期筛查、预防及评估

筛查	详细的胎儿结构超声筛查	1. FGR 胎儿合并结构异常或中孕期超声软指标异常时，建议行介入性产前诊断，进行染色体微阵列及核型分析 2. 对于<孕 24 周或 EFW<500g 的 FGR 孕妇，无论是否合并胎儿结构异常，均建议提供遗传咨询和产前诊断 3. 建议常规行 TORCH 筛查，尤其是巨细胞病毒和弓形虫的产前筛查
预防	生活方式和药物预防	1. 孕妇戒烟可预防 FGR 发生 2. 孕 16 周前预防性口服阿司匹林，除可预防子痫前期外，也可以预防 FGR 3. 对于 FGR 高危人群，低分子量肝素不能有效预防 FGR 的发生 4. 补充孕激素及钙剂等措施并不能预防 FGR 的发生
胎儿宫内监测	联合多普勒超声、羊水量、胎儿生物物理评分（BPP）、电子胎心监护和胎儿生长趋势等多个指标，综合评估胎儿宫内安危	1. 计数胎动　建议 FGR 孕妇每天计数胎动，若胎动减少，需及时就诊，进一步胎儿评估 2. 超声多普勒血流如脐动脉血流、大脑中动脉血流、静脉导管检测对评估胎儿宫内安危具有重要意义 (1) 脐动脉 S/D：若正常，可每 2 周复查 1 次；若发现 FGR 胎儿脐动脉舒张末期血流缺失或反向具有重要意义，建议评估静脉导管血流，提示可能需要干预和考虑分娩时机，建议转诊至有 FGR 监护和诊治经验的医疗中心进一步监测 (2) 大脑中动脉血流（MCA）：<孕 32 周时，预测价值有限；≥孕 32 周的 FGR 中，如果脐动脉舒张末期血流正向，MCA 搏动指数降低（<第 5 百分位数）对新生儿酸中毒有一定预测价值，可作为决定分娩时机的参考 (3) 静脉导管血流：评估对新生儿酸中毒和不良结局有一定预测价值

续表

胎儿宫内监测	3. 电子胎心监护 (1) 对 FGR 胎儿，建议行电子胎心监护，但不应作为 FGR 唯一的监护方法 (2) 在电子胎心监护的各项参数中，胎心率的短变异是预测胎儿宫内安危的有效参数 (3) 如 FGR 孕妇自然临产，建议及早入院，进行持续电子胎心监护

【分娩时机及方式】

1. **分娩时机**　必须综合考虑孕周、病因、类型、严重程度、监测指标和当地新生儿重症监护的技术水平等决定终止妊娠的时机(表 4-31)。

2. **分娩方式**　FGR 本身并不是剖宫产的绝对指征，但 FGR 胎儿对缺氧耐受力差，胎儿宫内储备不足，难以耐受分娩过程中子宫收缩时的缺氧状态，应适当放宽剖宫产指征。存在脐动脉血流异常(舒张末期血流缺失或反向)时，建议剖宫产终止妊娠。

表 4-31　FGR 胎儿分娩时机的建议

孕周、估计体重	超声检查	具体处理措施
<孕 24 周或 EFW<500g	存在明确 FGR 表现伴发胎儿多普勒血流异常	和孕妇及家人沟通胎儿的预后，明确意愿
24~28 周或 EFW500~1 000g	舒张末期血流缺失或反向	积极救治，应在具备救治能力医疗中心进行产前监护和分娩
孕 28~32 周的 FGR	舒张末期血流(缺失或反向)同时合并静脉导管 a 波异常(缺失或反向)	建议尽快完成糖皮质激素促胎肺成熟后，积极终止妊娠

续表

孕周、估计体重	超声检查	具体处理措施
孕 28~32 周的 FGR	单纯脐动脉血流舒张末期反向，没有其他胎儿窘迫的证据	期待妊娠至不超过孕 32 周终止
孕 32~34 周的 FGR	单纯的脐动脉舒张末期血流缺失，没有胎儿窘迫的证据（如异常电子胎心监护图形、BPP<4分、静脉导管 a 波异常等）	可期待妊娠至不超过孕 34 周终止
预计在孕 34 周之前分娩的 FGR		建议产前使用糖皮质激素
孕 34~37 周，预计 7 天内有早产风险，且孕期未接受过糖皮质激素治疗		建议产前使用糖皮质激素
孕 32 周之前分娩的 FGR		应使用硫酸镁保护胎儿和新生儿的中枢神经系统
孕 34~37 周的 FGR	单次脐动脉多普勒血流升高不应作为立即分娩的指征	应考虑完善对胎儿健康情况的系统评估，如胎儿监护情况良好，可期待至孕 37 周后分娩
>34 周的 FGR	如果出现停滞生长>2 周、羊水过少（最大羊水池深度<2cm）、BPP<6 分、无应激试验频发异常图形或明确的多普勒血流异常	考虑积极终止妊娠
>孕 37 周的 FGR		考虑积极分娩终止妊娠

（王 静）

第八节　前置胎盘

【定义及分类】在妊娠 28 周后，胎盘下缘毗邻或覆盖子宫颈内口。前置胎盘分类见表 4-32。

表 4-32　前置胎盘的分类

指南版本	分类			
2013 版	完全性前置胎盘	部分性前置胎盘	边缘性前置胎盘	低置胎盘
2020 新版	前置胎盘		低置胎盘	

【高危因素及临床处理】(表 4-33)

表 4-33　前置胎盘的高危因素及临床处理

高危因素	临床表现
多次流产史 宫腔操作史 产褥感染史 既往前置胎盘 既往剖宫产术等病史 多胎、多产、高龄、吸烟、辅助生殖技术	1. 症状　妊娠晚期或临产后无诱因、无痛性反复阴道流血 2. 体征　孕妇全身情况与前置胎盘的出血量及出血速度密切相关，反复出血可呈贫血貌，急性大量出血可致失血性休克 3. 腹部检查　子宫软，无压痛，轮廓清楚，子宫大小与妊娠周数相符，胎位清楚，由于胎盘位置低于胎儿先露部，常伴有胎先露高浮或臀位、横位等异常胎位

【诊断】经阴道超声检查是诊断前置胎盘最主要及最佳的检查方法(表 4-34)。

【分娩时机及方式】

1. **分娩时机**　无症状的前置胎盘孕妇，推荐妊娠 36~38 周终止妊娠；有反复阴道流血史、合并胎盘植入或其他相关高危因素的前置胎盘或低置胎盘孕妇，考虑妊娠 34~37 周终止妊娠。

表 4-34 前置胎盘的孕期超声检查

超声检查“四要素”	胎盘附着位置,如前壁、后壁或侧壁等 胎盘边缘距子宫颈内口的距离或超出子宫颈内口的距离,精确到毫米 覆盖子宫颈内口处胎盘的厚度 子宫颈管的长度
既往有剖宫产术史的前置胎盘患者,应特别注意是否合并胎盘植入	注意胎盘下子宫肌层有无变薄或消失、胎盘实质内的腔隙血流、“清晰区”消失、胎盘下血管过度增生和桥接血管等
MRI 检查不能替代超声检查,对于可疑胎盘植入的孕妇,MRI 检查可协助评估植入的深度、宫旁侵犯、与周围器官的关系等情况,有一定的临床指导作用	

2. **分娩方式** 无症状、无头盆不称的低置胎盘者,尤其是妊娠 35 周后经阴道超声测量胎盘边缘距子宫颈内口为 11~20mm 的孕妇可考虑自然分娩。紧急剖宫产术的指征:前置胎盘孕妇出现大出血甚至休克;在期待过程中,出现胎儿窘迫等产科指征,胎儿可存活;临产后诊断的前置胎盘,阴道流血较多,估计短时间内不能自然分娩者。

【剖宫产术】前置胎盘行剖宫产术的围手术期注意事项(表 4-35)。

表 4-35 前置胎盘行剖宫产术的围手术期注意事项

术前准备	强调多学科合作	联合麻醉科、ICU、检验科、输血科及新生儿科等多学科共同救治,确保手术期间血制品及止血药物和用品备齐,并行预防性抗感染治疗
	术前再次超声检查	了解胎儿情况、胎盘附着的部位及有无植入,协助评估和制订手术方案
	充分地术前医患沟通	告知手术风险、大量用血的可能,并签署子宫切除术的知情同意书

续表

术中注意要点	腹部切口的选择	如为胎儿横位、先露高浮、有胎盘植入者，推荐使用下腹部正中纵切口，必要时绕脐向上延长； 如为纵产式、胎先露较低，胎盘主要位于后壁，向前覆盖子宫颈内口，子宫颈管长，前壁胎盘不对称附着，可选择横切口
	子宫切口的选择	原则上应避开胎盘，安全迅速地娩出胎儿，灵活选择子宫切口，必要时可选择子宫下段及体部斜切口或子宫底部横切口
	止血措施	胎儿娩出后，立即用止血带捆扎子宫下段，有效阻断子宫血流；待子宫收缩后徒手剥离胎盘，避免暴力，尽量剥离干净；对于剥离面出血，灵活采用各种缝合止血技术，同时配合采用各种子宫血管缝扎及血管栓塞术；必要时开展自体血回输
	子宫切除术的指征	失血速度是反映病情轻重的重要指标，短时间内大量出血(数分钟内出血>2 000ml)，在保守性药物和手术干预无效的情况下，应果断行子宫切除术 由于条件限制，为挽救孕妇生命，根据具体情况也可适当放宽手术指征
术后管理	术中出血多的孕妇应入住 ICU 术后严密监测孕妇生命体征、心肺功能、凝血情况 严密观察腹腔、阴道流血情况 抗生素预防感染，了解有无感染征象，及时纠正电解质紊乱 术后可超声随访子宫、残留胎盘的情况	

【自然分娩】低置胎盘自然分娩过程中的处理要点(表4-36)。

表 4-36 低置胎盘自然分娩过程中的处理要点

产前	建议在有条件的医疗机构,最好是危重急症抢救能力的产科机构进行,作好行紧急剖宫产术和输血的准备 备足血源,充分与孕妇及家属沟通分娩方式及风险
产程中	协助胎先露下降,压迫止血 宫口开大 3cm 以上行人工破膜,使胎头下降压迫胎盘前置部分止血 产程中需密切注意胎心变化,必要时采用连续胎心电子监护 若人工破膜后,胎头下降不理想,仍有出血,或产程进展不顺利,应立即改行剖宫产术
胎盘处理要点	尽早使用针对子宫下段收缩的药物如前列腺素类、麦角新碱等 如胎盘自娩困难,或出血增多,需人工剥离胎盘,操作须轻柔,慎防损伤子宫下段,并警惕胎盘粘连或植入的可能 同时行子宫按压、宫腔填塞等措施控制出血 如经以上处理,仍不能止血,应果断采取手术操作、介入治疗,甚至行子宫切除术等措施止血

(王 静)

第九节 胎盘早剥

【定义】妊娠 20 周后正常位置的胎盘在胎儿娩出前部分或全部从宫壁剥离,称为胎盘早剥。

【病因】血管病变(如妊娠期高血压疾病等)、机械性因素如外伤、子宫静脉压升高、宫腔内压力骤减,其他因素如高龄多产、吸烟、胎盘早剥史等。

【病理】底蜕膜出血、形成血肿,使该处胎盘自子宫壁剥离。分显性剥离和隐性剥离,严重时,血液侵入子宫肌层,引起肌纤维分离、断裂及变性,血液侵入浆膜层时,子宫表面呈现紫蓝色瘀斑，称为子宫胎盘卒中。

【典型症状】阴道出血、腹痛、子宫张力增加和宫体压痛。

【分级】（表 4-37）

表 4-37 胎盘早剥的分级

分级	临床特征
0 级	胎盘后有小凝血块，为分娩后回顾性产后诊断
Ⅰ级	阴道出血；可有子宫压痛和子宫强直性收缩；产妇无休克发生，无胎儿窘迫发生
Ⅱ级	可能有阴道出血，产妇无休克，有胎儿窘迫发生
Ⅲ级	可能有外出血；子宫直性收缩明显；触诊呈板状；持续性腹痛，产妇发生失血性休克，胎儿死亡；30% 的产妇有凝血功能指标异常

【辅助检查】（表 4-38）

表 4-38 胎盘早剥的辅助检查

辅助检查	检查特点
超声检查	不是敏感手段，准确率在 25% 左右，可用于前置胎盘的鉴别诊断及保守治疗的病情监测；阴性不能排除胎盘早剥的诊断；典型的声像图示胎盘与子宫壁之间出现边缘不清楚的液性低回声区，即胎盘后血肿，胎盘异常增厚或胎盘边缘“圆形”裂开
胎心监护	判断胎儿的宫内状况，可出现胎心监护的基线变异消失、变异减速、晚期减速、正弦波形及胎心率缓慢等
实验室检查	血常规、凝血、肝肾功能、电解质及血气分析等 进行凝血功能检测和纤溶系统确诊试验，以便及时发现 DIC 纤维蛋白原<250mg/L 为异常，若<150mg/L 对凝血功能障碍有诊断意义

【治疗】原则：早期识别、积极处理休克、及时终止妊娠、控制 DIC、减少并发症(表 4-39)。

表 4-39 胎盘早剥的治疗

治疗措施		
纠正休克		监测产妇生命体征，积极输血、补液及凝血因子维持血液循环系统的稳定，有 DIC 表现者要尽早纠正凝血功能障碍，使血红蛋白维持在 100g/L，血细胞比容>30%，尿量>30ml/h
监测胎儿宫内情况		持续监测胎心以判断胎儿的宫内情况
保守治疗		严密监测孕妇生命体征，尤其是腹部体征 动态复查凝血功能及超声情况，监测病情变化 孕 28~34 周 0~Ⅰ级胎盘早剥者，尽可能予以保守治疗延长孕周，给予糖皮质激素促胎肺成熟
及时终止妊娠	阴道分娩	胎儿死亡，产妇生命体征平稳 0~Ⅰ级患者，情况良好，外出血为主，宫口已扩张，估计短时间内可结束分娩 应尽快实施人工破膜减压及促进产程进展，必要时静脉滴注缩宫素缩短第二产程 分娩过程中密切观察血压、脉搏、宫底高度、宫缩与出血情况，建议全程行胎心电子监护，了解胎儿宫内状况，并备足血制品
	剖宫产分娩	Ⅰ级胎盘早剥，出现胎儿窘迫征象者 孕 32 周以上，胎儿存活，胎盘早剥Ⅱ级以上 Ⅲ级胎盘早剥，产妇病情恶化，胎儿已死，不能立即分娩者 破膜后产程无进展者
并发症的处理	产后出血	及时应用促宫缩药物，必要时采用子宫压迫止血、动脉结扎、动脉栓塞、子宫切除等手段控制出血

续表

治疗措施		
并发症的处理	凝血功能障碍	及时终止妊娠，以阻止凝血物质继续进入血管内而发生消耗性凝血；补充血容量及凝血因子、冷沉淀及纤维蛋白原
	肾衰竭	及时补充血容量，在改善休克后仍少尿者(尿量<17ml/h)则给予利尿剂(呋塞米、甘露醇等)处理。注意监测肾功能，维持电解质及酸碱平衡，必要时行血液透析治疗

(王 静)

第十节 妊娠期及产褥期静脉血栓栓塞症

静脉血栓栓塞症(venous thromboembolism，VTE)包括深静脉血栓形成(deep venous thrombosis，DVT)和肺栓塞(pulmonary embolism，PE)，妊娠期和产褥期发生VTE的风险明显高于非孕期。

【流行病学】与非妊娠妇女相比，妊娠期及产褥期VTE的发病率增加4~5倍，妊娠期及产褥期VTE的总发生率为0.6/1 000~1.8/1 000，其中分娩后第1周是发病风险最高的时期。

【发病机制】妊娠期及产褥期特殊的生理与解剖学变化致VTE发生风险增加：妊娠后，雌、孕激素水平升高，凝血系统的改变(凝血因子Ⅶ、凝血因子Ⅷ、凝血因子X和纤维蛋白原等促凝血因子增加，抗凝血因子蛋白S、蛋白C等减少)，血小板功能活化，血液瘀滞，血管损伤，子宫增大压迫下腔静脉和盆腔静脉，妊娠期和产后活动能力下降等，以上改变增加了VTE发生和发展的风险。

【风险因素及预防措施】妊娠期及产褥期VTE的发生与合并相关危险因素的多少及程度密切相关，危险因素越多、危险程度越高，发生 VTE 的风险越大。相关危险因素及预防措施见表 4-40。

表 4-40 妊娠期及产褥期 VTE 的高危因素及预防措施

项目	风险因素	妊娠期	产褥期
孕前 VTE 病史	与大手术无关	• 多学科会诊制定预防策略 • 妊娠期全程使用低分子量肝素（Low Molecular Weight Heparin，LMWH） • 临产或择期分娩前 24 小时停用 LMWH	• 评估并排除出血风险后重启 LMWH 抗凝 • 重启时机：阴道分娩后 4~6 小时，剖宫产术后 6~12 小时，至少持续用药至产后 6 周
	与大手术有关	• 多学科会诊制定预防策略 • 妊娠期 28 周开始使用 LMWH 临产或择期分娩前 24 小时停用 LMWH	• 评估并排除出血风险后，产后 6~12 小时启用 LMWH • 持续用药至产后 6 周
妊娠合并症	存在以下任意一种情况： • 活动性自身免疫性或炎症性（如系统性红斑狼疮、关节炎、肠炎） • 肾病综合征 • 心力衰竭 • 1 型糖尿病肾病 • 恶性肿瘤 • 镰状细胞病	• 多学科会诊制定预防策略 • 评估 VTE 发生风险后启用 LMWH • 用药前需排除出血风险 • 病情缓解、临产或择期分娩前 24 小时停用 LMWH	评估并排除出血风险后，产后 24 小时启用 LMWH 持续用药至产后 6 周

续表

项目	风险因素	妊娠期	产褥期
暂时性危险因素	以下任意一情况： • 卵巢过度刺激综合征 • 妊娠期外科手术 • 妊娠剧吐	• 多学科会诊制定预防策略 • 评估 VTE 发生风险后启用 LMWH • 用药前需排除出血风险 • 仅限治疗期间使用	无
产科及其他危险因素	• VTE 家族史 • 年龄（≥35 岁） • 产次（≥3 次） • 评估时 BMI≥30kg/m^2 • 截瘫或长时间制动 • 全身性感染或宫腔感染、产褥感染 • 重度子痫前期 • 多胎妊娠 • 孕前 DM • 剖宫产术尤其是产程中中转剖宫产术 • 严重产后出血或大量输血者 • 总产程时长≥24 小时与剖宫产手术相关的子宫切除术	≥3 个危险因素者，需要仔细评估，在排除出血风险和充分权衡利弊后，慎重启用 LMWH（在孕 28 周后），临产或择期分娩前 24 小时停用 LMWH	• 评估出血风险后，于产后 24 小时启用 LMWH • 2 个危险因素者，住院期间使用 • 3 个危险因素者，使用 LMWH 至产后 7 天 • ≥4 个危险因素者，使用 LMWH 至产后 10 天

注意：

(1) 对所有孕产妇应进行健康宣教，对有高危因素者强化宣教并给予个体化的物理方法推荐。

(2) 健康宣教内容：告知妊娠及产褥期 VTE 风险增加，建议合理活动和避免脱水，学会识别 VTE 的早期症状或体征。

(3) 物理方法：包括足背屈、防血栓梯度加压弹力袜、间歇充气加压装置或足底静脉泵等，使用前评估患者的适应证和禁忌证。

【诊断】

1. 症状及体征

(1) 出现下肢疼痛、肿胀，尤其是患侧的小腿围与对侧相差>2cm 时，需高度警惕 DVT 的发生。

(2) 出现颈部胀痛、意识淡漠、头痛、呕吐等症状，需警惕颈静脉和颅内静脉系统栓塞。

(3) 多数 PE 患者症状不典型，临床表现具有多样性，但缺乏特异性。其中呼吸困难最常见，其次为胸痛、咳嗽、发绀及下肢疼痛、肿胀，少见休克、晕厥及心律失常，一旦发生常提示严重 PE，导致孕产妇死亡的风险极高。

2. 辅助检查

(1) 可疑 DVT 时首选血管加压超声检查。

(2) 可疑急性 PE 时，首选心电图、胸部 X 线检查。约 40% 急性 PE 孕产妇的心电图显示异常(最常见为 T 波倒置，其次为右束支传导阻滞)。胸部 X 线检查对诊断 PE 缺乏敏感性和特异性，但可以显示肺部感染、气胸等，主要为临床排他性诊断提供支持。PE 的诊断性检查包括核素肺通气 / 灌注(V/Q) 扫描、CT 肺动脉造影(computed tomographic pulmonary angiography，CTPA)。这些放射性检查对胎儿的低剂量辐射不会增加胎儿死亡率或致畸率，但应做好相应的知情告知。

(3) 不推荐 D- 二聚体作为孕产妇 VTE 筛查、诊断、预防或治疗的参考指标，但在明确诊断的 VTE 患者的治疗过程中监测 D- 二聚体水平还是有必要的。

DVT 诊断流程和 PE 诊断流程见图 4-5 图 4-6。

【治疗】

妊娠期及产褥期 VTE 一经确诊，应尽快启动多学科会诊，采取以抗凝治疗为主的综合救治措施。PE 的治疗详见第五章第四节“肺栓塞”。常见抗凝治疗的药物选择及药物剂量见表 4-41 和表 4-42。

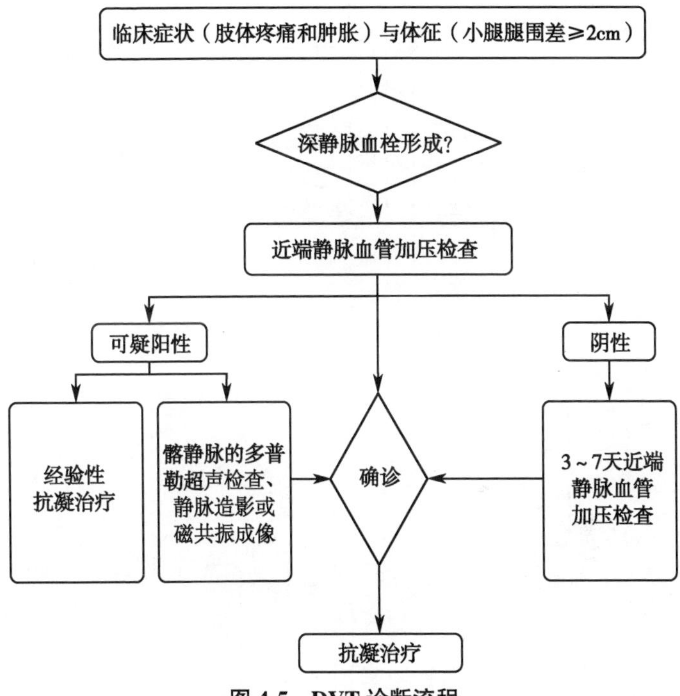
临床症状（肢体疼痛和肿胀）与体征（小腿腿围差≥2cm）
深静脉血栓形成?
近端静脉血管加压检查
可疑阳性
阴性
经验性抗凝治疗
髂静脉的多普勒超声检查、静脉造影或磁共振成像
确诊
3~7天近端静脉血管加压检查
抗凝治疗
图 4-5　DVT 诊断流程

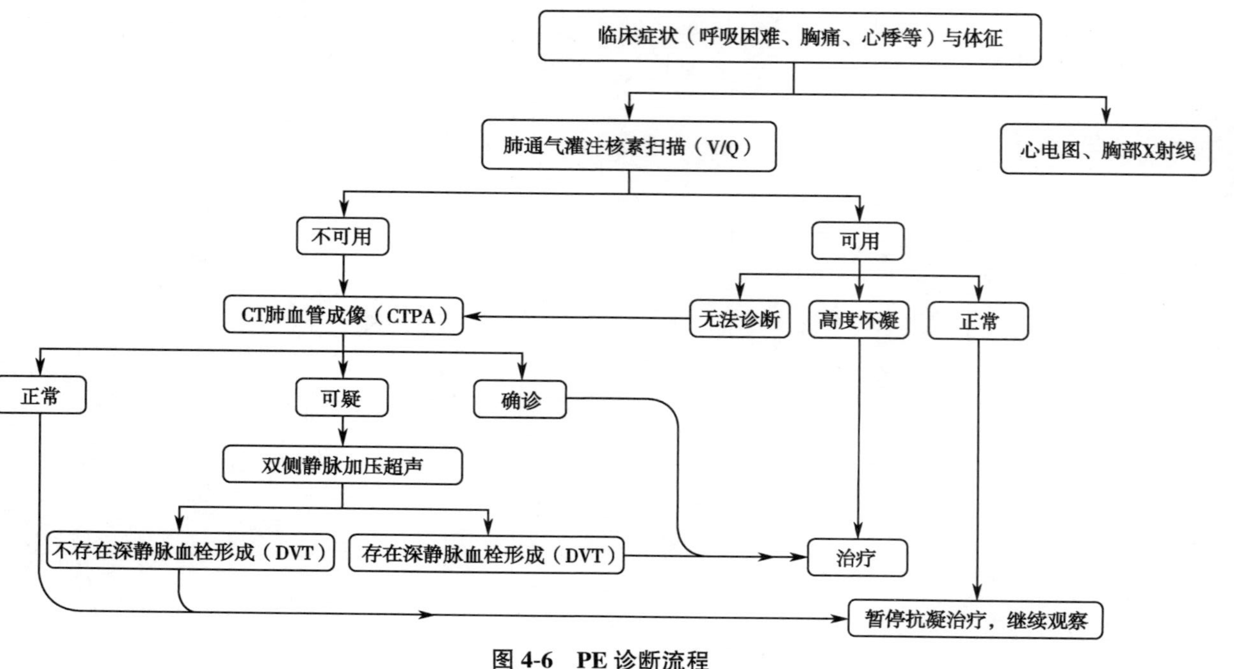
临床症状（呼吸困难、胸痛、心悸等）与体征
肺通气灌注核素扫描（V/Q）
心电图、胸部X射线
不可用
可用
CT肺血管成像（CTPA）
无法诊断
高度怀疑
正常
正常
可疑
确诊
双侧静脉加压超声
不存在深静脉血栓形成（DVT）
存在深静脉血栓形成（DVT）
治疗
暂停抗凝治疗，继续观察

图 4-6　PE 诊断流程

表 4-41　妊娠期及产褥期 VTE 治疗的抗凝药物选择

药物	特点
肝素	不通过胎盘并且不会引起胎儿的抗凝作用，可用于大多数孕妇，尤其是需要快速逆转抗凝作用时（如分娩或围手术期） 对于严重肾功能不全（如肌酐清除率<30ml/min）的患者，普通肝素优于低分子量肝素
低分子量肝素	推荐首选使用，其抗凝反应更可预测，无需常规监测；其引起肝素诱导的血小板减少症（heparin-induced thrombocytopenia，HIT）的概率也低于普通肝素
磺达肝癸钠	需要抗凝但有 HIT 病史或活动性 HIT 的孕妇
华法林	避免使用，除用于被认为有极高风险（如机械人工心脏瓣膜）的患者外
新型口服抗凝剂	不应用于妊娠期

表 4-42　妊娠期及产褥期 VTE 治疗的抗凝药物剂量

药物	剂量水平	剂量
低分子量肝素	预防剂量	依诺肝素 40mg 皮下注射 q.d. 达肝素钠 5 000U 皮下注射 q.d.
	中等剂量	依诺肝素 40mg 皮下注射 q.d.，随孕周增加，剂量可增至 1mg/kg 达肝素钠 5 000U 皮下注射 q.d.，随孕周增加，剂量可增至 100U/kg
	治疗剂量	依诺肝素 1mg/kg 皮下注射 q.12h. 达肝素钠 100U/kg 皮下注射 q.12h.
肝素	预防剂量	5 000U 皮下注射 q.12h.
	中等剂量	孕早期 5 000~7 500U 皮下注射 q.12h. 孕中期 7 500~10 000U 皮下注射 q.12h. 孕晚期 10 000U 皮下注射 q.12h.
	治疗剂量	皮下注射给药，q.12h.，根据 APTT 调整剂量

注：预防剂量，指使用低剂量的抗凝剂；中等剂量，指根据妊娠期间体重的增长调整预防剂量抗凝；治疗剂量，仅用于治疗血栓栓塞性疾病时的抗凝剂量。

（王　静）

第十一节 妊娠期肝内胆汁淤积症

妊娠期肝内胆汁淤积症(intrahepatic cholestasis of pregnancy,ICP)是妊娠中、晚期特有的并发症,发病有明显的地域和种族差异,我国长江流域发病率较高,主要危及胎儿,是导致围产儿病死率升高的主要原因之一。

【**病因**】尚不清楚,与高雌激素、遗传和环境因素有关。

【**临床表现**】(表 4-43)

表 4-43 ICP 的临床表现

临床表现	特点
皮肤瘙痒	为无皮肤损伤的瘙痒,70% 以上发生在妊娠晚期,始于手掌、脚掌,可逐渐延及至肢体近端,白昼轻,夜间加重,瘙痒大多在分娩后 24~48 小时缓解
黄疸	10%~15% 出现轻度黄疸,于分娩后 1~2 周内消退
皮肤抓痕	不存在原发皮损,而是因瘙痒抓挠皮肤出现条状抓痕,皮肤活检无异常表现
其他表现	少数孕妇可有恶心、呕吐、食欲缺乏、腹痛、腹泻、轻微脂肪痢等非特异性症状

【**辅助检查**】(表 4-44)

表 4-44 ICP 的辅助检查

辅助检查	表现
血清胆汁酸	空腹 TBA ≥ 10μmol/L
肝功能测定	丙氨酸转氨酶和天冬氨酸转氨酶正常或轻~中度升高;部分患者 γ- 谷氨酰基转移酶(gamma-glutamyl transferase,GGT)升高和胆红素水平升高,以直接胆红素为主,分娩后肝功能多在 4~6 周恢复正常

续表

辅助检查	表现
病毒性检查	排除病毒感染，需检查肝炎病毒、EB 病毒及巨细胞病毒等
肝脏超声	无特异性改变
胎盘组织光镜及电镜检查	胎盘绒毛板及羊膜均有胆盐沉积，合体滋养细胞肿胀、增生、合体芽增多，血管合体膜减少，绒毛间质水肿、绒毛间隙狭窄

【分度】（表 4-45）

表 4-45 ICP 的分度

分度	特点
轻度	血清总胆汁酸 10~39.9μmol/L 主要症状为瘙痒，无明显其他症状
重度	血清总胆汁酸 ≥ 40μmol/L 症状严重伴其他情况：瘙痒严重，如合并多胎妊娠、妊娠期高血压疾病、复发性 ICP、曾因 ICP 的死胎史或新生儿窒息死亡史等

【治疗】目标：缓解瘙痒症状，降低血清总胆汁酸水平，改善肝功能，延长孕周，改善妊娠结局（表 4-46）。

表 4-46 ICP 的治疗

治疗措施	
病情监测	每 1~2 周复查孕妇生化指标监测 胎儿宫内状况监测： 胎动 胎儿电子胎心监护，孕 32 周起每周复查 NST 产科 B 超检查：脐动脉血流 S/D 分析，孕 34 周后每周一次；胎心监护不确定时行胎儿生物物理评分

续表

降胆酸治疗		熊脱氧胆酸(ursodeoxycholic acid,UDCA):一线药物,剂量:每日1g或15mg/(kg·d)的剂量,分3次口服,每1~2周检查一次肝功能及生化指标的改变 S-腺苷甲硫氨酸(S-adenosylme-thionine,SAM):二线用药或联合治疗,剂量:口服或静脉用药,每日1g
辅助治疗		地塞米松促胎肺成熟 改善瘙痒症状 预防产后出血:补充维生素K,口服或肌内注射
分娩时机		轻度ICP孕38~39周 重度ICP孕34~37周
分娩方式	阴道分娩	①轻度ICP ②无产科及其他剖宫产指征者 ③孕周<40周 引产前制订产程计划,产程初期常规行OCT检查,产程中密切监测孕妇宫缩、胎心率变化,避免产程过长,作好新生儿窒息复苏的准备,若存在胎儿窘迫状态,放宽剖宫产指征
	剖宫产	①重度ICP ②既往死胎死产、新生儿窒息或死亡史 ③胎盘功能严重下降或高度怀疑胎儿窘迫 ④合并双胎或多胎、重度子痫前期等 ⑤存在其他阴道分娩禁忌证者

(王 静)

第十二节　妊娠期 TORCH 感染

TORCH 是弓形虫（TOX）、风疹病毒（RV）、巨细胞病毒（CMV）、单纯疱疹病毒（HSV）以及其他病原体（Others）的合并简称。TORCH 综合征是指 TORCH 感染所致的围产儿的症状和体征，如流产、死胎、早产、先天畸形等，即使幸存，也可遗留中枢神经系统等损害，孕妇感染后多无症状或症状轻微，但可垂直传播给胎儿，引起宫内感染。

【筛查】RV（表 4-47）、CMV（表 4-48）、TOX（表 4-49）、HSV（表 4-50）、细小病毒 B19（HPV B19）（表 4-51）。

表 4-47　孕前 RV 筛查的结果解释

病毒	IgG	IgM	结果分析
RV	阴性	阳性	间隔 2 周后再次检测 • 如果 IgG 转为阳性，初次感染，应等待急性期后，IgG 水平维持稳定后再妊娠。 • 如果 IgG 仍为阴性，考虑 IgM 为假阳性，可以妊娠
	阳性	阳性	间隔 2 周后再次检测 • 如果 IgG 上升 4 倍为急性感染，暂不宜妊娠 • 否则按 IgG 阳性、IgM 阴性处理，考虑已具有免疫力，不需要动态观测
	阴性	阴性	应注射麻疹 - 风疹 - 流行性腮腺炎三联疫苗后避孕 3 个月，产生保护性抗体后妊娠 不建议 IgG 抗体阴性者孕期接种疫苗

表 4-48　孕前 CMV 筛查的结果解释

病毒	IgG	IgM	结果分析
CMV	阴性	阴性	可以准备妊娠，但无免疫力，孕期易发生初次感染
	阳性	阴性	可以准备妊娠，大多数为孕前已感染，孕期应注意复发感染
	阴性	阳性	2~3 周后复查，如果 IgG 由阴性转为阳性（发生了初次感染）应避孕 3~6 个月再准备妊娠
	阳性	阳性	2~3 周后复查，IgG 抗体滴度升高 4 倍（发生了复发感染），应避孕 3~6 个月再准备妊娠

表 4-49　孕前 TOX 筛查的结果解释

病毒	结果分析
TOX	孕前检测 IgG 和 IgM 的血清学水平，如果发生急性感染，自确诊感染 6 个月后再计划妊娠
	IgG、IgM 均阴性是妊娠期初次感染及胎儿感染的高风险对象，妊娠期应动态监测抗体水平变化

表 4-50　孕前 HSV 筛查的结果解释

病毒	结果分析
HSV	HSV IgG 可确定患者的免疫状态
	HSV IgM 不适于生殖器疱疹的筛查和诊断
	临床疑诊感染者需检测病毒核酸，晚孕期为了避免产时感染，应该选择剖宫产分娩

表 4-51　孕前 HPV B19 筛查的结果解释

病毒	结果分析
HPV B19	• 孕前 HPV B19 IgG 和 IgM 均为阴性，提示未感染过 HPV B19，无免疫力 • 孕前动态监测 HPV B19 IgG 由阴转为阳性，同时 IgM 也为阳性，提示发生了初次感染，建议暂缓妊娠，待 IgG 抗体稳定后再计划妊娠 • 诊断严重胎儿贫血时可采用宫内输血治疗 • 孕前筛查 HPV B19 IgG 阳性且 IgM 阴性，提示已具有免疫力

【特点及表现】

孕期 TORCH 感染的特点：①母婴传播，T1 期胎儿危险，T3 期新生儿危险；②孕妇无症状或症状很轻；③病毒可通过胎盘引起宫内感染，可引起早产、流产、死胎或畸胎等；④感染时胎龄越小，特别是怀孕前 3 个月内，先天畸形发生率较高，严重程度严重；⑤病毒通过产道或母乳感染新生儿引起新生儿多系统、器官损害，智力障碍；⑥孕妇感染，胎儿不一定感染，胎儿感染不一定造成出生缺陷。

孕期 TORCH 感染的表现见表 4-52。

表 4-52　孕期 TORCH 感染的特点及表现

病毒	胎儿感染后的表现
弓形虫	导致如脉络膜视网膜炎、脑积水、小头畸形、脑钙化等临床表现的先天性弓形虫病，可引起胎儿畸形或死亡
风疹病毒	可导致具有先天性白内障、先天性心脏病、神经性耳聋等先天性风疹综合征，主要通过胎盘感染胎儿

续表

病毒	胎儿感染后的表现
巨细胞病毒	怀孕早期感染可引起流产、死胎；孕中晚期感染可引起巨细胞性肝功能损害出现黄疸、肝脾大；神经系统异常：小脑畸形、脑积水、脑软化；白内障，巨细胞病毒肺炎，先天性心脏病，唇腭裂等
单纯疱疹Ⅰ型	主要引起上半身皮肤、黏膜或器官疱疹，如口角疱疹等，但较少感染胎儿
单纯疱疹Ⅱ型	主要引起下半身皮肤、黏膜或器官疱疹，如生殖器疱疹等

【妊娠期急性感染妇女的病原学诊断】（表 4-53）

建议在孕中期采集羊水，采用荧光定量聚合酶链反应检测病原体核酸，诊断是否发生宫内感染或胎儿感染。

表 4-53 妊娠期急性感染妇女（原发性感染）的病原学诊断

病毒	病原学诊断
CMV	感染后在肾小管上皮细胞活跃复制，并随胎儿尿液排入羊水，羊水病毒含量较高，羊水穿刺检出；羊水 CMV 阳性者，每 2~4 周复查 1 次超声
TOX	羊水穿刺最佳时间为孕 18 周后，且距离孕妇疑似急性感染至少 4 周
RV	可采用反转录聚合酶链反应（reverse transcription PCR，RT-PCR）技术检测羊水 RV-RNA，诊断 RV 宫内感染
HSV	孕早、中期原发感染出现宫内传播、胎儿畸形很少见，若无胎儿畸形的影像学证据，不建议行羊水穿刺宫内诊断
微小病毒 B19	急性感染孕妇其胎儿大多预后良好，因此只有超声显示胎儿贫血和 / 或胎儿水肿时，才采用羊水穿刺宫内诊断

【处理指南】（图 4-7~ 图 4-10）

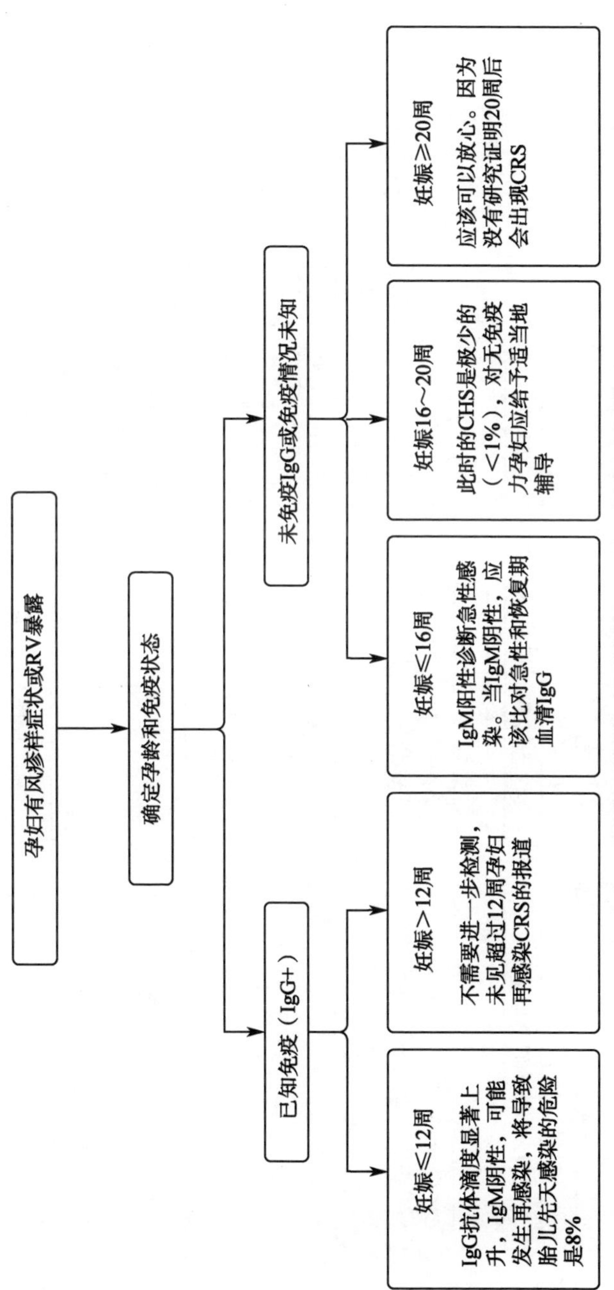

图 4-7　暴露孕妇或与风疹相似症状的孕妇处理指南

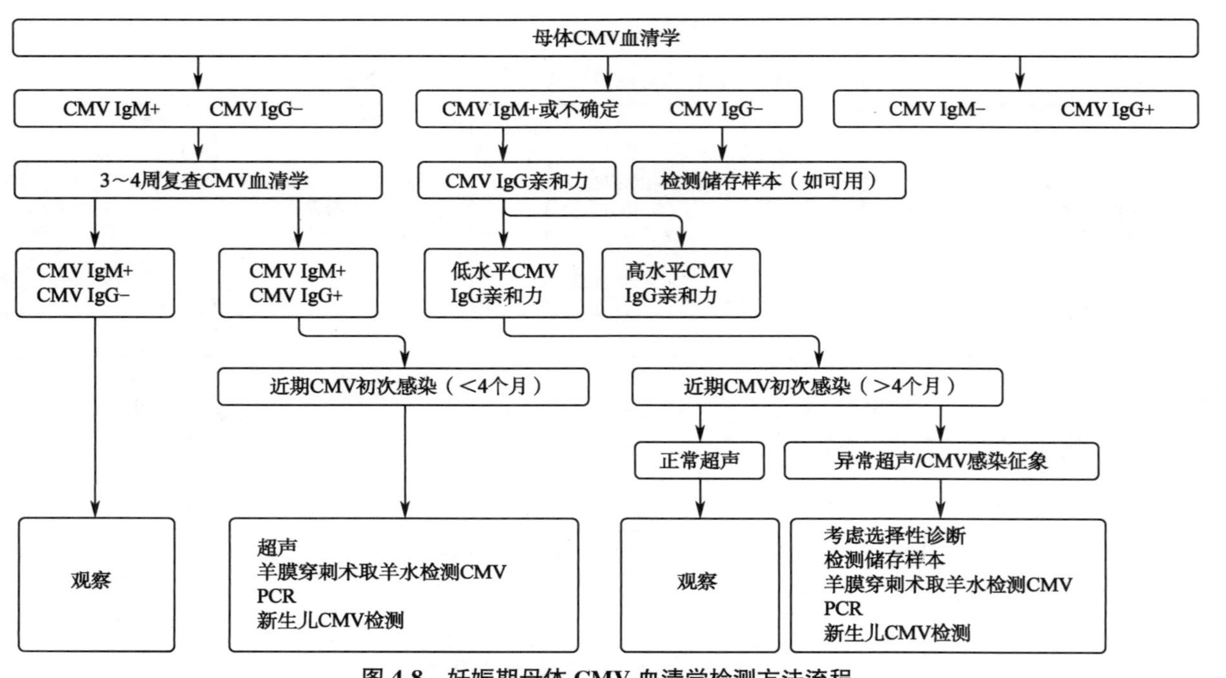

图 4-8　妊娠期母体 CMV 血清学检测方法流程

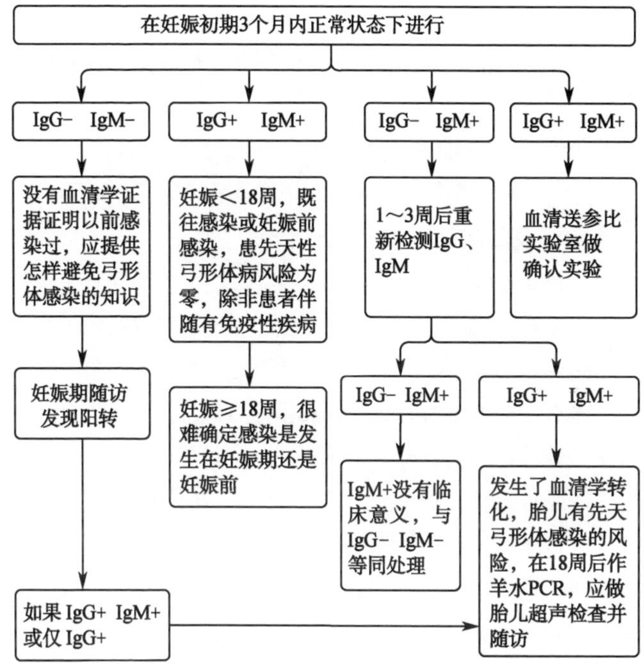

图 4-9　妊娠期弓形虫筛查流程

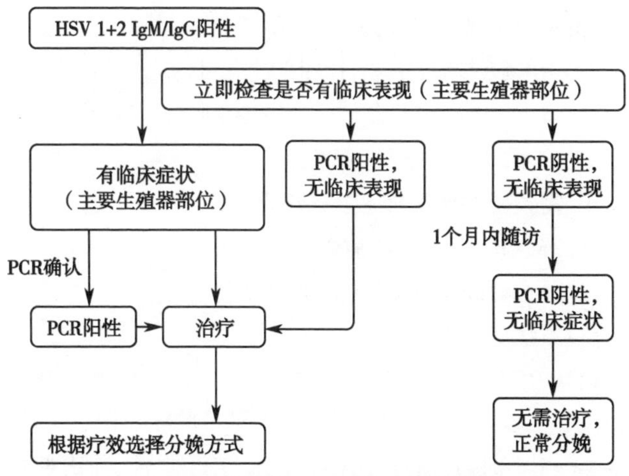

图 4-10　妊娠期 HSV 检测筛查流程

（王　静）

第十三节 围产期B族链球菌的筛查及临床处理

【定义】 围产期B族链球菌(Group B Streptococcus,GBS)定植是指在孕妇阴道、直肠或肛周取样培养呈GBS阳性。

【筛查及临床处理】

1. 筛查建议

(1)不论计划阴道分娩或剖宫产分娩,推荐在36^{+0}~37^{+6}周对所有孕妇行GBS筛查。

(2)本次妊娠期间诊断GBS菌尿或既往有新生儿GBS感染病史者可不筛查,直接按照GBS阳性处理。

(3)若GBS阴性者超过5周未分娩,建议重复筛查。

2. 取样方法 不使用阴道窥器,直接用拭子在阴道下1/3取样,然后用同一拭子通过直肠括约肌在直肠内取样。

3. 检测方法

(1)推荐细菌培养法,DNA探针或核酸扩增试验(nucleic acid amplification testing,NAAT)不能行药敏试验,仅推荐用于未行GBS筛查孕妇产程中的即时检测。

(2)进行产前GBS筛查时,对GBS阳性又对青霉素过敏的孕妇,需要同时进行药敏试验。

4. 需预防性使用抗生素的情况

(1)36^{+0}~37^{+6}周GBS筛查为阳性。

(2)既往有新生儿GBS感染病史。

(3)本次妊娠期间诊断GBS菌尿。

(4)GBS定植状态不详的孕妇,有以下高危因素之一时:产时发热≥38℃、早产不可避免、未足月胎膜早破、足月胎膜破裂≥18小时、产程中NAAT提示GBS阳性、前次妊娠有GBS定植史。

5. **预防性抗生素使用时机**

(1)在胎膜早破或进入产程后尽早静脉使用抗生素。

(2)未破膜且未进入产程的剖宫产,不需要针对 GBS 预防性使用抗生素。

(3)静脉使用抗生素 4 小时后可达理想预防效果,但不可因抗生素使用时间不足而拖延必要的产科干预,如人工破膜、使用催产素等。

6. **抗生素的选择**

(1)使用抗生素前推荐对孕妇行青霉素皮试,包括有青霉素过敏史者,80%~90% 有青霉素过敏史者并非真正青霉素过敏,对其行青霉素皮试是安全的。根据青霉素皮试结果决定下一步抗生素的选择,具体流程见图 4-11。

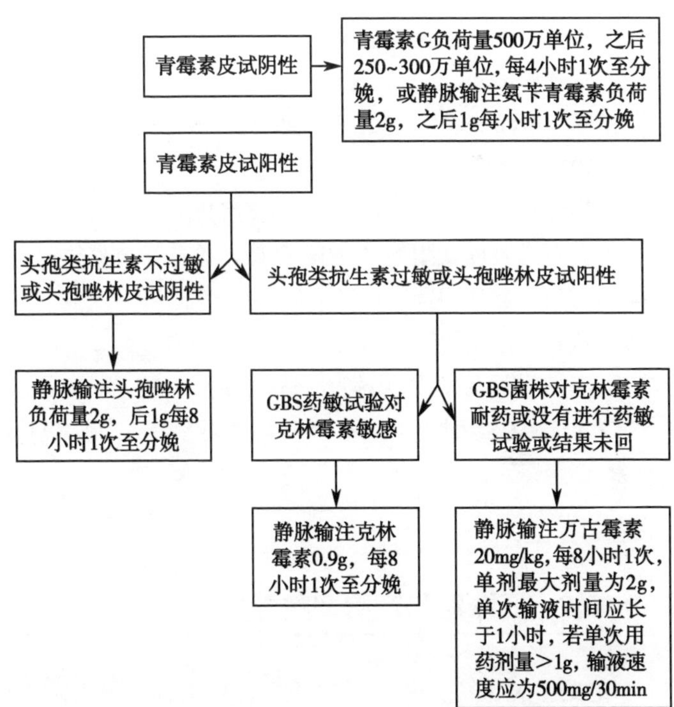

图 4-11　GBS 阳性孕妇预防性使用抗生素的选择流程图

(2)一旦怀疑宫内感染,应换用覆盖包括GBS在内的广谱抗生素。择期剖宫产发生胎膜早破或临产后改为急诊剖宫产时,若产前筛查GBS阳性,抗生素选择应同时考虑GBS和手术,选择更加广谱的抗生素(如头孢唑林)。

7. **产科处理** GBS阳性孕妇在产时预防性应用抗生素后,目前尚无证据证明人工破膜会增加不良结局,对有临床指征者,GBS阳性孕妇可以施行人工破膜。机械性促宫颈成熟是否增加孕妇的感染性疾病发生率存在不一致的研究结果,目前尚无对GBS阳性孕妇应用机械方法促宫颈成熟的建议。

【妊娠期GBS菌尿的处理】 妊娠期GBS菌尿是指妊娠期行中段尿液培养显示GBS阳性,提示孕妇有严重的阴道-直肠GBS定植。

1. **需即刻开始治疗的情况**

(1)尿培养GBS阳性且有泌尿系统感染症状。

(2)尿培养GBS菌落计数≥10^4菌落形成单位(CFU)/ml。

2. **治疗方案**

(1)治疗首选青霉素,可口服或静脉用药。

(2)若青霉素皮试阳性,可根据药敏试验选择敏感的抗生素,克林霉素在尿液中药物浓度较低,不推荐使用。

(3)抗生素建议使用4~7天。

(4)GBS菌尿易复发,停药1周后及每月应复查尿培养。

3. 对于GBS菌尿的孕妇,产时均需要预防性静脉应用抗生素。

(张永岗)

第十四节 妊娠期和产褥期脓毒症

【定义】 脓毒症是指机体对感染反应失调而导致危及生命的器官功能障碍,以序贯器官衰竭估计评分(sequential organ failure assessment，SOFA）急剧增加≥2分诊断。孕产妇脓毒症目前尚无统一定义，2016年WHO制定的最新定义为妊娠、分娩、流产后或产褥感染引起的器官功能障碍，是一种危及生命的疾病。脓毒症的定义更强调器官功能障碍而非感染症状。

【感染来源】妊娠和产褥期脓毒症的感染来源大致可分为产科因素与非产科因素。最常见的致病微生物为大肠埃希氏菌、A组和B组链球菌、葡萄球菌、革兰氏阴性菌、厌氧菌，部分为混合感染（表4-54）。

表4-54　妊娠期和产褥期常见的感染来源

感染因素	产前	产后
产科因素	感染性流产	子宫内膜炎
	绒毛膜羊膜炎	伤口感染
非产科因素	尿路感染	尿路感染
	肺炎	肺炎
	阑尾炎	胃肠道炎

【诊断】

1. 目前尚无统一的诊断标准。发热不是脓毒症必要症状，不管是否存在发热，在感染的基础上出现不明原因器官功能障碍者，应考虑脓毒症诊断。

2. **预警评分系统**　脓毒症早期往往是临床诊断，即临床评分系统显示的高度可疑患者。用于一般人群的评分如序贯器官衰竭评分（SOFA）能客观地评估器官功能障碍，但由于未考虑妊娠生理指标，对产科患者预警效果不佳。澳大利亚和新西兰产科医学学会（Society of Obstetric Medicine of Australia and New Zealand，SOMANZ）2017版指南中提出了基于产科改良的SOFA评分（表4-55）和产科改良快速SOFA评分（表4-56），可供妊娠和产褥期使用。如患者产科改良快速SOFA评分≥2分，应怀疑脓毒症，无需等待实验室结果，积极开始干预并尽快进行产科改良 SOFA 评分明确诊断。

表 4-55 产科改良 SOFA 评分

参数	0分	1分	2分
氧合指数	>400	300~400	<300
血小板	>150×10^9/L	100~150×10^9/L	<100×10^9/L
胆红素	<20μmol/L	20~32μmol/L	>32μmol/L
平均动脉压	≥70mmHg	<70mmHg	需要升压药
精神状态	清醒	对声音有反应	对疼痛有反应
血肌酐	<90μmol/L	90~120μmol/L	>120μmol/L

表 4-56 产科改良快速 SOFA 评分

参数	0分	1分
呼吸频率	<25 次 /min	≥25 次 /min
收缩压	≥90mmHg	<90mmHg
精神状态	正常（思维正常、对答切题）	不正常

【治疗】美国妇产科医师学会（American College of Obstetriciansand Gynecologists，ACOG）提出脓毒症初始阶段“集束化干预”三要素：抗生素治疗、液体复苏与组建抢救团队。

1. **抗生素治疗** 美国母胎医学会（Society for Maternal Fetal Medicine，SMFM）指南建议任何怀疑脓毒症的孕妇，应在 1 小时内（黄金 1 小时）开始经验性广谱抗生素治疗，并对妊娠和产褥期常见感染的抗生素选择做出了推荐（表 4-57）。怀疑脓毒症的孕妇在完善血、尿、痰等培养并测定血清乳酸水平后尽快开始抗生素治疗，初期抗生素覆盖应包括厌氧、需氧的革兰氏阳性及阴性菌，获取培养结果后可有针对性地调整抗生素应用。在应用抗生素治疗的基础上积极寻找感染源，进行“源头”管理，如果可以确定明确的感染病灶，应采取适当的措施去除感染病灶，包括局部引流、清创和切除感染病灶等。

表 4-57　妊娠和产褥期脓毒症常见感染经验性抗生素使用的选择建议

感染来源	推荐抗生素
社区获得性肺炎	头孢噻肟钠、头孢曲松、厄他培南 / 氨苄西林 + 阿奇霉素、克拉霉素、红霉素，低危患者：哌拉西林他唑巴坦、美罗培南、亚胺培南或头孢吡肟
医院获得性肺炎	低危患者：哌拉西林钠他唑巴坦钠、美罗培南、亚胺培南或头孢吡肟 高危患者：双重覆盖假单胞菌（β- 内酰胺 + 氨基糖苷 / 喹诺酮）、覆盖耐甲氧西林的金黄色葡萄球菌（methicillin resistant Staphylococcus aureus，MRSA）的万古霉素或利奈唑胺
绒毛膜羊膜炎	氨苄西林加庆大霉素，如需剖宫产，可增加克林霉素或甲硝唑覆盖厌氧菌
子宫内膜炎	氨苄西林、庆大霉素 + 甲硝唑 / 克林霉素，或头孢噻肟 / 头孢曲松 + 甲硝唑
尿路感染	庆大霉素 + 氨苄西林，或碳青霉烯、哌拉西林他唑巴坦单药治疗
腹腔感染	头孢曲松、头孢噻肟、头孢他啶 / 头孢吡肟 + 甲硝唑，复杂病例可用碳青霉烯、哌拉西林他唑巴坦单药治疗
皮肤或软组织感染（坏死性）	万古霉素加哌拉西林钠他唑巴坦钠，如有 A 组链球菌或产气荚膜梭菌，可使用青霉素 G 加克林霉素

2. **液体复苏**　脓毒症并发低血压或器官低灌注时，应尽早给予晶体液 1~2L，复苏过程中应警惕肺水肿。

3. **血管升压剂和强心剂**　低血压患者液体复苏无效时，应给予血管升压药，首选去甲肾上腺素，维持 MAP>65mmHg。存在心肌功能障碍或持续低灌注的情况下，可使用多巴酚丁胺。

【终止妊娠时机】脓毒症本身并不是终止妊娠的指征，终止妊娠的时机应由产科指征决定，需根据孕周、母亲和胎儿的情况综合考虑。若明确存在宫内感染，应立即终止妊娠。

（张永岗）

第十五节　妊娠合并呼吸道疾病

一、妊娠合并流感

孕产妇对流感普遍易感，是罹患重症流感的高危人群，孕产妇流感的诊断与普通人群相同，主要结合流行病学、临床表现和病原学检查。根据病情轻重，可分为普通流感、流感严重并发症、重型流感和危重型流感，具体标准参照普通人群流感。

【孕产妇流感的抗病毒治疗】

（一）治疗时机

1. 对于密切接触疑似或确诊流感患者的孕产妇，推荐预防性应用抗病毒药物神经氨酸酶抑制剂（neuraminidase inhibitor，NAI）。

2. 对于确诊或疑似流感的孕产妇，推荐尽早应用 NA1 抗病毒治疗，强调抗病毒药物的早期应用，推荐在症状出现后 48 小时内尽早开始；超过 48 小时者，治疗仍然有益。

（二）用药及方案

1. **奥司他韦**（oseltamivir）　首选药物，75mg，每日 2 次，口服，疗程为 5 天。重症病例剂量可加倍，疗程可延长，肾功能不全者需要根据肾功能调整剂量。

2. **扎那米韦**（zanamivir）　吸入制剂，主要用于不能口服药物者，每次 10mg 吸入，每日 2 次，间隔 12 小时，疗程为

5天。不建议用于原有呼吸道疾病(如哮喘、慢性阻塞性肺疾病)患者、重症或有并发症的患者。

3. **帕拉米韦(peramivir)** 成人用量为300~600mg,静脉滴注,每日1次,疗程1~5天,重症病例疗程可适当延长。

奥司他韦、扎那米韦、帕拉米韦均被美国食品药品管理局(FDA)归为妊娠期C类药物。目前尚未发现对孕妇和胎儿有严重的不良反应。

【孕产妇流感的围产期处理】妊娠中晚期、分娩或流产后2周内的确诊或疑似流感的孕产妇发生重症流感的风险更高,建议住院治疗;疑似或确诊的孕产妇重症流感病例,建议尽早转诊至具有救治能力的医院,由包括产科专家在内的多学科专家组会诊,对孕产妇以及胎儿宫内状况进行综合评估,并进行相应地处理。

(一) 对症治疗

高热者可进行物理降温或应用解热药物,美国妇产科学会(ACOG)推荐使用对乙酰氨基酚退热。咳嗽、咳痰严重者给予止咳祛痰药物,中药亦可作为辅助治疗。

(二) 重症病例的治疗原则

1. 积极治疗原发病,防治并发症,并进行有效的器官功能支持。

2. 危重病例的产科处理。强调个体化治疗,根据孕周、病情严重程度、并发症等情况决定分娩时机和分娩方式。终止妊娠的时机和方式主要根据产科指征,并结合母体全身状况,权衡利弊,评估决策。胎儿为有生机儿者,结合当地新生儿救治水平,可考虑终止妊娠;其他终止妊娠的情况包括早产临产或其他产科指征。

(三) 隔离防护

1. 诊治疑似或确诊的流感孕产妇时,应严格执行感染预防标准,使用隔离待产室、分娩室或专用手术间,使用后终末消毒。

2. 疑似或确诊流感的产妇应与新生儿暂时隔离,以降低新生儿感染的风险。解除母婴隔离需要达到以下 3 个标准：流感产妇服用抗病毒药物 48 小时后；不使用退热药物，24 小时无发热；无咳嗽、咳痰。

3. 鼓励母乳喂养，隔离期间可将母乳吸出，由健康者代为喂养。

【流感疫苗接种】在流感季节，处于妊娠期或计划怀孕的女性，无禁忌者均可接种流感灭活疫苗，妊娠终止后可接种流感减毒活疫苗。

二、妊娠合并支气管哮喘

妊娠期哮喘患病率为 4%~8%，1/3 哮喘患者因妊娠而加重，多发生在妊娠第 24~36 周。未控制的妊娠哮喘会导致孕妇发生子痫或妊娠期高血压疾病，还可增加围产期病死率、早产率和低体重儿的发生率。

【妊娠期哮喘的全程化管理】妊娠期哮喘的全程化管理可以减少哮喘症状波动或急性发作给孕妇和胎儿带来的负面影响。包括：①评估和监测哮喘病情。监测呼气流量峰值（peak expiratory flow，PEF）变异率；②控制哮喘加重的因素，避免接触诱发因素；③妊娠哮喘急性发作时，咳嗽、胸闷、气急、喘息或 PEF 下降 20%，胎动减少以及 SaO_2<90% 时，应立即每 20 分钟吸入 2~4 吸沙丁胺醇，观察 1 小时，无改善需立即就诊；④如哮喘急性发作严重，且胎儿已成熟，可考虑终止妊娠；⑤以呼出气一氧化氮检测（Fractional exhaled nitric oxide，FeNO）指导用药的孕期哮喘管理方式，可预防后代学龄前期哮喘的发生。

【急性发作的院内治疗】

妊娠期哮喘急性发作时院内处理的目标是避免孕妇和胎儿缺氧，具体步骤及用药同非妊娠哮喘。所有孕妇均应吸氧，持续进行孕妇 SpO_2 和胎儿监测，保持 $SpO_2 \geqslant 95\%$，积极用短效 β_2- 受体激动剂（short-acting beta2 agonists，SABA）和吸入糖皮质激素(inhaled corticosteroid,ICS),反应不佳者加用口服激素,伴有呼吸衰竭者尽早用静脉激素,吸入用抗胆碱能药物作为 SABA 的附加用药用于重度急性加重。首次使用支气管扩张剂(数分钟)和使用 3 次后(60~90 分钟)均应进行评估,包括脉率、辅助呼吸肌的参与、喘息、第一秒用力呼气容积(forced expiratory volume in one second,FEV_1)或 PEF 及胎儿监测。胸部 X 线片不作为常规检查。

【分娩过程的处理】

1. 分娩时哮喘常减轻,但哮喘用药仍需维持,同时监测 PEF。

2. 产前 4 周用过全身激素的孕妇在生产中和产后 24 小时需静脉用琥珀酸氢化可的松(或同等剂量甲泼尼龙)100mg/8h 以避免肾上腺危象。

3. 分娩方式无需改变,具体由产科、麻醉科和儿科医生共同决定。前列腺素 E_2 或前列腺素 E_1(如米索前列醇)可用于促进宫颈成熟或产后出血,但 15- 甲基 PGF2α(如卡前列素氨丁三醇、卡孕栓)和甲基麦角新碱会引起支气管痉挛;硫酸镁或特布他林等有支气管扩张作用,可用于早产保胎;阿司匹林过敏孕妇使用吲哚美辛可诱发支气管痉挛。如采取剖宫产,硬膜外麻醉有助于减少生产过程中的氧耗和分钟通气量;哌替啶促进组胺释放,但很少引起支气管痉挛;局部麻醉引起支气管收缩的发生率为 2%。

（张永岗）

第十六节 妊娠合并心脏病

【妊娠合并心脏病的分类】

1. 临床上常将妊娠合并心脏病分为结构异常性心脏病和功能异常性心脏病两类,妊娠期高血压疾病性心脏病和围产期心肌病属妊娠期特有的心脏病。妊娠合并结构异常性心脏病包括先天性心脏病、瓣膜性心脏病、心肌病、心包疾病和心脏肿瘤等。妊娠合并功能异常性心脏病主要包括各种无心血管结构异常的心律失常，包括快速型和缓慢型心律失常。

2. 妊娠期特有的心脏病

(1) 妊娠期高血压疾病性心脏病：以往无心脏病病史的妊娠期高血压疾病孕妇，突然发生以左心衰竭为主的全心衰竭，称为妊娠期高血压疾病性心脏病，是妊娠期高血压疾病发展至严重阶段的并发症。及时诊治，常能度过妊娠及分娩期，产后病因消除，病情会逐渐缓解，多不遗留器质性心脏病变。

(2) 围产期心肌病：指既往无心血管疾病史的孕妇，在妊娠晚期至产后 6 个月内发生的扩张型心肌病，表现为心肌收缩功能障碍和充血性心力衰竭。确切病因不清，一部分患者可因发生心力衰竭、肺梗死或心律失常而死亡。初次心力衰竭经早期治疗后 1/3~1/2 患者可以完全康复，再次妊娠可能复发。曾患围产期心肌病、心力衰竭且遗留心脏扩大者，应避免再次妊娠。

【妊娠风险评估】

(一) 心脏病患者妊娠风险的分级及管理要求

心脏病妇女妊娠风险分级和分层管理可参照 2016 年中华医学会妇产科学分会产科学组制定的《妊娠合并心脏病诊治专家共识》中的建议(表 4-58)。

(二) 心功能评估

孕妇心功能的判断仍然以纽约心脏病协会(New York Heart Association，NYHA)的分级为标准(表 4-59)，依据心脏病患者对一般体力活动的耐受情况，将心功能分为 4 级，Ⅰ级：一般体力活动不受限制；Ⅱ级：一般体力活动略受限制；Ⅲ级：一般体力活动显著受限；Ⅳ级：作任何轻微活动时均感不适，休息时仍有心慌、气急等心力衰竭表现。

表 4-58 心脏病妇女妊娠风险分级及分层管理

妊娠风险分级	疾病种类	就诊医院级别
Ⅰ级(孕妇死亡率未增加,母儿并发症未增加或轻度增加)	无合并症的轻度肺动脉狭窄和二尖瓣脱垂; 小的动脉导管未闭(内径≤3 mm) 已手术修补的不伴有肺动脉高压的房间隔缺损、室间隔缺损、动脉导管未闭和肺静脉畸形引流 不伴有心脏结构异常的单源性室性期前收缩、偶发的室上性或室性期前收缩	二、三级妇产科专科医院或者二级及以上综合性医院
Ⅱ级(孕妇死亡率轻度增加或者母儿并发症中度增加)	未手术的不伴有肺动脉高压的房间隔缺损、室间隔缺损、动脉导管未闭 法洛四联症修补术后且无残余的心脏结构异常 不伴有心脏结构异常的大多数心律失常	二、三级妇产科专科医院或者二级及以上综合性医院
Ⅲ级(孕妇死亡率中度增加或者母儿并发症重度增加)	轻度二尖瓣狭窄(瓣口面积>$1.5cm^2$) Marfan 综合征(无主动脉扩张),二叶式主动脉瓣疾病,主动脉疾病(主动脉直径<45mm) 主动脉缩窄矫治术后 非梗阻性肥厚型心肌病 各种原因导致的轻度肺动脉高压(<50mmHg) 轻度左心功能障碍或者左心射血分数 40%~49%	三级妇产科专科医院或者三级综合性医院

续表

妊娠风险分级	疾病种类	就诊医院级别
Ⅳ级（孕妇死亡率明显增加或者母儿并发症重度增加；需要专家咨询；如果继续妊娠，需告知风险；需要产科和心脏科专家在孕期、分娩期和产褥期严密监护母儿情况	机械瓣膜置换术后 中度二尖瓣狭窄（瓣口面积 1.0~1.5cm^2）和主动脉瓣狭窄（跨瓣压差 ≥ 50mmHg） 右心室体循环患者或 Fontan 循环术后 复杂先天性心脏病和未手术的发绀型心脏病（氧饱和度 85%~90%） Marfan 综合征（主动脉直径 40~45mm）；主动脉疾病（主动脉直径 45~50mm） 严重心律失常（房颤、完全性房室传导阻滞、恶性室性期前收缩、频发的阵发性室性心动过速等） 急性心肌梗死，急性冠状动脉综合征 梗阻性肥厚型心肌病 心脏肿瘤，心脏血栓 各种原因导致的中度肺动脉高压（50~80mmHg） 左心功能不全（左心射血分数 30%~39%）	有良好心脏专科的三级甲等综合性医院或者综合实力强的心脏监护中心

续表

妊娠风险分级	疾病种类	就诊医院级别
Ⅴ级(极高的孕妇死亡率和严重的母儿并发症,属妊娠禁忌证;如果妊娠,须讨论终止问题;如果继续妊娠,需充分告知风险;由产科和心脏科专家在孕期、分娩期和产褥期严密监护母儿情况)	严重的左室流出道梗阻 重度二尖瓣狭窄(瓣口面积<1.0cm^2)或有症状的主动脉瓣狭窄 复杂先天性心脏病和未手术的发绀型心脏病(氧饱和度<85%) Marfan综合征(主动脉直径>45mm),主动脉疾病(主动脉直径>50mm),先天性的严重主动脉缩窄 有围产期心肌病病史并伴左心功能不全 感染性心内膜炎 任何原因引起的重度肺动脉高压(≥80mmHg) 严重的左心功能不全(左心射血分数<30%);纽约心脏病协会心功能分级Ⅲ~Ⅳ级	有良好心脏专科的三级甲等综合性医院或者综合实力强的心脏监护中心

表 4-59　纽约心脏病协会（NYHA）心功能分级

分级	心脏状态	临床表现
Ⅰ	心脏功能具有完全代偿能力	几乎与正常人没有区别，完全能正常地工作、学习及生活，甚至能胜任较重的劳动或体育活动
Ⅱ	心脏代偿能力已开始减退	在较重活动（如快走步、上楼或提重物）时，即会出现气急、水肿或心绞痛，但休息后即可缓解。属轻度心力衰竭
Ⅲ	心脏代偿能力已减退	轻度活动，如上厕所、打扫室内卫生、洗澡等时也会引起气急等症状，属中度心力衰竭
Ⅳ	心脏代偿能力已严重减退	休息时仍有气急等症状。在床上不能平卧，生活不能自理，而且常伴有水肿、营养不良等症状。属重度心力衰竭，不仅完全丧失了劳动力，而且还有生命危险

（三）心脏病妇女的孕前和孕期综合评估

1. **孕前的综合评估**　提倡心脏病患者孕前经产科医师和心脏科医师联合咨询和评估，最好在孕前进行心脏病手术或药物治疗，治疗后再重新评估是否可以妊娠。对严重心脏病患者要明确告知不宜妊娠，对可以妊娠的心脏病患者也要充分告知妊娠风险。

2. **孕早期的综合评估**　应告知妊娠风险和可能会发生的严重并发症，指导去对应级别的医院规范进行孕期保健，定期监测心功能。心脏病妊娠风险分级Ⅳ~Ⅴ级者，要求其终止妊娠。

3. **孕中、晚期的综合评估**　对就诊时已是妊娠中晚期者，对于这类患者是否继续妊娠，应根据妊娠风险分级、心功能状态、医院的医疗技术水平和条件、患者及家属的意愿和对疾病风险的了解及承受程度等综合判断和分层管理。妊娠期新发生或者新诊断的心脏病患者，均应行心脏相关的辅助检查以明确妊娠风险分级，按心脏病严重程度进行分层管理。

【妊娠合并心脏病的产科处理】

(一) 可以妊娠的心脏病患者的处理

1. 孕前准备和指导

(1) 告知妊娠风险：尽管有些患者妊娠风险分级属Ⅰ~Ⅲ级范围，但仍然存在妊娠风险，可能在妊娠期和分娩期加重心脏病或者出现严重的心脏并发症，甚至危及生命。

(2) 建议孕前心脏治疗：对于有可能行矫治手术的心脏病患者，应建议在孕前行心脏手术治疗，术后再次由心脏科、产科医师共同行妊娠风险评估，患者在充分了解病情及妊娠风险的情况下再妊娠。

(3) 补充叶酸：0.4~0.8mg/d，或者含叶酸的复合维生素；纠正贫血。

(4) 遗传咨询：先天性心脏病或心肌病的妇女，有条件时应提供遗传咨询。

2. 孕期保健

(1) 产前检查的频率：妊娠风险分级Ⅰ~Ⅱ级且心功能Ⅰ级的患者，产前检查频率同正常妊娠，进行常规产前检查。妊娠风险分级增加者，缩短产前检查的间隔时间，增加产前检查次数。

(2) 产前检查内容：①除常规的产科项目外，还应注重心功能的评估，询问自觉症状，是否有胸闷、气促、乏力、咳嗽等，有无水肿，加强心率/律和心肺的听诊。酌情定期复查血红蛋白、心肌酶学、心肌肌钙蛋白（cardic troponin T，CTn）、脑钠肽（brain natriuretic peptide，）BNP（或 pro-BNP）、心电图（或动态心电图）、心脏超声、血气分析、电解质等，复查频率根据疾病性质而定。②联合管理：产科医师和心脏内科或心脏外科医师共同评估心脏病的严重程度及心功能。疾病严重者要在充分告知母儿风险的前提下严密监测心功能，促胎肺成熟，为可能发生的医源性早产作准备。③及时转诊：各级医院按表4-57的“就诊医院级别”要求分层进行心脏病患者的诊治，并及时和规范转诊。

(3)终止妊娠的时机：心脏病妊娠风险分级Ⅰ~Ⅱ级且心功能Ⅰ级者可以妊娠至足月，如果出现严重心脏并发症或心功能下降则提前终止妊娠。心脏病妊娠风险分级Ⅲ级且心功能Ⅰ级者可以妊娠至34~35周终止妊娠，如果有良好的监护条件，可妊娠至37周再终止妊娠；如果出现严重心脏并发症或心功能下降则提前终止妊娠。心脏病妊娠风险分级Ⅳ级但仍然选择继续妊娠者，即使心功能Ⅰ级，也建议在妊娠32~34周终止妊娠；部分患者经过临床多学科评估可能需要在孕32周前终止妊娠，如果有很好的综合监测实力，可以适当延长孕周；出现严重心脏并发症或心功能下降则及时终止妊娠。心脏病妊娠风险分级Ⅴ级者属妊娠禁忌证，一旦诊断需要尽快终止妊娠，如果患者及家属在充分了解风险后拒绝终止妊娠，需要转诊至综合诊治和抢救实力非常强的医院进行保健，综合母儿情况适时终止妊娠。

3. 胎儿监测

(1)胎儿心脏病的筛查：先天性心脏病患者的后代发生先天性心脏病的风险为5%~8%，发现胎儿严重复杂心脏畸形可以尽早终止妊娠。①有条件者孕$12\sim13^{+6}$周超声测量胎儿颈部透明层厚度(NT)，NT在正常范围的胎儿先天性心脏病的发生率<1/1 000；②先天性心脏病患者，有条件者孕中期进行胎儿心脏超声检查，孕20~24周是胎儿心脏超声的最佳时机；③常规筛查胎儿畸形时可疑胎儿心脏异常者应增加胎儿心脏超声检查；④胎儿明确有先天性心脏病，并且继续妊娠者，建议行胎儿染色体检查。

(2)胎儿并发症的监测：①胎儿生长发育的监测。鼓励孕妇多休息、合理营养，必要时可给予营养治疗和改善微循环的治疗。及时发现胎儿生长受限，并积极治疗。②胎心监护。

孕 28 周后增加胎儿脐血流、羊水量和无应激试验（NST）等检查。③药物影响。妊娠期口服抗凝药的心脏病孕妇其胎儿颅内出血和胎盘早剥的风险增加，应加强超声监测；应用抗心律失常药物者应关注胎儿心率和心律。

（二）不宜继续妊娠的心脏病患者的处理

1. **孕早期的管理**　心脏病妊娠风险分级Ⅳ～Ⅴ级者属妊娠高风险，孕早期建议行人工流产终止妊娠。

2. **孕中期的管理**　心脏病妊娠风险分级Ⅳ级者，应充分告知病情，根据医疗条件、患者及家属意愿等综合考虑是否终止妊娠；心脏病妊娠风险分级Ⅴ级者，或者心脏病加重，出现严重心脏并发症和心功能下降者应及时终止妊娠。终止妊娠的方法根据心脏病严重程度和心功能而定，重度肺动脉高压、严重瓣膜狭窄、严重心脏泵功能减退、心功能≥Ⅲ级者剖宫取胎术较为安全。

（三）围分娩期的处理

1. **孕晚期终止妊娠方法的选择**

（1）经阴道分娩：心脏病妊娠风险分级Ⅰ～Ⅱ级且心功能Ⅰ级者通常可耐受经阴道分娩。分娩过程中需要心电监护，严密监测患者的自觉症状、心肺情况。避免产程过长；有条件者可以使用分娩镇痛，以减轻疼痛对于血流动力学的影响；尽量缩短心脏负荷较重的第二产程，必要时可使用产钳或胎头吸引帮助分娩。推荐产程过程中行持续胎心监护。结构异常性心脏病者围分娩期预防性使用抗生素。

（2）剖宫产术终止妊娠：心脏病妊娠风险分级≥Ⅲ级且心功能≥Ⅱ级者，或者有产科剖宫产手术指征者，行剖宫产术终止妊娠。

2. **抗凝问题**

（1）孕期：对于机械瓣膜置换术后、伴房颤或严重泵功能减退的心脏病患者以及有血栓 - 栓塞高危因素的患者妊娠期需要使用抗凝治疗。抗凝药物种类的选择需要根据疾病、孕周、母亲和胎儿安全性等综合考虑。华法林对胚胎的致畸作用与剂量相关，低分子量肝素对胎儿的影响较小，但是预防母亲发生瓣膜血栓的作用较弱。建议孕12周内，原来使用华法林者减少华法林剂量或停用华法林，选择以低分子量肝素为主；孕中、晚期建议华法林剂量<5mg/d，调整国际标准化比率（international normalized ratio，INR）至1.5~2.0。

（2）分娩前：妊娠晚期口服抗凝药（如华法林）者，终止妊娠前3~5日应停用口服抗凝药，更改为低分子量肝素或普通肝素，调整INR至1.0左右时剖宫产手术比较安全。使用低分子量肝素者，分娩前停药12~24小时以上，使用普通肝素者，分娩前停药4~6小时以上，使用阿司匹林者分娩前停药4~7日以上。若孕妇病情危急，紧急分娩时未停用普通肝素或低分子量肝素抗凝治疗者，如果有出血倾向，可以谨慎使用鱼精蛋白拮抗；如果口服华法林，可以使用维生素K_1拮抗；阿司匹林导致的出血风险相对较低。

（3）分娩后：分娩后24小时后若子宫收缩好、阴道流血不多，可恢复抗凝治疗。原应用华法林者，因其起效缓慢，在术后最初数天应同时使用低分子量肝素并监测INR，华法林起效后停用低分子量肝素。需要预防血栓者，分娩后24小时后使用低分子量肝素。

【产后指导】

1. **哺乳**　心脏病妊娠风险分级Ⅰ~Ⅱ级且心功能Ⅰ级者建议哺乳。考虑到哺乳，尤其是母乳喂养的高代谢需求和不能很好地休息，对于疾病严重的心脏病产妇，即使心功能Ⅰ级，也建议人工喂养。华法林可以分泌至乳汁中，长期服用者建议人工喂养。

2. **避孕**　口服避孕药避孕法可能导致水钠潴留和血栓性疾病，心脏病妇女慎用。工具避孕（避孕套）和宫内节育器是安全、有效的避孕措施。已生育的严重心脏病者不宜再妊娠者建议输卵管绝育术或男方输精管绝育术。

（张永岗）

第十七节　妊娠合并甲状腺疾病

【定义和诊断标准】

1. **妊娠合并的常见甲状腺疾病的相关定义**　见表 4-60。

表 4-60　妊娠期常见甲状腺疾病的定义和诊断标准

疾病名称	定义	诊断标准
自身免疫性甲状腺炎	以自身免疫为病因的一组甲状腺疾病，以甲状腺内淋巴细胞浸润和血液中可以检测到多种甲状腺自身抗体为特征	TPOAb 或 TgAb 超过试剂盒提供的参考范围上限
临床甲减	由多种原因引起的甲状腺激素合成、分泌或生物效应不足所致的一组临床综合征	TSH>参考范围上限（或妊娠早期 4.0mU/L），且 FT_4<参考范围下限
亚临床甲减	TSH 升高，但是 FT_4 正常	TSH>参考范围上限（或妊娠早期 4.0mU/L），且 FT_4 在正常范围
TSH 正常高值	备孕期和孕产期妇女特有的一种甲状腺功能状况	2.5mU/L ≤TSH< 参考范围上限（或妊娠早期 4.0mU/L），且 FT_4 在正常范围
妊娠一过性甲状腺毒症（gestational transient thyrotoxicosis，GTT）	孕期胎盘分泌高水平的 hCG，刺激甲状腺激素合成和分泌所致，常在妊娠 14~18 周自行缓解	妊娠早期 TSH<参考范围下限（或 0.1mU/L），FT_4 或 FT_3 正常或升高，排除 Graves 病等甲亢后，诊断 GTT

续表

疾病名称	定义	诊断标准
甲亢	各种原因导致甲状腺合成分泌甲状腺激素过多,机体出现一系列高代谢综合征和交感神经兴奋的临床表现	TSH<参考范围下限(或妊娠早期<0.1mU/L),FT_4 或 FT_3>参考范围上限
亚临床甲亢	各种原因导致的血清TSH,降低 FT_3 和 FT_4 水平正常	TSH<参考范围下限(或妊娠早期<0.1mU/L),且 FT_4 和 FT_3 正常
低甲状腺素血症	一种甲状腺功能异常状态,FT_4 下降,TSH 正常	FT_4 <参考范围下限,且 TSH 正常

注:人绒毛膜促性腺激素(human chorionic gonadotropin,hCG);甲状腺过氧化物酶抗体(thyroid peroxidase antibody,TPOAb);甲状腺球蛋白抗体(thyroglobulin antibody,TgAb)

2. **妊娠期甲状腺功能指标的参考范围**

(1)诊断妊娠期甲状腺功能异常,本单位或者本地区需要建立方法特异和妊娠期(早、中、晚期)特异的血清甲状腺功能指标(TSH、FT_4、TT_4)参考范围。

(2)如果不能得到 TSH 妊娠期特异性参考范围,妊娠早期 TSH 上限的切点值可以通过以下 2 个方法得到:普通人群 TSH 参考范围上限下降 22% 得到的数值或者 4.0mU/L。

【妊娠前甲状腺疾病的筛查和治疗】

1. 建议对所有备孕女性进行甲状腺功能筛查。

2. 妊娠前诊断甲减的女性建议调整 LT_4 剂量,将血清 TSH 控制在正常参考范围下限 ~2.5mU/L 水平后再计划妊娠。

3. 妊娠前诊断 Graves 病甲亢的女性,建议在病情平稳后再妊娠,即在治疗方案不变的情况下,2 次间隔至少一个月的甲状腺功能测定结果在正常参考范围内。使用 ATD 治疗者,建议计划妊娠前停用甲巯咪唑(methimazole,MMI),改换丙硫氧嘧啶(propylthiouracil,PTU)。

【妊娠期甲状腺疾病的管理】

(一)妊娠期临床甲状腺功能减退症(简称甲减)

1. 治疗目标。将 TSH 控制在妊娠期特异性参考范围的下 1/2。如无法获得妊娠期特异性参考范围,在参考范围下限(或 0.1mU/L)~2.5mU/L。

2. 妊娠期甲减选择左甲状腺素(Levothyroxine,LT_4)治疗。不用左三碘甲状腺原氨酸(triiodothyronine,LT_3)或者干甲状腺片治疗。LT_4 剂量按照每天每千克体重 2.0~2.4μg 计算足量起始或根据患者的耐受程度逐渐增加剂量,尽快达治疗目标。

3. 妊娠前诊断甲减的女性在确诊妊娠后,LT_4 治疗剂量需要增加 20%~30% 或每周额外增加 2 天的剂量,并根据血清 TSH 的结果及时调整 LT_4 的剂量。

4. 妊娠前半期每 2~4 周检测一次甲状腺功能。血清 TSH 稳定后可以每 4~6 周检测一次。

(二)妊娠期亚临床性甲状腺功能减退症

妊娠期亚临床性甲状腺功能减退症(subclinical hypothyroidism,SCH)需要根据血清 TSH 水平和 TPOAb 是否阳性决定是否治疗,治疗药物、治疗目标和监测频度与妊娠期临床甲减相同(表 4-61)。

表 4-61　妊娠期亚临床甲减的分层管理

TSH	TPOAb	治疗与否	LT_4 起始剂量
>妊娠参考值上线(4.0mU/L)	阳性/阴性	治疗	50~100μg
2.5~妊娠参考值上线(或 4.0mU/L)	阳性	治疗	25~50μg
	阴性	不治疗,要监测	
妊娠期参考值下限(或 0.1mU/L)~2.5mU/L	阳性	不治疗,要监测	
	阴性	不治疗,不监测	

(三) 妊娠期单纯低甲状腺素血症

LT_4 干预单纯低甲状腺素血症改善不良妊娠结局和后代神经智力发育损害的证据不足,在妊娠早期可给予 LT_4 治疗并积极查找低甲状腺素血症的原因如铁缺乏、碘缺乏或碘过量等,对因治疗。在妊娠中晚期是否应用 LT_4 治疗存在争议。

(四) 妊娠期甲状腺自身抗体阳性

1. 妊娠前甲状腺功能正常、TPOAb 或 TgAb 阳性的妇女妊娠期 TSH 升高的风险增加,在明确妊娠后,每 4 周检测一次 TSH 至妊娠中期末。

2. 应用 LT_4 治疗 TPOAb 阳性、有不明原因流产史的妊娠妇女可能有益,因为不孕而行辅助生殖的女性,如果甲状腺功能正常,单纯甲状腺自身抗体阳性,LT_4 治疗并不能改善辅助生殖结局。

(五) 妊娠期甲状腺功能亢进症

1. **常用的抗甲状腺药物(anti-thyroid drug,ATD)** 主要有甲巯咪唑(MMI)和丙硫氧嘧啶(PTU)两种。MMI 有致畸性,PTU 相关畸形发生率与 MMI 相当,但程度较轻;PTU 可能引起肝脏损害,甚至导致急性肝脏衰竭,建议仅在妊娠早期使用 PTU;妊娠 6~10 周是 ATD 导致出生缺陷的危险窗口期,MMI 和 PTU 均有影响,病情允许的情况下这期间尽量停药。

2. **治疗目标** 控制指标首选血清 FT_4/TT_4。控制的目标是应用最小有效剂量的 PTU 或者 MMI,使血清 FT_4/TT_4 接近或者轻度高于参考范围上限。

3. 孕前诊断的甲亢,一旦确定妊娠,可暂停 ATD 并尽快评估病情,决定是否能够停药。停药后每 1~2 周评估病情,妊娠晚期可每 2~4 周评估。如果 FT_4 正常或接近正常,可以继续停药。停药后甲亢症状加重,FT_4 或 TT_4、T_3 升高明显,建议继续应用 ATD。

4. 妊娠早期首选 PTU，如果不能应用 PTU，MMI 可以作为第二选择用药。妊娠中晚期是否应将 PTU 转换成 MMI 目前有争议。因为 2 种药物均可能有副作用，而且转换药物可能导致甲状腺功能变化。MMI 与 PTU 的等效剂量比为 1∶(10~20)。

5. **监测** ①应用 ATD 治疗时，建议 FT_4 或 TT_4、T_3 和 TSH 在妊娠早期每 1~2 周检测一次，妊娠中、晚期每 2~4 周检测一次，达到目标值后每 4~6 周检测一次。②监测 TRAb 滴度：如果妊娠早期血清 TRAb 阴性，孕期不需要再次检测。如果妊娠早期血清 TRAb 升高，在妊娠 18~22 周及妊娠晚期分别监测 TRAb 水平，妊娠中晚期 TRAb 高于参考范围上限 3 倍的妇女需要监测胎儿心率，超声检查胎儿的甲状腺体积、生长发育情况，同时在产后应密切监测新生儿甲状腺功能以便早发现胎儿和新生儿甲亢或甲减。

6. 妊娠期原则上不采取手术治疗甲亢。如果确实需要，行甲状腺切除术的最佳时机是妊娠中期。

（六）妊娠期一过性甲状腺毒症

1. 以对症治疗为主。不主张给予 ATD 治疗，妊娠期一过性甲状腺毒症（GTT）随 hCG 下降逐渐缓解，一般在妊娠 14~18 周，血清甲状腺素水平可以恢复正常。

2. 当甲亢症状明显、难以与甲亢鉴别时，可以短时应用 ATD，心悸症状明显者，可短时小剂量使用 β- 受体阻滞剂。

（七）亚临床型甲亢

亚临床甲亢通常不会导致妊娠不良结局，无需在妊娠期治疗。

（八）产后甲状腺炎

1. 妊娠前甲状腺功能正常的妇女在产后 1 年内出现的甲状腺功能异常。典型病例临床经历 3 期，即甲状腺毒症期、甲减期和恢复期。

2. 产后甲状腺炎（postpartum thyroiditis，PPT）是一种破

坏性甲状腺炎，甲状腺激素的合成并未增加，PPT 甲状腺毒症期只是甲状腺暂时的改变，不主张给予抗甲状腺药物治疗。有症状的妇女可选用β-受体阻滞剂治疗，例如普萘洛尔，采取尽量小的剂量。

3. PPT 甲减期建议给予 LT_4 治疗。每 4~8 周随访一次，直至甲状腺功能恢复正常。

4. 20% 以上 PPT 患者发展为永久性甲减。需要在发病后每年检测血清 TSH，早期发现永久性甲减并给予治疗。

【妊娠期甲状腺疾病的产后管理】

1. **甲减** 产前诊断的甲减，产后 LT_4 剂量应调整至妊娠前水平，并需要在产后 6 周复查甲状腺功能，指导调整 LT_4 剂量。

2. **亚临床甲减** 妊娠期诊断的亚临床甲减，产后可以考虑停用 LT_4，并在产后 6 周评估血清 TSH 水平。

3. **甲亢** 哺乳期服用低～中等剂量 PTU 和 MMI 对母乳喂养儿是安全的。建议最大剂量为 MMI 20mg/d 或 PTU 300mg/d，应当在每次哺乳后服用。

（张永岗）

第十八节 妊娠合并急性阑尾炎

妊娠合并急性阑尾炎是妊娠期最常见的外科急腹症。妊娠各期均可发生，但常见于妊娠期前 6 个月。妊娠期增大的子宫使阑尾的位置发生改变，临床表现常不典型，增加了诊断难度。妊娠期阑尾炎易穿孔继发弥漫性腹膜炎，严重影响母儿安全。因此，早期诊断和及时处理十分重要。

【诊断】

1. 临床表现

(1) 妊娠早期急性阑尾炎的症状和体征与非孕期基本相同，表现为转移性右下腹痛，查体可及右下腹压痛、反跳痛及腹肌紧张。

(2)妊娠中、晚期增大的子宫会使阑尾向后上、向外移位，临床上常无典型的转移痛，腹痛的压痛的位置较高，当阑尾位于子宫背面时。疼痛点可能位于右侧腰部；增大的子宫撑起壁腹膜，腹部压痛、反跳痛和腹肌紧张常不明显。

(3)常合并消化道症状，如恶心、呕吐、厌食等，炎症严重时可出现发热、心率增快等中毒症状。

2. 辅助检查

(1)实验室检查结果常见白细胞计数、中性粒细胞百分比、C反应蛋白(C-reactive protein，CRP)及降钙素原(procalcitonin，PCT)增高，白细胞在妊娠期有生理性增加，当白细胞计数超过 $15\times10^9/L$ 时有诊断意义。

(2)影像学检查首选超声检查，可发现肿大的阑尾或囊肿。超声不确定而又高度怀疑时可选择MRI，但MRI阴性或不确定的结果不能排除阑尾炎。妊娠期不建议行增强CT检查。

【鉴别诊断】

妊娠并急性阑尾炎发生在妊娠早期需要与右侧卵巢囊肿蒂扭转、右侧输卵管妊娠破裂相鉴别。发生在妊娠中期需要与右侧卵巢囊肿蒂扭转、右侧肾盂积水、急性肾盂肾炎、右输尿管结石、急性胆囊炎相鉴别。发生在妊娠晚期需要与先兆临产、胎盘早剥、妊娠急性脂肪肝、子宫肌瘤红色变性等鉴别。

【处理】

妊娠合并阑尾炎发生穿孔率为非妊娠期的1.5~3.5倍。胎儿预后与是否并发阑尾穿孔直接相关，妊娠合并阑尾穿孔导致弥漫性腹膜炎时比合并单纯性阑尾炎的胎儿死亡率高约10倍，因此妊娠期急性阑尾炎一般不主张保守治疗，确定诊断后应在积极抗感染治疗的同时立即行阑尾切除术。妊娠中、晚期高度怀疑急性阑尾炎而难以确诊时，应积极剖腹探查。

手术方式可选择开腹及腹腔镜手术，但妊娠期采用腹腔镜手术的安全性仍有争议，应慎重选择。除非有产科急诊指征，原则上仅处理阑尾炎而不同时行剖宫产术。以下情况可先行剖宫产再行阑尾切除术：①术中阑尾暴露困难；②阑尾穿孔并发弥漫性腹膜炎，子宫已有感染征象；③近预产期或胎儿基本成熟，已具有生存能力。

术后抗生素使用应覆盖厌氧菌，建议甲硝唑和青霉素或头孢菌素类抗生素联合使用。术后3~4天内应给予宫缩抑制剂类药物，避免流产或早产的发生。

（张永岗）

第十九节 妊娠合并胰腺炎

妊娠合并急性胰腺炎（acute pancreatitis in pregnancy，APIP）是发生于妊娠期或产褥期的一种急腹症，主要由多种病因引发胰腺内胰酶的异常激活，导致胰腺及周围组织自身消化，进而出现胰腺局部水肿、出血和坏死的炎症反应，严重时可继发全身炎症反应综合征（systemic inflammatory response syndrome，SIRS），并可伴有多器官功能障碍，危及母儿生命。APIP在妊娠各个阶段皆可发生，以中晚期居多。APIP的危险因素主要是胆道疾病和高脂血症。

【诊断】

1. **诊断标准** 临床上符合下述3项标准中的2项，即可诊断：

(1) 急性、突发、持续、剧烈的上腹部疼痛，可向背部放射。

(2) 血清淀粉酶和/或脂肪酶活性至少高于正常上限值3倍。

(3) 腹部影像学检查结果显示符合急性胰腺炎影像学改变。超声检查是最常用的方法，尤其是在可疑胆源性 APIP 时首选超声检查。MRI 检查对胎儿无明显影响适用于妊娠期。磁共振胰胆管成像(magnetic resonance cholangiopancreatography, MRCP)可协助诊断急性胰腺炎及其并发症、筛查隐匿性胆总管结石。CT 检查在妊娠期慎用,妊娠早期患者尽量避免 CT 检查,妊娠中晚期患者在知情选择的基础上可酌情行 CT 检查。

2. **诊断分级**

(1)根据急性胰腺炎的严重程度,按修订版 Atlanta 分级分为三类:轻症 APIP、中度重症 APIP 和重症 APIP,分类标准见表 4-62。

表 4-62　急性胰腺炎的分级及标准

分级	临床表现和生化改变	器官功能衰竭	其他全身或局部并发症
轻症	具备	无	无
中度重症	具备	一过性(48 小时内可以恢复)	有或无
重症	具备	持续性(>48 小时)	有或无

(2)轻症 APIP 主要以急性胰腺炎相关的临床表现和生化指标的变化为特征,无器官功能障碍和局部并发症。中度重症 APIP 和重症 APIP 的主要区别在于器官功能障碍持续的时间:与重症 APIP 相比,中度重症 APIP 通常仅有一过性的器官功能障碍,持续时间通常 ≤48 小时,伴或不伴有局部或全身并发症。

(3)局部并发症主要包括:①急性胰周液体积聚;②胰腺假性囊肿;③急性坏死性积聚;④包裹性坏死;⑤其他局部并发症:包括胃流出道梗阻、腹腔间隔室综合征、门静脉系统(含脾静脉)血栓形成、结肠坏死和胃肠道瘘。出现局部并发症至少为中度重症急性胰腺炎。

【治疗】

临床上可疑或确诊APIP后，产科应尽快请相关专科行多学科会诊，包括消化内科、普通外科、重症医学科、新生儿科，共同评估病情、制订诊疗方案。在治疗原则上，APIP与非妊娠期急性胰腺炎基本相同，APIP的主要措施包括保守治疗、针对病因治疗、手术治疗。在治疗的同时，产科医师需对于宫内胎儿进行动态评估和严密监护，确保母婴安全。

1. **保守治疗措施**　见表4-63。

表4-63　APIP的保守治疗

治疗分类	具体措施
一般治疗	(1)有明显腹痛、呕吐的孕妇给予禁饮食，胃肠减压。若无恶心、呕吐，腹痛缓解，可尝试经口少量低脂流质进食 (2)嘱孕妇自数胎动，密切关注电子胎心监测情况和孕妇生命体征
抑制胃酸、抑制胰液及胰酶分泌	(1)可选择的药物及安全性：①质子泵抑制剂如奥美拉唑(妊娠期应用安全性不确定)；② H_2 受体阻滞剂如西咪替丁(中晚期孕妇应用无危险证据)；③生长抑素如奥曲肽(中晚期孕妇应用无危险证据)；④蛋白酶抑制剂如乌司他丁(孕期使用药安全性不确定) (2)轻症患者无需使用生长抑素类药物，可用质子泵抑制剂或 H_2 受体阻滞剂通过抑制胃酸分泌而间接抑制胰腺分泌，还可以预防应激性溃疡的发生 (3)轻症患者的抑酸治疗应短期使用，疗程3~7天，长期使用PPI类药物可导致胃肠道营养物质吸收异常、肺部感染、消化道黏膜病变、骨折等多种风险增加

续表

治疗分类	具体措施
液体复苏	(1)早期积极补液既能预防孕妇发生低血容量性休克，又能预防血容量减少导致的胎盘灌注不足 (2)复苏液体首选生理盐水和乳酸林格液等晶体液。推荐应用目标导向性液体治疗模式，反复评估血流动力学状态以指导液体滴注，能在保证液体充足的同时，也能避免过度补液发生肺水肿 (3)在早期快速扩容阶段速度为5~10ml/(kg·h)。液体治疗成功的指标主要包括尿量>0.5ml/(kg·h)、平均动脉压>65mmHg、中心静脉压8~12mmHg、中心静脉血氧饱和度≥70%、心率<120次/min、动脉血乳酸、血清尿素氮及血细胞比容的下降亦提示复苏有效
营养支持	胃肠功能耐受的情况下，尽早(入院后24~72小时)开展经口或肠内营养；同时，对于不能经口进食的患者，优先选用鼻胃管或鼻空肠管进行肠内营养
抗菌药物使用	目前尚存在争议，考虑孕妇作为特殊人群，感染风险较高，可先酌情经验性预防使用抗菌药物，后根据血培养或其他病原学证据加以选择
镇痛	推荐盐酸哌替啶50~100mg，肌内注射。吗啡会收缩Oddi括约肌，胆碱能受体拮抗剂(阿托品、山莨菪碱等)可能加重肠麻痹，这两类药物不推荐使用

2. **手术治疗**　手术治疗的指征：①经内科积极保守治疗48小时以上，病情无好转；②重症APIP伴壶腹部嵌顿结石，合并胆道梗阻感染者需尽快手术解除梗阻；③出现胰腺严重坏死，腹腔大量液体渗出，影响多个脏器功能时需尽快清除坏死组织后引流。

3. **针对病因的治疗**　胆源性APIP：①孕早期根据病情，原则上尽量保守治疗。②孕中期，对于胆囊结石、胆囊炎引起的 APIP，可行腹腔镜下胆囊切除术；对于胆管结石引起的 APIP，可选择行胆总管探查术或内镜逆行胰胆管造影术（ERCP）。在孕晚期，可在行剖宫产术同时解除胆道疾病，或者产后择期行相关手术。

高脂血症性 APIP：①高脂血症性 APIP 易发展成重症，需要短时间降低甘油三酯水平，争取控制在 5.65mmol/L 以下。②主要的治疗包括早期禁食水 ≥ 24 小时后的饮食调节，降脂治疗，小剂量低分子量肝素、胰岛素及血脂吸附和 / 或血浆置换。③在降脂药物方面，贝特类药物是治疗高甘油三酯血症的首选药物，孕期使用安全性尚不确定。Omega-3 脂肪酸用于降低孕妇甘油三酯相对安全的，但作用效果欠佳。④关于孕妇是否行血浆置换目前尚存争议。

【产科处理】

1. 预防早产 在治疗急性胰腺炎的同时，预防早产发生。若出现早产征象，可用吲哚美辛、利托君、阿托西班等抑制宫缩，尽量延长孕龄。对妊娠 28~34^{+6} 周的先兆早产，应当给予 1 个疗程糖皮质激素（地塞米松 6mg，肌内注射，间隔 12 小时，共 4 次）促胎肺成熟。对孕龄<32 周的早产可用硫酸镁保护胎儿中枢神经系统。

2. 终止妊娠

（1）终止妊娠时机：APIP 不是终止妊娠的指征，终止妊娠的时机及方式需取决于病情、对治疗的反应及孕周的大小。以下情况建议及时终止妊娠：①重症 APIP 孕妇或病情经治疗无明显好转；②胎儿窘迫；③胎儿已足月；④伴难免流产、早产临产症状等。

（2）终止妊娠的方式：对非重症孕妇如已临产、宫颈已成熟或短期内能经阴道分娩者可阴道试产，除此以外建议尽快剖宫产终止妊娠。剖宫产同时可根据情况请外科医生会诊或探查。

（张永岗）

第五章

常见产科危急重症的处理和抢救流程

第一节 产后出血

产后出血是指胎儿娩出后24小时内，阴道分娩者出血量≥500ml、剖宫产分娩者出血量≥1 000ml；严重产后出血是指胎儿娩出后24小时内出血量≥1 000ml。

【诊断】诊断产后出血的关键是准确判断出血量，错误地低估出血量可能会丧失抢救时机。

1. 评估出血量

(1)称重法：失血量(ml)=〔胎儿娩出后接血敷料湿重(g)－接血前敷料干重(g)〕/1.05(血液比重g/ml)。

(2)容积法：产后接血容器收集到的血液计量失血量，因混有羊水往往不准确。

(3)休克指数法：休克指数(SI)=脉率/收缩压(mmHg)(注意在快速补液的条件下休克指数可能存在一定误差)，见表5-1。

表5-1 休克指数与失血量

休克指数	失血量	占总血容量的百分比
SI=0.5	<500ml	血容量正常
SI=1.0	500~1 500ml	10%~30%
SI=1.5	1 500~2 500ml	30%~50%
SI=2.0	2 500~3 500ml	50%~70%

(4)血红蛋白水平测定：血红蛋白每下降10g/L，出血量为400~500ml。但是在产后出血早期，由于血液浓缩，血红蛋白值常不能准确反映实际出血量。

2. 失血原因的分类 常见四大因素但需注意可能多种原因并存。

(1)子宫收缩乏力：是产后出血最常见的原因，具体表现为：子宫轮廓不清，宫底升高，阴道出血多。按摩子宫及应用缩宫剂后，子宫变硬，出血减少。

(2)胎盘因素：胎儿娩出30分钟内胎盘未娩出，阴道出血多，应考虑胎盘因素。胎盘部分剥离、胎盘粘连、胎盘植入、胎盘残留是常见原因。

(3)软产道裂伤：胎儿娩出后即有多量鲜红色出血，可能存在软产道裂伤，应立即仔细检查宫颈、阴道、会阴。

(4)凝血功能障碍：多数由失血过多引发的继发性凝血功能障碍，少数见于有凝血功能障碍的全身疾病。主要表现全身多部位出血，皮肤瘀斑、瘀点，持续阴道出血，出血不凝。

【治疗】产后出血的处理原则为快速查找病因，迅速止血，补充血容量、纠正休克及防治感染。

(一) 常用药物及处置

1. **排空膀胱按摩子宫**　采用经腹按摩或经腹经阴道联合按压，见文末彩图5-1；常规配合应用缩宫剂。

2. **缩宫剂的应用**　见表5-2。

表5-2　常用缩宫剂及用法

名称	常用方法	副作用及禁忌证
缩宫素	肌内注射：10U肌内注射，3~7分钟起效，持续60分钟 静脉注射：10~20U加入500ml晶体液中静脉滴注，迅速起效，持续30分钟 饱和量<60U/24h	大剂量可导致高血压、水中毒、心血管不良反应
卡贝缩宫素	静脉注射：注射时间不超过1分钟，2分钟内起效，维持1小时	缩宫素过敏、心血管疾病患者，尤其是冠状动脉疾病患者禁用
麦角新碱	肌内注射：0.1~0.2mg，立即起效 静脉注射：0.2mg+25%葡萄糖注射液20ml稀释	胎儿娩出前及胎盘未剥离娩出前禁用；高血压患者慎用；冠心病及过敏产妇禁用

续表

名称	常用方法	副作用及禁忌证
卡前列素氨丁三醇	肌内注射：起效时间快，30 分钟达高峰，24 小时总量≤2mg，规格：250μg/1ml	高血压、哮喘、心脏病者慎用，急性盆腔炎，以及有活动性心、肺、肾、肝疾病患者禁用
米索前列醇	舌下、口服短时间起效，阴道、直肠用药时起效慢 常用剂量：200~600μg	不良反应：恶心、呕吐、腹泻、寒战和体温升高。肾上腺皮质功能不全，以及活动性心、肝、肾疾病者，青光眼、哮喘及过敏体质者禁用

3. **止血药物** 推荐使用氨甲环酸，每次 1.0g，静脉滴注或静脉注射，每天用量 0.75~2.0g。

4. **手术治疗**

(1)宫腔填塞：包括宫腔纱条填塞（文末彩图 5-2）和宫腔球囊填塞（文末彩图 5-3）。阴道分娩后宜使用球囊填塞，剖宫产术中可以选择用球囊或者纱条填塞。如出血停止，纱条可于 24~48 小时后取出。填塞后需用抗生素预防感染，取出前应注射缩宫剂。

(2)B-Lynch 缝合：适用于剖宫产术中宫缩乏力、胎盘因素导致的子宫出血（文末彩图 5-4）。

(3)盆腔血管结扎：包括子宫动脉结扎、髂内动脉结扎（止血成功率与术者对该项手术的熟练程度及是否迅速结扎血管有关）。

(4)经导管动脉栓塞术（transcatheter arterial embolization，TAE）：有介入条件的医院使用，适合保守治疗无效，生命体征稳定的患者。

(5)软产道裂伤缝合术：充分暴露手术视野，良好麻醉镇痛下，彻底止血，缝合裂伤。缝合第一针应超过顶端 0.5cm，按解剖层次缝合，不留死腔。如有血肿尽早切开，清除积血，彻底缝合止血，必要时留置引流条。

(6)子宫切除：各种止血措施无明显效果，出血未能控制，为挽救生命在输血、抗休克的同时，即行子宫次全或子宫全切术。

(二) 液体容量管理及输血

建议对产后出血的患者进行液体容量管理，避免液体容量的不足或者过多导致机体功能障碍。限制早期输注过多液体扩容，允许在控制性低压的条件下进行复苏。成分血的输注应结合临床实际情况掌握指征及时合理输注。

1. **晶体液**　≤2L 的等渗晶体液。

2. **胶体液**　≤1.5L 的胶体液或者血浆输注。

3. **红细胞悬液**　目前没有启动红细胞输注的固定标准，出血≥400ml 尽快完成交叉配血，根据患者出血量、出血速度、生命体征或血红蛋白(Hb≤70g/L)考虑输血，但注意急性出血可能有血液浓缩，血红蛋白水平不一定反映实际出血量，临床评估极为重要。

4. **新鲜冰冻血浆(fresh frozen plasma，FFP)**　产妇大出血期间，每输注 6U 红细胞宜输注 FFP 10~15ml/kg。

5. **纤维蛋白原**　当纤维蛋白原<2g/L 并存在持续出血时，应考虑早期输注纤维蛋白原。输入 1g 纤维蛋白原可提升血液中纤维蛋白原 0.25g/L，1 次可输注 4~6g 纤维蛋白原。

6. **冷沉淀**　可以补充纤维蛋白原和凝血因子，常用剂量 0.10~0.15U/kg。

7. **血小板**　血小板≤50×10^9/L 且有活动性出血时，需输注 1U 血小板。

8. **重组活化因子Ⅶ**　当出现凝血功能障碍时，可尝试使用重组活化因子Ⅶ。

产后出血应急流程如图 5-5 所示。

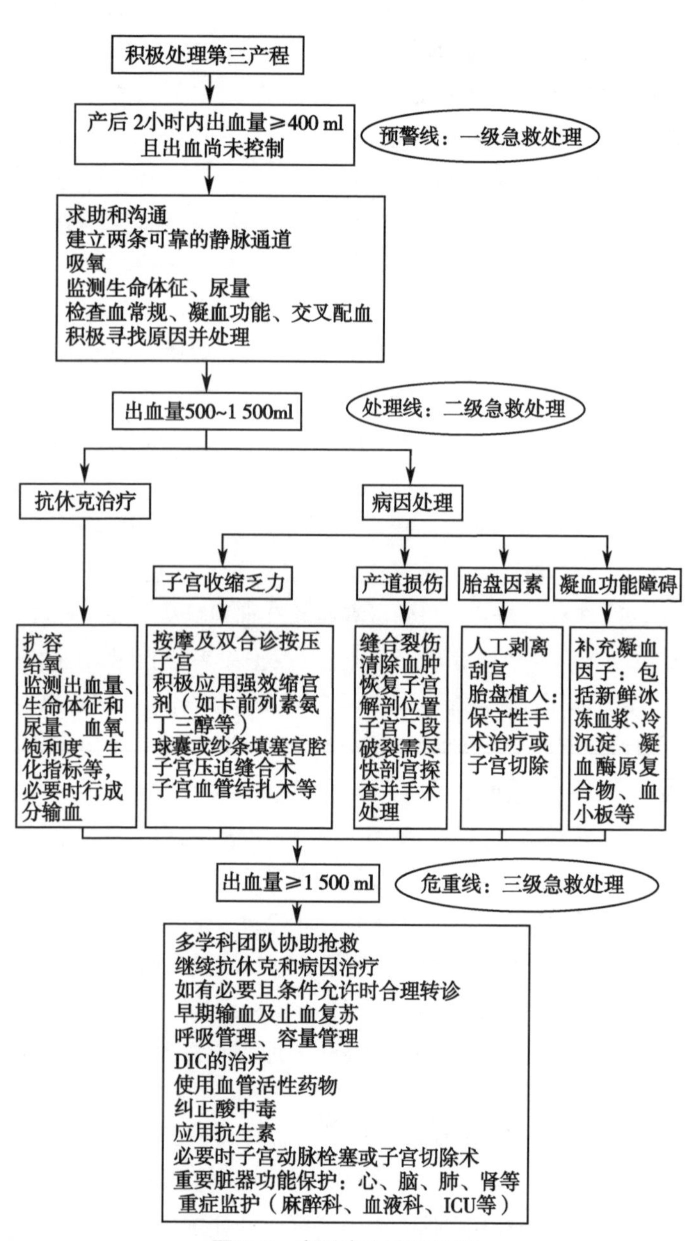

图 5-5　产后出血应急流程

（李　瓅　赵扬玉）

第二节　羊水栓塞

羊水栓塞(amniotic fluid embolism, AFE)是由于羊膜腔内容物进入母体血液循环,引起肺动脉高压、低氧血症、循环衰竭、弥散性血管内凝血(DIC)以及多器官功能衰竭等一系列病理生理变化的过程。发病率约(1.9~7.7)/10万,死亡率为19%~86%。起病急骤,病情凶险,难以预料,病死率高。

【临床表现】

1. **典型羊水栓塞**　临床表现为骤然的低氧血症、低血压(血压与失血量不符合)和凝血功能障碍为特征(也称羊水栓塞三联症)的急性综合征。

2. **不典型羊水栓塞**　仅出现低血压、心律失常、呼吸短促、抽搐、急性胎儿窘迫、心搏骤停、产后出血、凝血功能障碍、前驱症状(寒战、乏力、麻木、烦躁、针刺感等),当其他原因不能解释时,应考虑是否为羊水栓塞。

【诊断】羊水栓塞是临床诊断,符合羊水栓塞的临床特点即可诊断,母体血中找到胎儿或者羊水成分不是诊断的必需依据。

1. **诊断AFE,需以下5条全部符合:**

(1)急性发生的低血压或者心搏骤停。

(2)急性低氧血症:呼吸困难、发绀或者呼吸停止。

(3)凝血功能障碍:有血管内凝血因子消耗或纤溶亢进的实验室证据,或者临床表现为严重的出血,但无其他可以解释的原因。

(4)以上临床表现发生在阴道分娩、剖宫产、刮宫术或产后短时间内(多数发生在产后30分钟内)。

(5)上述症状和体征不能用其他疾病解释。

2. 当其他原因不能解释的急性孕产妇心、肺功能衰竭伴以下1种或者几种情况:低血压、心律失常、呼吸急促、抽搐、急性胎儿窘迫、心搏骤停、凝血功能障碍、孕产妇出血、前驱症状（乏力、麻木、烦躁、针刺感）可考虑AFE。

【治疗】强调多学科团队救治，高级生命支持，高质量心肺复苏，纠正DIC、重要脏器功能保护。

1. **呼吸支持** 保持气道通畅，尽早面罩加压给氧、气管插管或者人工辅助呼吸，维持氧供。

2. **循环支持**

(1) 液体复苏：以晶体液为主，注意液体出入量，避免过多输注。可以通过监测下腔静脉宽度及测量中心静脉压指导输液。

(2) 维持血流动力学稳定：AFE初始阶段主要表现为右心衰竭和肺动脉高压，心脏超声检查可提供有价值的信息，常用去甲肾上腺素和多巴酚丁胺等药物治疗。

(3) 解除肺动脉高压：主要使用前列环素、米力农及内皮素受体拮抗剂等特异性舒张肺血管平滑肌的药物。常用药物如：前列地尔、依前列醇、伊洛前列素、罂粟碱（治疗效果不确定，现较少使用，但是药物缺乏时可以使用）。

3. **抗过敏** 目前尚存争议，基于临床实践，早期使用有一定价值。常用药物有氢化可的松、地塞米松。

4. **纠正凝血功能障碍** 积极处理产后出血，及时补充凝血因子，包括输注新鲜血浆、冷沉淀、纤维蛋白原等，静脉输注氨甲环酸。

5. **产科处理** 羊水栓塞发生在分娩前，应考虑立即终止妊娠，短时间可以阴道分娩者可行产钳助产或转剖宫产终止妊娠；心脏停搏者立即心肺复苏，复苏4分钟没有成功应考虑濒死期剖宫产并争取在心脏停搏5分钟内娩出胎儿。出现凝血功能障碍时应行子宫切除术。

6. **缩宫剂的使用** 羊水栓塞常伴有宫缩乏力，需要积极治疗，必要时可以使用缩宫剂，例如缩宫素、前列腺素、麦角新碱等。

7. **新的循环支持策略**　对于血管活性药物无效的顽固性休克产妇,可进行有创血流动力学支持。例如体外膜氧合器(extracorporeal membrane oxygenerator,ECMO)和主动脉内球囊反搏。

8. **脏器功能保护**　神经系统保护,维持血糖、血氧,肝脏功能支持,血液透析、预防感染、胃肠功能保护等。

羊水栓塞抢救流程如图 5-6 所示。

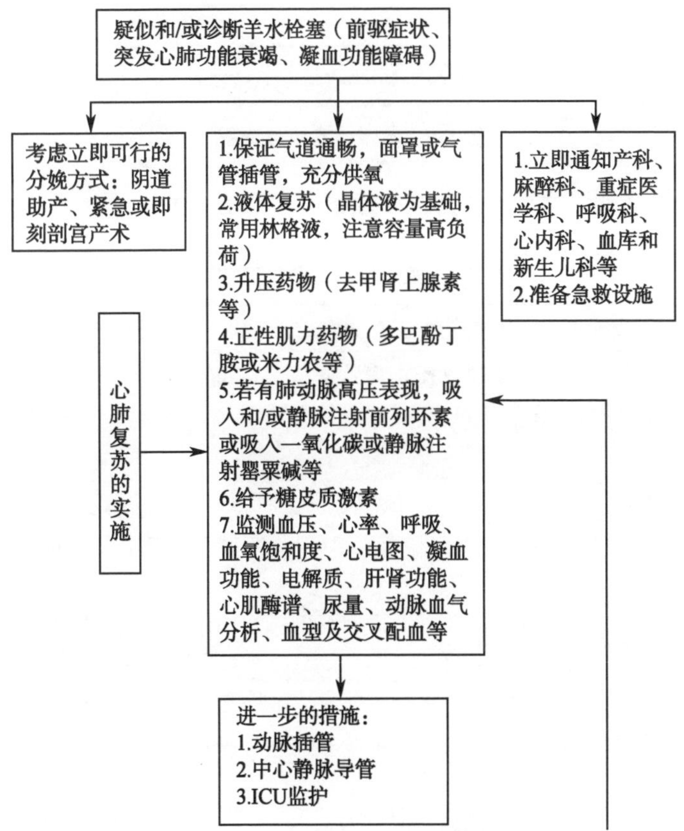

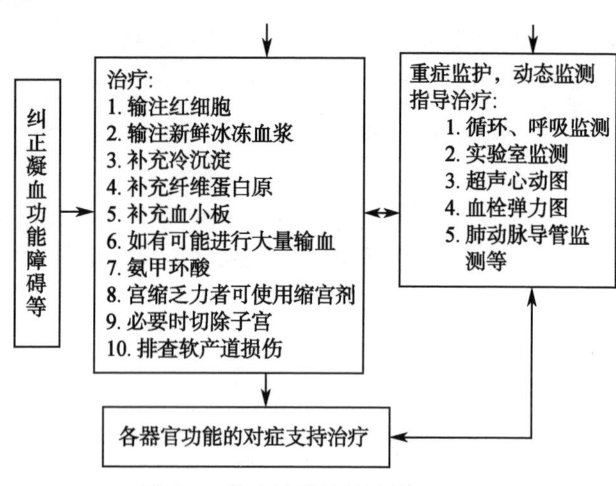

图 5-6　羊水栓塞抢救流程

【附】羊水栓塞抢救常见药物(表 5-3)

表 5-3　羊水栓塞抢救常见药物

药品名称	药物作用	用法	用量
前列地尔	降肺动脉压	静脉泵入	1~2ng/(kg·min)
依前列醇	降肺动脉压	中心静脉泵入	10~50ng/(kg·min)
去甲肾上腺素	升压	静脉泵入	0.05~3.30μg/(kg·min)静脉泵入后 2~4μg/min，维持
米力农	降肺动脉压、增强心肌收缩	静脉滴注	25~75μg/kg 加生理盐水配成 20ml 静脉滴注后 0.25~1.0μg/kg 维持
多巴酚丁胺	强心扩张肺动脉	静脉泵入	5~10μg/(kg·min)
罂粟碱	扩张肺动脉	缓慢静脉滴注(>2 分钟)	30mg+100ml 生理盐水

续表

药品名称	药物作用	用法	用量
地塞米松	抗过敏	静脉注射	20mg 静脉推注后 20mg+5% 葡萄糖注射液 250ml 静滴
氢化可的松	抗过敏	静脉滴注	100~200mg+5% 葡萄糖注射液 50~100ml 快速静脉滴注后 300~800mg+5% 葡萄糖注射液 250~500ml 静滴

（李　瓅　赵扬玉）

第三节　产时心衰

心力衰竭（heart failure）简称心衰，是指各种原因导致的心脏泵血功能障碍，心排血量不能满足全身组织基本代谢需要的综合征，主要表现为呼吸困难、活动受限、液体潴留等。发生在分娩期的心衰称为产时心衰，以左心衰为常见。是妊娠合并心脏病常见的严重并发症，最容易发生在妊娠 32~34 周、分娩期及产褥早期。

【分类】根据心力衰竭发生的部位可分为左心衰、右心衰和全心衰竭，全心衰竭多是由左心衰持续存在发展而来（表 5-4）。

表 5-4　妊娠合并心衰常见分类

类型	左心衰	右心衰
症状	以急性肺水肿为主，表现为劳力性呼吸困难和夜间阵发性呼吸困难、端坐呼吸，咳粉红色泡沫样痰	以体循环淤血为主，胃肠道淤血至腹胀、水肿、胸腔积液、腹水

续表

类型	左心衰	右心衰
体征	心率增快、双侧肺底可闻及湿啰音，常出现交替脉，少尿	颈静脉怒张，发绀常见于指/趾端、口唇，下垂部位水肿

【诊断】产时心衰可导致产妇血压下降、休克、呼吸心搏骤停，胎儿宫内窘迫、胎死宫内。早诊断、早治疗是降低产时心衰患者病死率的重要手段。强调详细的病史采集，仔细查体结合症状和辅助检查诊断。

1. **病史**　部分患者孕前有心脏手术史，详细询问手术时间、手术方式、术前术后心功能变化及用药情况。无心脏病病史的产妇关注孕前是否有心悸、气短、晕厥、活动受限、高血红蛋白症等病史。重视孕期新发心脏病如围产期心肌病、妊娠期高血压心脏病。

2. **症状和体征**　急性起病者可表现为烦躁、心率快、血压下降、呼吸困难、端坐呼吸、咳粉红色或白色泡沫样痰、发绀、休克甚至呼吸心搏骤停。

重视早期心衰表现：①轻微活动后即出现胸闷、心悸、气短；②安静状态下心率≥110次/min，呼吸≥20次/min；③夜间常因胸闷而坐起呼吸；④肺底出现少量持续性湿啰音，咳嗽后不消失。

3. **辅助检查**

(1)超声心动图、心电图是首选检查方法，可发现各种异常心律、心肌缺血和传导阻滞等。

(2)血生化检查：心肌酶学、肌钙蛋白(cTn)、脑钠肽(BNP)是筛查和判断预后的指标。

BNP<100ng/L、NT-pro BNP<300ng/L通常可排除急性心衰。

(3)血气分析：监测动脉氧分压(partial pressure of oxygen

in arterial blood，PaO_2）、二氧化碳分压（partial pressure of carbon dioxide，$PaCO_2$）、酸碱度、电解质、乳酸等测定。

（4）心导管和心血管造影：是检查先天性心脏病特别是复杂性先天性心脏病的金标准。

【心功能评估】孕妇心功能的判断仍然以纽约心脏病协会（NYHA）的分级为标准，依据心脏病患者对一般体力活动的耐受情况，将心功能分为4级（表5-5）。

表5-5 纽约心脏病协会（NYHA）心功能分级

心功能分级	心脏状态	临床表现
Ⅰ	心脏功能具有完全代偿能力	几乎与正常人没有区别，完全能正常地工作、学习及生活，甚至能胜任较重的劳动或体育活动
Ⅱ	心脏代偿能力已开始减退	在较重活动（如快步走、上楼或提重物）时，即会出现气急、水肿或心绞痛，但休息后即可缓解。属轻度心力衰竭
Ⅲ	心脏代偿能力已减退	轻度活动，如上厕所、打扫室内卫生、洗澡等时也会引起气急等症状，属中度心力衰竭
Ⅳ	心脏代偿能力已严重减退	休息时仍有气急等症状。在床上不能平卧，生活不能自理，而且常伴有水肿、营养不良等症状。属重度心力衰竭，不仅完全丧失了劳动力，而且还有生命危险

【治疗】早识别、早诊断、多学科救治、适时终止妊娠。

1. **一般处理** 6~8L/min高流量面罩加压给氧、双下肢下垂。

2. **去除病因** 降压、镇静、纠正心律失常。

3. **减轻心脏负荷、增加心肌收缩力** ①利尿剂：呋塞米、托拉塞米；②正性肌力药：去乙酰毛花苷、地高辛、多巴酚丁胺、米力农；③血管扩张剂：硝酸甘油、硝普钠。

4. **必要时给予镇静剂** 药物：吗啡。

5. **适时终止妊娠** 产时心衰时，一边抢救心衰一边尽快终止妊娠，如宫口已开全，可给予阴道助产；否则需行剖宫产终止妊娠。

6. **产后注意容量管理** 入量维持在1 000~2 000ml/24h甚至更少；保持出入量负平衡500ml/d。产后3天逐渐过渡到出入量平衡。

【**附**】产时心衰常用药物（表5-6）。

表5-6 产时心衰常用药物

药物类型	药物名称	常用剂量	禁忌证
利尿剂	呋塞米	20~40mg静脉注射，必要时每2小时追加	无尿、对磺胺类药和噻嗪类利尿剂过敏者、低钾血症、肝性脑病禁用
	托拉塞米	起始剂量为5mg或10mg，1次/d，缓慢静脉注射	
血管扩张剂	硝酸甘油	10mg加入5%葡萄糖液250~500ml静脉滴注，从4滴/min开始，一般有效剂量为16滴/min，根据心率和血压调整滴速	硝酸盐过敏者，严重低血压及心动过速时严重贫血、青光眼、颅内压增高者禁用
	硝普钠	50mg加入250~1 000ml 5%葡萄糖液中，在避光输液瓶中静脉滴注。起始剂量从4滴/min开始，根据治疗反应以4滴/min逐渐增加剂量	妊娠期禁用

续表

药物类型	药物名称	常用剂量	禁忌证
正性肌力药物	去乙酰毛花苷	用5%葡萄糖注射液20ml稀释慢注射，首剂0.4~0.6mg，以后每2~4小时可再给予0.2~0.4mg，总量1~1.6mg	预激综合征伴心房颤动或扑动；任何强心苷制剂中毒；室性心动过速；心室颤动；梗阻性肥厚型心肌病
	地高辛	每日常用剂量0.125~0.5mg(1/2~1片)口服	
	多巴酚丁胺	60mg加入生理盐水60ml，10ml/h(滴速每分钟2.5~10μg/kg)	嗜铬细胞瘤、快速心律失常
	多巴胺	20mg加入5%葡萄糖注射液200~300ml，以5~10μg/(kg·min)开始可递增至20~50μg/(kg·min)	
镇静剂	吗啡	2.5~5.0mg，静脉缓慢注射或皮下注射、肌内注射	呼吸抑制已显示发绀、颅内压增高和颅脑损伤、支气管哮喘、肺源性心脏病代偿失调

（李　瓅　赵扬玉）

第四节　肺栓塞

肺栓塞(pulmonary embolism，PE)是以各种栓子阻塞肺动脉或者分支为其发病原因的一组疾病或临床综合征的总称，包括肺血栓栓塞症（pulmonary thromboembolism，PTE）、脂肪栓塞综合征、羊水栓塞、空气栓塞等。肺血栓栓塞症为肺栓塞最常见的类型，是来自静脉系统或右心的血栓阻塞肺动脉或者分支所导致的以肺循环和呼吸功能障碍为主要临床和病理生理特征的疾病。可出现于产前、产时及产后，包括症状阳性及症状阴性的肺栓塞。

【临床表现】症状多样，缺乏特异性；如出现呼吸困难、胸痛、发绀等，需警惕 PE 发生。

1. **常见症状**　约 20% 的患者存在“三联症”，即：呼吸困难、胸痛和咯血。

(1) 呼吸困难：不明原因突然发作的呼吸困难或原有呼吸困难突然加重，特征是呼吸浅快，尤其是在起床活动、排便后更为明显。

(2) 胸痛：胸膜炎性胸痛或心绞痛样疼痛。

(3) 晕厥：见于较大面积的肺栓塞患者，由于心排血量锐减，血压急剧下降导致脑缺血。

(4) 烦躁、惊恐及濒死感。

(5) 咯血，多为少量咯血。

(6) 咳嗽、心悸。

2. **体征**

(1) 呼吸加快：呼吸增快（>20 次 /min）。

(2) 心率增加：>100 次 /min。

(3) 发绀。

(4) 周围循环衰竭：血压下降或休克及组织灌注不良所致。

(5) 急性肺动脉高压：肺动脉瓣听诊区第 2 心音亢进，胸骨左缘第 2 肋间可闻及收缩期喷射性杂音，并可见有明显的收缩期搏动，偶可闻及舒张期杂音，为肺动脉瓣关闭不全所致。

(6) 右心功能不全表现：颈静脉怒张、充盈，肝大、下肢水肿。

(7)肺部可闻及湿啰音，有时还可闻及胸膜摩擦音及心包摩擦音。

【诊断】

1. **高危因素**

(1)血栓栓塞性疾病病史。

(2)存在与静脉血栓栓塞症发病相关的合并症，包括：活动性自身免疫性或炎症性疾病、肾病综合征、心力衰竭、1型糖尿病肾病、镰状细胞病、恶性肿瘤等。

(3)暂时性危险因素：妊娠期间外科手术、妊娠剧吐、卵巢过度刺激综合征等。

(4)产科及其他危险因素：静脉血栓栓塞症家族史、高龄、产次、肥胖、截瘫或长时间制动、全身性感染、多胎妊娠、子痫前期、剖宫产术、产程延长、死胎、严重产后出血或大量输血等。

2. **疑似检查**　可疑急性PE时，首选心电图、胸部X线检查。

(1)D-二聚体：孕产妇D-二聚体水平升高，不能作为肺栓塞的诊断依据；其正常可以排除血栓性疾病。目前不推荐将血浆D-二聚体检测作为妊娠期临床可疑深静脉血栓或肺栓塞的评估方法，但可作为治疗明确诊断静脉血栓栓塞症患者的病情监测。

(2)动脉血气分析：主要表现为低氧血症，PaO_2<80mmHg，肺泡-动脉血气分压差增大；如胸部X线片正常但存在低氧血症，需进一步检查明确肺栓塞。

(3)血浆肌钙蛋白：用于评价有无心肌损伤，如升高提示预后不良。

(4)脑钠肽(BNP)和N-末端脑钠肽前体(NT-proBNP)：无明确心脏基础疾病者，如BNP或NT-proBNP升高，需考虑PTE可能；BNP<100pg/ml可排除孕期心脏病事件，可评估急性PTE预后。

(5)心电图:40%急性PE出现心电图异常,最常见表现为T波倒置,其次为右束支传导阻滞。

(6)胸部X线(chest X-ray,CXR):作为可疑PE首选筛查手段。

(7)超声心动图:右心室扩大、右心室游离壁运动减低、室间隔平直、三尖瓣反流速度增快等右心室后负荷过重征象。

(8)下肢血管彩色多普勒超声联合加压法:对于临床可疑肺栓塞且同时有深静脉血栓症状或体征者,该法作为排除深静脉血栓的首选检查手段。

3. **确诊检查**　CT肺动脉造影和/或肺通气/灌注扫描是诊断妊娠期急性肺栓塞的金标准。

(1)CT肺动脉造影(CT pulmonary angiography,CTPA):胸部X线片提示异常者可进行CTPA检查,是确诊PE的首选检查方法。CTPA检查对段及段以上肺栓塞诊断价值极高,可直观地显示肺动脉内血栓形态、部位及血管堵塞程度。直接征象包括:半月形、环形充盈缺损,完全梗阻,轨道征;间接征象包括:肺野楔形密度增高,近端肺动脉扩张而远端血管分支减少甚至消失。

(2)肺通气/灌注扫描(ventilation perfusion scan,V/Q):特异度和敏感度相对低于CTPA,辐射剂量低,优先用于妊娠期血流动力学稳定的患者。典型征象是呈肺段分布的肺灌注缺损,并与通气显像不匹配。

妊娠期可疑PTE的诊断流程如图5-7所示。

【抢救流程】

1. **一般处理**

(1)严密监护:检测呼吸、心率、血压、氧饱和度、血气变化、中心静脉压,以及心电图、凝血功能、肝肾功能。

(2)绝对卧床,适当使用镇静剂及镇痛剂。

(3)建立由呼吸科、心内科、ICU、麻醉科、血管科、心外科以及产科、新生儿科组建的多学科团队进行管理。

2. **呼吸循环支持**　面罩高流量给氧，如存在呼吸衰竭应采用机械辅助通气。

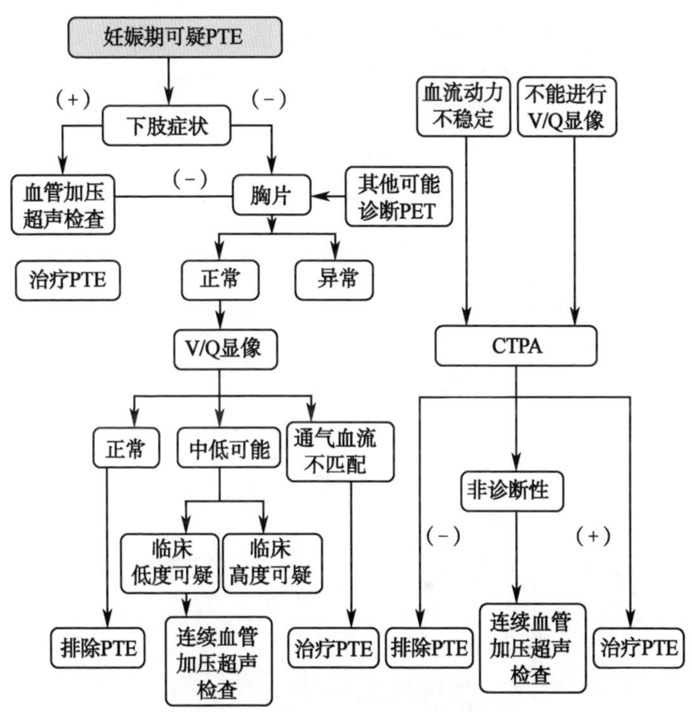

图 5-7　妊娠期可疑 PTE 的诊断流程

CXR：胸部 X 线片；CTPA：CT 肺血管成像；V/Q：肺通气 / 灌注扫描

3. **急性 PE 合并低血压**　留置中心静脉导管输入胶体液或晶体液扩容。监测心排血量、肺动脉压，必要时插漂浮导管。给予去甲肾上腺素 0.2~2.0μg/(kg·min) 可改善右心功能，提高体循环血压，改善右心冠脉的灌注；肾上腺素用于急性 PE 合并休克患者。多巴酚丁胺 3.5~10.0μg/(kg·min) 以及多巴胺 5~10μg/(kg·min) 可用于心脏指数较低的急性 PE 患者。维持平均动脉压 >80mmHg，心脏指数 >2.5L/(min·m^2) 及尿量 >50ml/h。

4. **呼吸心搏骤停**　遵循孕产妇心肺复苏原则进行复苏救治，如胎儿可存活，心肺复苏4分钟后仍未恢复自主心律，应行紧急剖宫产。根据孕周，决定是否终止妊娠。

5. **抗凝治疗**　首次肺栓塞需要接受治疗性剂量的抗凝治疗，常用抗凝药物为低分子量肝素、普通肝素。

6. **下腔静脉滤网**　如急性期、亚急性期的静脉血栓尚不稳定，分娩时存在血栓脱落的风险，可考虑在分娩前放置可回放或临时性下腔静脉滤器。

7. **溶栓治疗**　妊娠期溶栓治疗的唯一指征为肺栓塞，已严重到危及生命。

妊娠期肺栓塞的抢救流程如图5-8所示。

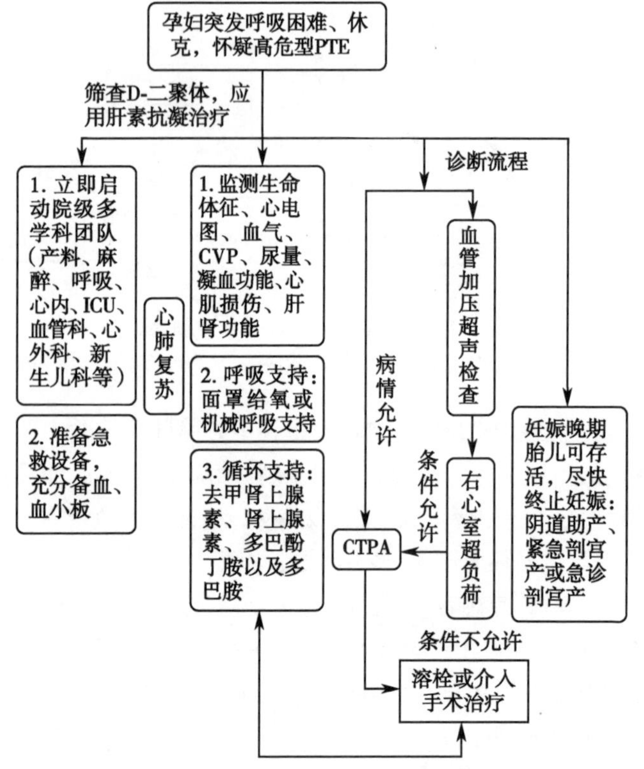

重症监护、动态监测指导治疗
1. 呼吸、循环监测
2. 凝血功能监测
3. 产科：
　已终止妊娠者：观察出血倾向；
　未分娩者：监测胎儿、胎盘情况

图 5-8　妊娠期肺栓塞的抢救流程

注：1. 妊娠期任何时候，一次胸部 X 线片对胎儿的影响都是可以忽略的。对于临床症状倾向于肺栓塞的孕妇，不应以妊娠为理由限制上述放射性检查的进行。

2. 对于那些临床症状如心动过速、胸闷、气短或氧饱和度低等不典型的患者进行临床评估以及 D- 二聚体、床旁超声心动图评价右心功能；判定为中高度患者后，有必要进一步行 CTPA 检查确诊或排除 PE；观察 PE 患者栓塞累及范围及栓塞程度。一旦证实大面积 PTE 或在未经证实已出现循环衰竭，则立即考虑溶栓治疗。

（杨　静　赵扬玉）

第五节　新生儿窒息复苏

新生儿窒息（asphyxia）是指由于分娩前、分娩时或分娩后的各种病因使新生儿出生后不能建立正常的呼吸，引起缺氧、酸中毒并导致全身多脏器损害的一种病理生理状况，是围产期新生儿死亡和致残的主要原因之一。正确的复苏是降低新生儿窒息死亡率和伤残率的主要手段。

新生儿复苏是帮助新生儿出生时平稳过渡的重要生命支持技术。《中国新生儿复苏指南（2021 年修订）》重点关注分娩时新生儿复苏，并延伸至所有 0~28 天的新生儿复苏。实施规范高效的复苏技术，可有效保障母婴安全、改善新生儿结局。

【复苏前准备】

建议分娩机构配备辐射保暖台、空氧混合仪、压缩气源、自动充气式气囊和 / 或 T- 组合复苏器、脉搏血氧饱和度仪和 /

或 3- 导联心电监测。复苏所需器械和用品应放置固定位置，随时备用。

产前风险评估和咨询指导复苏准备和复苏过程中的决策。每次分娩须至少有 1 名能实施初步复苏并启动正压通气的医护人员，负责照顾新生儿。如有高危因素，则需 2~5 名熟练掌握复苏技术医护人员，组建新生儿复苏团队（neonatal resuscitation team，NRT）。NRT 要明确组长和组员分工，询问 4 个问题：孕周多少？羊水清吗？预期分娩的新生儿数目？母婴有何高危因素？讨论预案，使用“复苏物品核查表”准备物品，确保齐备、功能正常。

中国新生儿复苏流程图（2021 年）如图 5-9 所示。

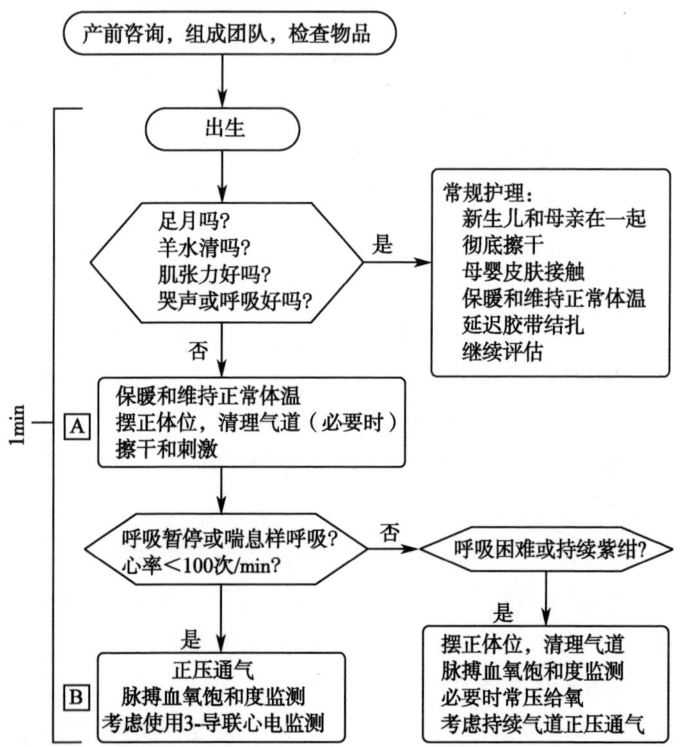

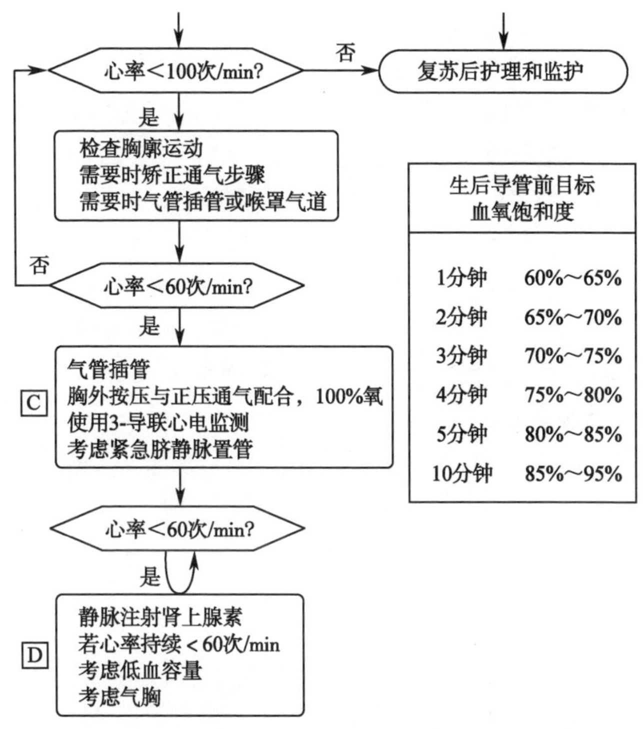

图 5-9　中国新生儿复苏流程图(2021 年)

【复苏程序及步骤】

(一) 快速评估

对每一个出生的新生儿,即刻评估 4 项指标:①足月吗?②羊水清吗?③肌张力好吗?④哭声或呼吸好吗?

如 4 项均为“是”,应快速彻底擦干,与母亲皮肤接触,进行常规护理。

如 4 项中有 1 项为“否”,则开始初步复苏。

(二) 初步复苏

足月儿用预热毛巾包裹放置辐射保暖台上,维持头部轻度仰伸,即鼻吸气位。出生时如羊水清亮,不建议常规吸引。如需正压通气且有较多分泌物,用吸引球或吸痰管清理气道,先口后鼻,避免吸痰管插入过深和时间过长,压力

80~100mmHg（1mmHg=0.133kPa）。

当羊水胎粪污染时，先评估新生儿有无活力（肌张力低、无呼吸或喘息样呼吸、心率<100 次 /min，3 项中有 1 项为无活力）；有活力，继续初步复苏步骤；无活力，在 20 秒内完成气管插管及吸引胎粪，如无气管插管条件，则快速清理口鼻后用气囊面罩正压通气。

对于胎龄<32 周和 / 或出生体重<1 500g 的早产儿，擦干头部后，将头部以下躯干和四肢包裹在清洁塑料膜 / 袋内，摆好体位，继续初步复苏后续步骤。

快速彻底擦干会刺激诱发自主呼吸。如仍无呼吸，用手轻拍或摩擦背部或手指弹足底。观察新生儿呼吸状况并心前区听诊评估心率。心前区听诊是最初评估心率的首选方法，计数 6 秒钟心率次数，数值乘以 10 即得出每分钟心率。复苏团队组长和组员可分工进行擦干、刺激及心率评估。

（三）正压通气

在黄金 1 分钟内对有指征者进行有效正压通气，是新生儿复苏成功的关键。

1. **指征**　①呼吸暂停或喘息样呼吸；②心率<100 次 /min。

2. **方法**

（1）压力：通常情况下吸气峰压为 20~25cmH_2O，少数病情严重的新生儿可用 2~3 次 30cmH_2O 压力通气。对需要正压通气的新生儿，最好同时提供呼气末正压。临床常用的设备为自动充气式气囊（250ml），使用前要检查，确保功能良好。T- 组合复苏器（T-Piece）能提供恒定的吸气峰压及呼气末正压，用于早产儿复苏进行正压通气更安全和有效。

（2）频率和吸气时间：正压通气的频率为 40~60 次 /min，用“吸 -2-3”的节律大声计数以保持正确的速率。无论足月儿还是早产儿，正压通气的吸气时间 ≤ 1 秒。

（3）用氧：推荐使用空氧混合仪及脉搏血氧饱和度仪。正压通气开始时，足月儿和胎龄 ≥ 35 周早产儿用 21% 氧气；胎龄<35 周早产儿用 21%~30% 氧气，氧浓度的调节均须在脉搏血氧饱和度仪的监测下进行，使脉搏血氧饱和度达到目标值。无空氧混合仪时，采用自动充气式气囊与氧源的不同连接方式得到 4 种氧浓度。

(4) 判断通气有效性：有效的正压通气表现为胸廓起伏良好、心率迅速增加。

(5) 矫正通气步骤：如未达到有效通气，需做矫正通气步骤。

(6) 评估及处理：30 秒有效正压通气后评估新生儿心率。

1) 如心率 ≥ 100 次 /min，逐渐降低正压通气的压力和频率，同时观察自主呼吸是否良好。如心率持续>100 次 /min，自主呼吸好，则逐渐停止正压通气。如脉搏血氧饱和度未达到目标值，可常压给氧。如果新生儿有呼吸、心率>100 次 /min，但有呼吸困难或持续发绀，应监测脉搏血氧饱和度，可常压给氧或给予持续气道正压通气。出生胎龄<32 周有新生儿呼吸窘迫综合征风险的早产儿，如果出生后有自主呼吸，应即刻给予持续气道正压通气而不是气管插管正压通气。

2) 如心率在 60~99 次 /min，再次评估通气的有效性，必要时再做矫正通气步骤，可考虑气管插管正压通气。

3) 如心率<60 次 /min，再次评估通气有效性，必要时再做矫正通气步骤，进行气管插管，氧浓度调至 100%，连接 3-导联心电监测，开始胸外按压。

(7) 其他：持续面罩气囊正压通气>2 分钟可造成胃充盈，需经口插入胃管，用注射器抽出胃内气体，并保持胃管远端处于开放状态。

(四) 气管插管

1. 指征　①气管内吸引胎粪；②面罩气囊正压通气无效或需长时间正压通气；③需胸外按压；④经气管注入药物（肾上腺素、肺表面活性物质）；⑤特殊复苏情况，如先天性膈疝等。

2. 方法　新生儿处于轻度仰伸位，气管插管者左手持喉镜，使用带直镜片（早产儿 0 号，足月儿 1 号）的喉镜经口气管插管；喉镜镜片沿舌面右侧滑入，推进镜片达会厌软骨，上提喉镜，暴露声门，右手插入气管导管，使导管声带线标识达声带水平，即管端位于声门与气管隆凸之间，整个操作在20~30秒内完成。插管深度（唇端距离），根据公式法或胎龄和体重法计算。正压通气下，胸廓起伏对称，听诊双肺呼吸音一致，无胃部扩张，呼气时导管内有雾气，心率和脉搏血氧饱和度上升，说明气管插管成功。喉罩气道是替代气管插管的气道装置，用于体重≥2 000g的新生儿。

（五）胸外按压

1. **指征** 有效正压通气30秒后，心率<60次/min。先行气管插管，同时将氧浓度升至100%，进行气管插管正压通气和胸外按压的配合。

2. **方法** 胸外按压者站于新生儿右侧，用拇指法进行按压，即双拇指重叠或并列，按压新生儿胸骨下1/3（两乳头连线中点下方），其余四指环抱胸廓，深度为胸廓前后径的1/3，放松时拇指不离开胸壁。胸外按压与正压通气的比例为3∶1，胸外按压者大声计数“1-2-3-吸”，3次胸外按压和1次正压通气，协调进行，每分钟120个动作。

3. **胸外按压时心率的评估** 在建立了协调的胸外按压和正压通气60秒后再评估心率。为保持高效复苏，用3-导联心电监测评估心率。

（1）如心率≥60次/min，停止胸外按压，以40~60次/min频率继续正压通气。

（2）如心率<60次/min，检查正压通气和胸外按压操作是否正确，以及氧浓度是否为100%。如通气和按压操作皆正确，做紧急脐静脉置管，胸外按压者移至新生儿头侧。

（六）给药

新生儿复苏的关键步骤是有效正压通气，很少需要用药。当新生儿需要使用肾上腺素或扩容时，第3名复苏团队成员进行脐静脉置管，此为最佳给药途径。分娩现场不推荐使用碳酸氢钠。

1. 肾上腺素

⑴指征：有效的正压通气和胸外按压60秒后，心率持续<60次/min。

⑵剂量及用法：应使用1∶10 000的肾上腺素。静脉用量0.1~0.3ml/kg；气管内用量0.5~1ml/kg。没有条件或脐静脉置管未完成，首次给药可气管内快速注入，第2次及之后均应脐静脉或骨髓腔通路给药。如首次气管内给药无效，则一旦脐静脉通路建立，不考虑间隔时间，心率仍<60次/min则即刻经脐静脉给药，必要时间隔3~5分钟重复静脉给药。

2. 扩容剂

⑴指征：根据病史和体格检查，怀疑有低血容量的新生儿在给予了正确的正压通气、胸外按压和肾上腺素后，心率仍然<60次/min，应使用扩容剂。低血容量新生儿可表现为皮肤苍白、毛细血管再充盈时间延长（>3秒）、心音低钝和大动脉搏动微弱。如无低血容量表现或急性失血史，不常规扩容。

⑵用法：生理盐水，首次剂量为10ml/kg，经脐静脉或骨髓腔5~10分钟缓慢推入。必要时可重复，不推荐外周静脉扩容。

3. 脐静脉置管 脐静脉是静脉给药的最佳途径，用于静脉给予肾上腺素以及扩容剂。当新生儿需要正压通气及胸外按压、预期使用肾上腺素或扩容时，复苏团队中的第3名成员放置脐静脉导管，第1名成员和第2名成员继续进行正压通气和胸外按压。

【复苏相关问题】

1. 如果按照流程规范复苏，新生儿的心率、脉搏血氧饱和度和肌张力会有所改善。新生儿无良好的胸廓运动、未闻及呼吸音、持续发绀，应考虑：气管插管位置是否正确、正压通气是否有效、氧气浓度是否100%，所有无法成功复苏的原因几乎都是通气问题。再次确认通气有效时，需要考虑气道梗阻、肺部病变等特殊情况。

2. 如果复苏的所有步骤均已正确完成，而心率始终无法检测到，可在生后 20 分钟与团队和患儿监护人讨论，作出继续复苏或停止复苏的决定。决定应个体化。

【复苏后的监护和转运】复苏后的新生儿有多器官损害的风险，需做到以下几方面监护及处理：

1. 复苏团队进行新生儿复苏，不参加复苏的医务人员，留取脐动脉血气分析。

2. 将分娩现场的新生儿复苏过程结合脐动脉血气分析，对新生儿进行风险水平分层管理。脐动脉血气分析反映了出生前和出生时胎儿或新生儿的酸碱平衡状态，出生后动态监测，有利于预测新生儿的预后。

3. 接受长时间正压通气或高级复苏（如气管插管、胸外按压或给药）的新生儿或并发症严重者，分娩现场稳定后应转运至新生儿重症监护病房接受密切监护和治疗。转运过程中，应注意保暖、保持体位和呼吸支持。

（杨 静 赵扬玉）

第六节 子痫

子痫是妊娠期高血压疾病中的特殊类型，是在子痫前期基础上发生的不能用其他病因解释且排除神经系统疾病（如癫痫等）所造成的抽搐，是孕产妇死亡及围产儿死亡的重要原因。根据发作时间分为产前子痫（占 52.9%）、产时子痫（占 24%）和产后子痫（占 21%）。产前及产时子痫多见于年轻初产妇，60.2% 的产前子痫有重度收缩压升高（≥160mmHg）；产后子痫多见于经产妇，79% 发生在产后 48 小时内，多伴有贫血、血小板下降及转氨酶异常。

【诊断】

（一）临床表现

1. 抽搐、面部充血、口吐白沫伴深昏迷。

2. 随之深部肌肉僵硬，很快发展为典型的全身高张阵挛性惊厥、有节律的肌肉收缩和紧张，持续约 1~1.5 分钟，其间患者无呼吸动作。

3. 抽搐停止，呼吸恢复。

4. 患者仍昏迷，最后意识恢复，但困惑、易激惹、烦躁。

(二) 诊断关键点

1. 症状比血压更重要

(1) 在子痫前期基础上，血压可升高明显或不明显。

(2) 重视持续性枕部、颞部头痛，视物模糊、意识状态改变等主诉。

2. 关注并早期识别首发症状

(1) 头痛或视力障碍为前驱表现。

(2) 上腹部疼痛。

(3) 头痛或视力障碍与上腹部疼痛都存在的发作先兆者。

(4) 以腱反射亢进为先兆表现。

(5) 意识障碍。

【病情监控与评估】

1. 母体方面

(1) 严密的医疗护理和临床观察：如有无头痛、视物模糊、上腹疼痛、体重增加情况、病理神经反射，心肺听诊，液体出入量等。

(2) 血压监测和尿蛋白定性；必要时进行动态血压监测；在血压未平稳前，需要严密监测。

(3) 24 小时尿蛋白总量测定。

(4) 肝、肾功能和 LDH。

(5) 血常规：血象、血红蛋白、血小板、血细胞比容等。

(6) 凝血功能检测。

(7) 相关检查：眼底、ECG、胸腹部超声（肝脏、有无浆膜腔积液等）、UCG，必要时 CT、MRI 检查。

注：子痫患者终末靶器官受累除脑部外，极易累及其

他重要脏器，如胎盘早剥、心衰、肺水肿、肾衰、HELLP 综合征等，需基于以上检查、化验等评估是否存在其他脏器受累。

2. 胎儿监测

(1)胎心率。

(2)胎心电子监护：无负荷试验(NST)包括宫缩情况和胎心，依据病情变化增减频率，尤其是对于存在脐血流异常的病例应加强胎心电子监护，避免在发生胎儿窘迫以后才采取措施终止妊娠。

(3)超声检查胎儿发育、脐带胎盘血流、胎盘回声、大小等情况。

3. 产后病情监控　产后的监测和评估至关重要，需重点关注血压、自觉症状、硫酸镁和镇静剂的合理应用。

【处理原则与措施】

治疗原则：控制抽搐和防止抽搐复发；预防并发症和损伤发生；及时终止妊娠。

1. 子痫发作的紧急处理　立即启动快速反应团队及多学科协作人员到位进行子痫急救；生命支持最为重要，包括循环支持、呼吸支持治疗及预防跌倒和损伤等。

(1)防止摔伤和咬伤：固定患者身体，放置床边护栏，必要时需制动；如患者牙关紧闭，容易发生舌咬伤，抢救时需备开口器。

(2)减少刺激：病室应保持安静避光，治疗操作应轻柔并相对集中，避免声、光等一切不良刺激，尽量减少刺激诱发子痫发作。

(3)保证呼吸、循环通畅：左侧卧位，吸氧，面罩给氧，必要时气管插管以确保氧合。

(4)密切观察生命体征(血压、脉搏、呼吸、神志，氧饱和度)、尿量(留置导尿管)及动脉血气分析监测等；持续胎心监护。

2. **控制抽搐**

(1)首选药物为硫酸镁,用药方案:静脉用药负荷剂量为4~6g,25%硫酸镁20ml溶于25%葡萄糖溶液20ml静脉推注(15~20分钟),继而以1~2g/h静脉滴注维持,24小时内硫酸镁总量25~30g。

(2)如果再次出现抽搐,静脉追加2g硫酸镁,静脉推注时间3~5分钟。

(3)当孕妇存在硫酸镁应用禁忌或硫酸镁治疗无效时,可考虑应用地西泮、苯妥英钠或冬眠合剂控制抽搐。使用地西泮时需要有静脉通路和气管插管可实施的情况。

(4)子痫患者产后继续应用硫酸镁24~48小时。

3. **控制血压和监控并发症**

(1)脑血管意外是子痫患者最常见的死亡原因,当收缩压持续≥160mmHg、舒张压≥110mmHg时要积极降压以预防心脑血管并发症。常用降压药物:肾上腺素能受体阻滞药、钙通道阻滞剂及中枢性肾上腺素能神经阻滞剂等药物。

(2)注意监测子痫之后的胎盘早剥、肺水肿、脑血管意外等并发症。

4. **治疗脑水肿,降低颅内压**　20%甘露醇250ml于30分钟内静脉滴注,依据脑水肿程度,必要时再次使用。不良反应为急性肾功能损伤,禁用于潜在心衰或心衰者。

5. **适时终止妊娠**　子痫控制且病情稳定,应尽快终止妊娠。是否需要剖宫产取决于孕龄、胎儿状况、是否临产以及Bishop评分。临产且短期内可阴道分娩者,可阴道试产,否则建议剖宫产终止妊娠。

6. **新生儿处理**　胎儿存在宫内缺氧、胎死宫内、早产、胎盘早剥等风险;高危新生儿分娩时需产科、儿科共同处理,需儿科抢救并入住NICU。

子痫处理流程如图5-10所示。

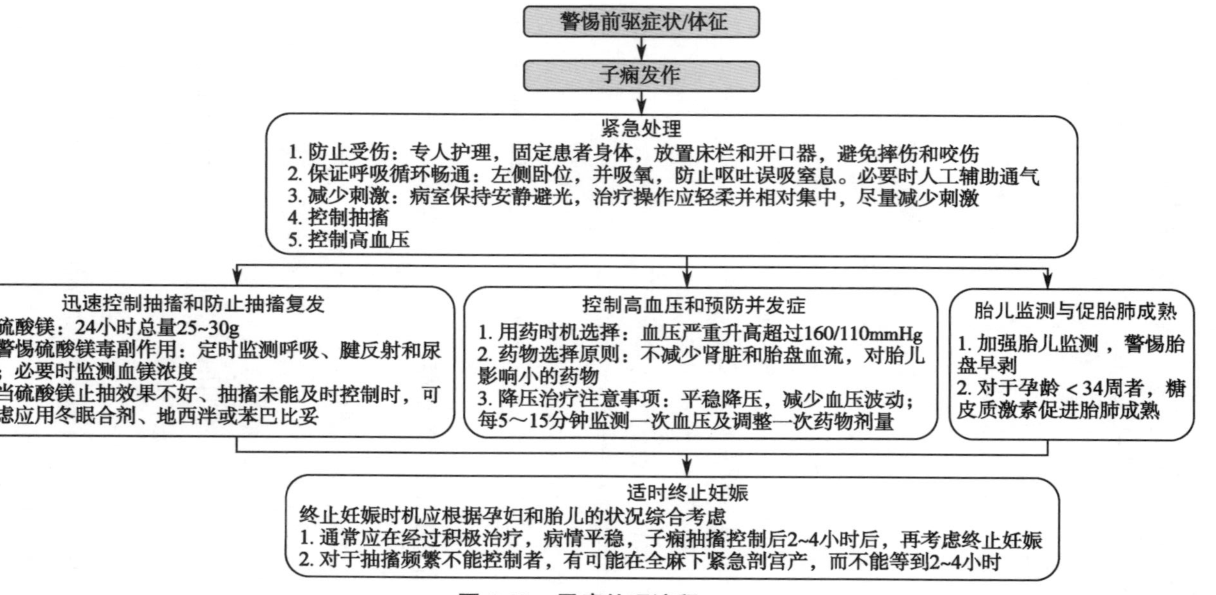

图 5-10　子痫处理流程

（杨　静　赵扬玉）

第七节　产科心肺复苏

妊娠期心搏骤停（sudden cardiac arrest，SCA）是产科临床最紧急的事件，对母体和胎儿均有严重不良影响。需迅速实施心肺复苏及多学科救治流程。

【诊断】意识丧失，大动脉搏动消失，心音消失，无自主呼吸，瞳孔散大、反射消失，对疼痛无反应，心电图检查为心室颤动或直线或依然存在的 QRS 波（肌电分离）。

【常见病因】A~H 字母助记符由美国心脏协会（American Heart Association，AHA）制定，概述了妊娠期 SCA 常见的病因。

A：麻醉并发症 anesthesia complication，意外事故 / 创伤 accidents

B：出血 bleeding

C：心脏病 cardiovascular causes

D：药物 drugs

E：栓塞性疾病 embolism

F：发热 fever 感染

G：一般情况 general，包括缺氧、电解质紊乱等

H：高血压 hypertension

【治疗要点】

1. **团队协作、定期演练**　助产机构应组建产科心肺复苏团队并定期组织演练。团队由产科、新生儿科、急诊科、麻醉科、重症监护以及医务科等多个部门组成。复苏方案由所有部门共同制订。

2. **优先考虑提供高质量的心肺复苏**　对于心搏骤停的孕妇，优先考虑提供持续高质量的心肺复苏（cardiopulmonary resuscitation，CPR），实施子宫左上侧移位手法以缓解主动脉 - 下腔静脉压迫。

(1) 妊娠子宫造成膈肌上抬，因此胸外按压部位在胸骨中点稍偏上。

(2) 用力（按压深度 5~6cm）并快速（100~120 次 /min）按压，并使胸廓完全回弹。

(3) 尽量减少胸外按压过程中断，每 2 分钟轮换一次按压人员，如感觉疲劳，可提前轮换。

(4) 重视气道管理，仰头抬颏法，双手固定气囊面罩，氧气流量 ≥ 15L/min，避免过度通气。按压通气比为 30∶2。尽早建立高级气道。

(5) 通过描记二氧化碳波形图或二氧化碳测定，确认并监测气管插管的放置，如果呼气末二氧化碳分压（partial pressure of end-tidal carbon dioxide，PET CO_2）偏低或下降，则重新评估 CPR 质量。

3. 除颤的电击能量

(1) 双相波：初始能量剂量为 200J，如果设备允许，首次电除颤无效，可增加电复律能量输出。

(2) 单相波 360J。

4. 复苏药物治疗

(1) 肾上腺素静脉注射：每 3~5 分钟 1mg。

(2) 胺碘酮静脉注射：首次剂量：300mg；第二剂：150mg。

(3) 给药途径：在膈肌水平以上建立静脉通路。由于胎儿娩出前下腔静脉处于压迫状态，通过下腔静脉途径的给药可能不会到达母体心脏。

5. 分娩问题

(1) 不间断高质量心肺复苏，直至自主循环恢复。

(2) 若宫口开全、胎先露位置低且可在母体心搏骤停 5 分钟内完成分娩，可进行阴道助产。

(3) 若不能在 5 分钟内经阴道分娩，则进行剖宫产手术。

6. 围死亡期剖宫产术 对于胎龄 ≥ 20 周或子宫底位于脐水平或以上，无论胎儿是否存活，围死亡期剖宫产术均可减

轻主动脉 - 下腔静脉压迫并促进自主循环恢复。

(1)采取皮肤纵切口以快速入腹，充分暴露子宫。

(2)取出胎儿，交予新生儿科复苏。

(3)血流动力学恢复稳定时，取出胎盘并关闭子宫切口。

(4)缩宫素稀释(20mU/min)持续静脉滴注或子宫肌壁10U缩宫素注射。应避免静脉内快速推注缩宫素，因为存在严重低血压、心血管衰竭及死亡的风险。

(5)给予广谱抗生素以降低产后感染的风险。

7. **体外生命支持**　围死亡期剖宫产后仍未自主循环恢复，可考虑心肺旁路体外膜氧合器(ECMO)。

8. **复苏后治疗**　复苏成功后需转至重症监护室进行护理、监测及多学科治疗。需要完善评估，查找并针对病因进行治疗(图5-11)。

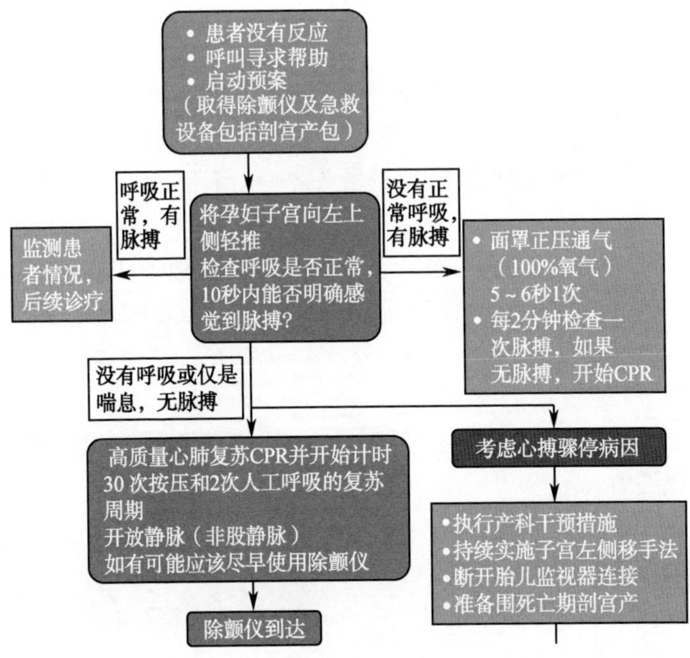

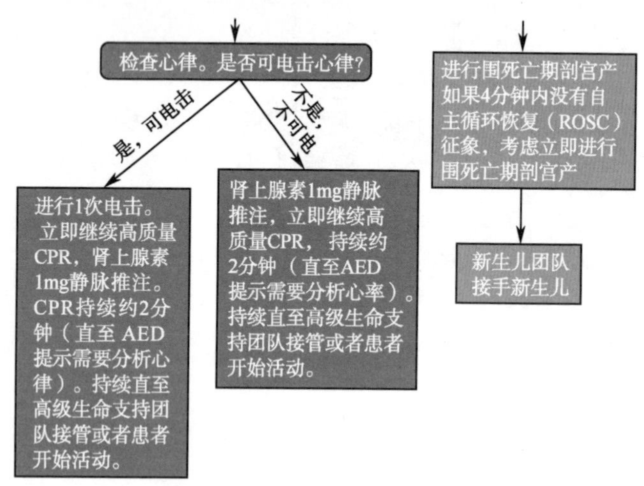

图 5-11 产科心肺复苏流程图

（周 颖 赵扬玉）

第八节 产时酮症酸中毒

糖尿病酮症酸中毒(diabetic ketoacidosis，DKA)是一种罕见但具有潜在致死性的高血糖危象，可见于1型和2型糖尿病患者。由于体内胰岛素缺乏，升糖激素不适当升高，引起糖、蛋白质、脂肪代谢紊乱而出现的以高血糖、高酮血症和代谢性酸中毒与水、电解质平衡失调等一系列改变为主要表现的临床综合征。由于分娩应激造成的升糖激素水平的升高，交感神经系统兴奋性的增加，加之产程中饮食失调，易诱发产时酮症酸中毒。

【诊断】

1. **症状** 恶心、呕吐、腹痛、脱水、虚弱无力、意识模糊，最终陷入昏迷。

2. **体格检查** 皮肤弹性差，Kussmaul 呼吸，心动过速，低血压最终昏迷。

3. **辅助检查** 血糖>13.9mmol/L(孕期血糖在 11.1mmol/

L 甚至更低即可发生 DKA)，动脉血 pH 值<7.30，[HCO_3^-]≤18mmol/L，阴离子隙(anion gap，AG)>10~12mmol/L。血和尿酮体阳性进一步支持 DKA 的诊断。

【分度】(表 5-7)

表 5-7　分度

项目	轻度	中度	重度
血糖	>13.9mmol/L	>13.9mmol/L	>13.9mmol/L
血 / 尿酮体	阳性/>3.0mmol/L	阳性 />3.0mmol/L	阳性 />3.0mmol/L
pH 值	7.25~7.3	7.0~7.24	<7.0
[HCO_3^-]	15~18	10~15	<10
AG	>10	>12	>12

【治疗】

1. **一般治疗**　监测生命体征、迅速评估脱水状态，建立静脉通道；立即请相关科室协助诊疗，必要时重症监护室进行抢救。

2. **补液治疗**　原则：先快后慢、先盐后糖。

(1) 24 小时内补足液体丢失量，补液量初步判断约为体重的 10%。

(2) 首先使用生理盐水补液。第 1 个小时 1 000~1 500ml，第 2 个小时 1 000ml，第 3~5 小时 500~1 000ml，第 6~12 小时 250~500ml。

(3) 血糖<11.1mmol/L，改为 5% 葡萄糖注射液，并继续胰岛素治疗。

(4) 心肾功能不全者补液过程中监测血浆渗透压指导补液。

3. **胰岛素治疗**

(1) 补液治疗 1~2 小时后，启动胰岛素治疗。首选胰岛素 0.1U/(kg·h) 持续静脉输注。

(2) 重度 DKA 给予首次剂量常规胰岛素 0.1U/kg，随后

0.1U/(kg·h)连续输注。补液速度根据血糖下降情况调整，血糖应每小时下降2.8~4.2mmol/L。不建议在未进行容量复苏的情况下输注胰岛素，因为会加重脱水。

(3)如果在1小时内血糖下降<10%，血酮体下降速度<0.5mmol/(L·h)，则在持续输注胰岛素的同时再给予0.1U/kg的负荷剂量。

(4)随着血糖的降低，胰岛素需要量呈非线性下降。当血糖降至11.1mmol/L时，胰岛素输注速率应降至0.02~0.05U/(kg·h)，并开始给予5%葡萄糖注射液。使血糖维持在8.3~11.1mmol/L。

4. 补钾

(1)血清钾<3.3mmol/L，优先静脉补钾，暂不加胰岛素。

(2)当血钾3.5~5.2mmol/L之间时，每升输入液中加入1.5~3g氯化钾，见尿补钾。

(3)血钾≥5.3mmol/L时无需补充。

5. 纠正酸中毒 宁酸勿碱，pH值≤6.9进行补碱，等渗碳酸氢钠溶液(1.25%~1.4%)或5%碳酸氢钠液84ml加注射用水至300ml配成1.4%等渗溶液，200ml/h静脉滴注，每2小时复查直至pH值≥7.0停药。

6. DKA缓解 血糖<11.1mmol/L、血清酮体<0.3mmol/L、血清HCO_3^-≥15mmol/L、pH值>7.3、AG≥12。

7. 加强母儿监测、适时终止妊娠 每15分钟监测生命体征，记每小时尿量。间隔1~2小时监测一次即刻血糖；2~4小时监测一次血清电解质并在急性处理阶段每2小时评估一次血酮体。

母体酸血症减少了子宫血流从而减少胎盘灌注，母体氧合血红蛋白解离曲线右移使胎儿的氧输送进一步受损。可能发生胎儿酸中毒和容量不足，胎儿死亡率为9%~35%。早期诊断及治疗可以改善围产儿结局。

建议24~28周以上持续胎心监护。胎心监护多表现为变异减少或消失、加速消失或晚期减速。一般在DKA治疗后随着母体情况好转而胎心好转，盲目终止妊娠可能加重母体DKA。根据患者病情变化及胎儿宫内情况综合判断继续妊娠的可能性以及终止妊娠的必要性。DKA诊治流程如图5-12所示。

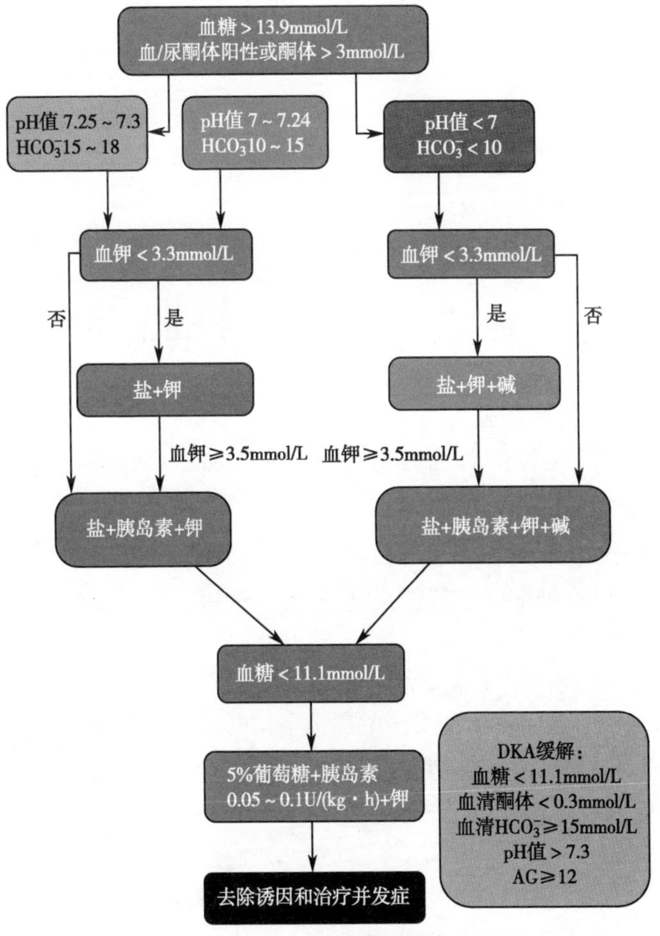

图5-12 DKA诊治流程

【预防】

1. 重视孕期及产程中血糖管理。

2. 重视去除DKA诱因，如感染、胰岛素不规范使用、饮食控制不合理、产程及手术应激、糖皮质激素使用、肾上腺受体激动剂使用。

（周 颖 赵扬玉）

第九节 高血压急症

高血压急症是一组以急性血压升高，伴有靶器官损伤，或原有功能受损进行性加重为特征的一组临床综合征。

【诊断】

1. **症状** 短时间内血压急剧升高，同时出现明显的头痛、头晕、眩晕、视物模糊与视力障碍、烦躁、胸痛、心悸、呼吸困难等表现，此外还可能出现一些不典型的临床表现，如胃肠道症状（腹痛、恶心、厌食）等。

2. **体格检查**

(1) 短时间内血压急剧升高，收缩压>180mmHg和/或舒张压>120mmHg，伴高血压靶器官损害表现。若收缩压（systolic blood pressure，SBP）≥220mmHg和/或舒张压（diastolic blood pressure，DBP）≥140mmHg，则无论有无症状都应视为高血压急症。

(2) 体格检查核心是了解靶器官损伤程度。

(3) 在保障患者安全的前提下，测量患者平卧和站立两种姿势下的血压，以评估患者容量状态。

(4) 双上臂血压差异明显需警惕大血管病变，如主动脉夹层或大动脉炎。

(5) 循环系统：颈静脉怒张、双肺湿啰音、病理性第三心音或奔马律协助心力衰竭的判定。

(6) 神经系统：注意评估意识状态、脑膜刺激征、视野改变及病理征等。

(7) 眼底检查：发现新发的出血、渗出、视神经盘水肿均提示高血压急症可能。

3. **辅助检查**

(1)检验：血常规、尿常规、生化、凝血功能、D-二聚体、血气分析、脑钠肽(BNP/NT-proBNP)。

(2)检查：心电图、超声心动图、头颅CT/MRI、胸部/腹部CT、必要时血管造影术等。

4. **注意事项**

(1)对患者靶器官损伤的评估应动态进行，必要时复查相关项目。

(2)某些患者既往血压增高已造成相应靶器官损伤，未接受系统治疗或降压治疗不充分，就诊时血压虽未显著升高，但检查明确提示已经并发急性肺水肿、主动脉夹层、心肌梗死或急性脑卒中者，也应被视为高血压急症。

(3)妊娠期血压持续升高超过160/110mmHg，是母体靶器官损害的危险信号。

(4)高血压急症不同病因诊治流程如图5-13所示。

【治疗】

高血压急症早期降压原则：

1. 初始治疗1小时内，平均动脉压(mean arterial pressure，MAP)的降低幅度不超过治疗前水平的25%。

2. 在随后的2~6小时将血压降至较安全水平，一般为160/100mmHg左右。

3. 当病情稳定后，24~48小时血压逐渐降至正常水平。

4. 重度子痫前期或子痫，建议静脉应用硫酸镁，适当镇静，监测胎儿宫内情况。并确定终止妊娠的时机。

(1)推荐静脉应用降压药物控制血压<160/110mmHg，当存在脏器功能损伤时血压控制在<140/90mmHg，但要避免降压过快影响胎儿供血。

(2)根据高血压急症病因，具体降压原则及降压药使用参考表5-8。

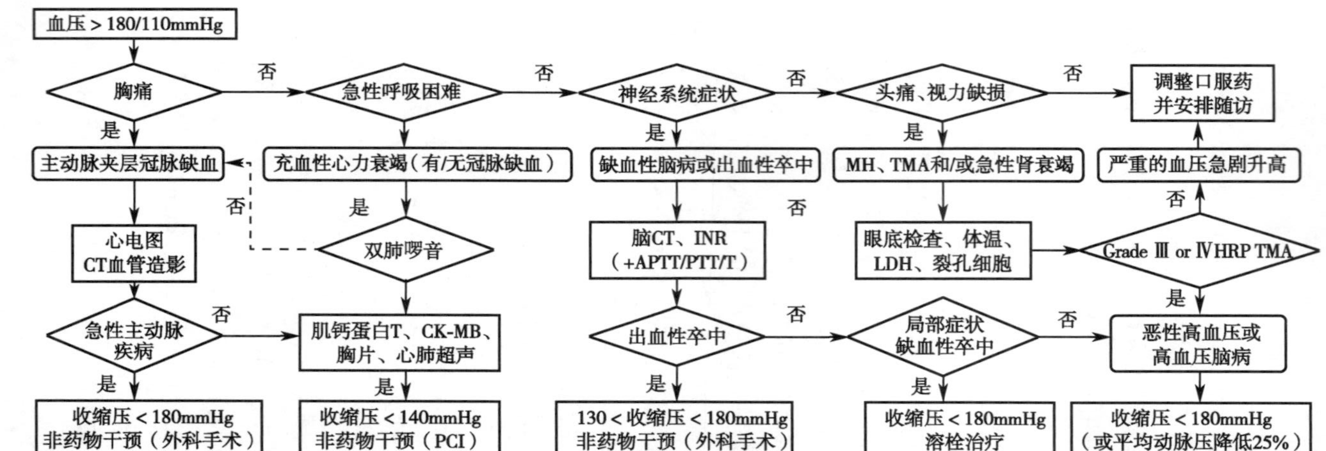

图 5-13　高血压急症的鉴别与治疗要点

注：HRP（hypertensive retinopathy）为高血压视网膜病变；INR（international normalized ratio）为国际标准化比值；LDH（lactic dehydrogenase）为乳酸脱氢酶；CK-MB（creatine kinase-MB）为肌酸激酶同工酶；MH（malignant hypertension）为恶性高血压；APTT（activated partial thrombo-plastin time）为活化部分凝血活酶时间；PTT（partial thromboplastin time）为部分凝血活酶时间；TMA（thrombotic microangiopathy）为血栓性微血管病变。

表 5-8 不同病因致高血压急症的降压原则及药物选择

疾病名称		降压目标,降压速度	推荐药物选择	
			一线推荐	其他选择
急性冠脉综合征		立刻,血压维持在 130/80mmHg 以下,DBP>60mmHg	硝酸甘油、β-受体阻滞药	地尔硫䓬、乌拉地尔
急性心力衰竭		立刻,SBP<140mmHg	硝普钠、硝酸甘油联合利尿剂	乌拉地尔
缺血性卒中	溶栓	立刻,第 1 小时 MAP 降低 15%,目标 SBP<180mmHg,DBP<110mmHg	拉贝洛尔、尼卡地平	
	不溶栓	当 SBP>220mmHg,DBP>120mmHg 时,第 1 小时 MAP 降低 15%		硝普钠
脑出血		立刻,SBP130~180mmHg	拉贝洛尔、尼卡地平	乌拉地尔、甘露醇等
蛛网膜下腔出血		立刻,高出基础血压 20% 左右	尼卡地平、尼莫地平	拉贝洛尔、硝普钠

续表

疾病名称	降压目标，降压速度	推荐药物选择	
		一线推荐	其他选择
高血压脑病	血压 160~180/100~110mmHg，第 1 小时 MAP 降低 20%~25%	拉贝洛尔、尼卡地平	硝普钠、甘露醇等
主动脉夹层	立刻，SBP<120mmHg，心率 50~60 次 /min	艾司洛尔、尼卡地平、硝普钠	拉贝洛尔、美托洛尔
子痫及子痫前期	立刻，血压<160/110mmHg	尼卡地平、拉贝洛尔、硫酸镁	
恶性高血压	数小时内，MAP 降低 20%~25%	拉贝洛尔、尼卡地平	硝普钠、乌拉地尔
嗜铬细胞瘤危象	术前 24 小时血压<160/90mmHg	酚妥拉明、乌拉地尔、硝普钠	

注：SBP 为收缩压；DBP 为舒张压；MAP 为平均动脉压。

5. **静脉降压药用法**

1）尼卡地平：为二氢吡啶类钙通道阻滞剂。

用 0.9% 氯化钠注射液或 5% 葡萄糖溶液稀释，以 1ml 溶液中盐酸尼卡地平的含量为 0.1~0.2mg 的浓度进行静脉滴注。初始计量 2mg/h，根据血压情况调整，最大至 20mg/h。

2）酚妥拉明：α- 肾上腺素能受体阻滞药。

10~20mg 溶于 5% 葡萄糖溶液 100~200ml，以 10μg/min 的速度开始静脉滴注，根据降压效果调整滴注速度。

3）拉贝洛尔注射液：25~50mg+10% 葡萄糖注射液 20ml，5~10 分钟缓慢静推，降压不理想 15 分钟后重复，总量不超过 200mg。

100mg 加 5% 葡萄糖注射液或 0.9% 氯化钠注射液稀释至 250ml，滴速 1~4mg/min，根据血压调节。

4）乌拉地尔注射液：100mg 加 5% 葡萄糖注射液或 0.9% 氯化钠注射液稀释至 50ml，6~10mg/h 开始，依据血压情况调整滴速，每次增加 2~4mg/h 至满意血压。

5）硝普钠注射液：50mg+5% 葡萄糖溶液配成 500ml 按 0.5μg/(kg·min) 开始，5~10 分钟以 0.5μg/(kg·min) 递增，最大剂量 10μg/(kg·min)。可能增加胎儿氰化物中毒的风险，但在其他降压药物无效或孕妇出现高血压危象时可使用，使用时间不大于 4 小时（图 5-14）。

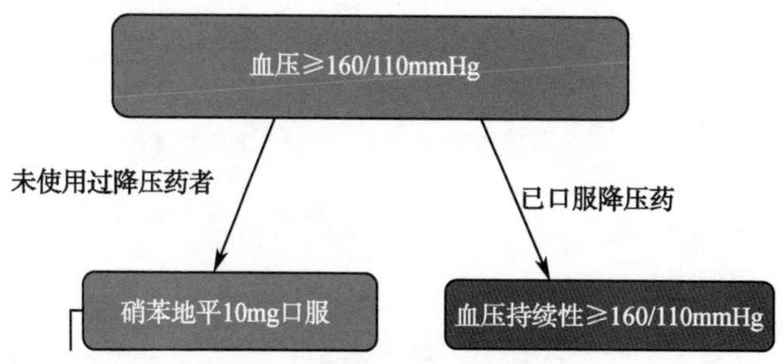

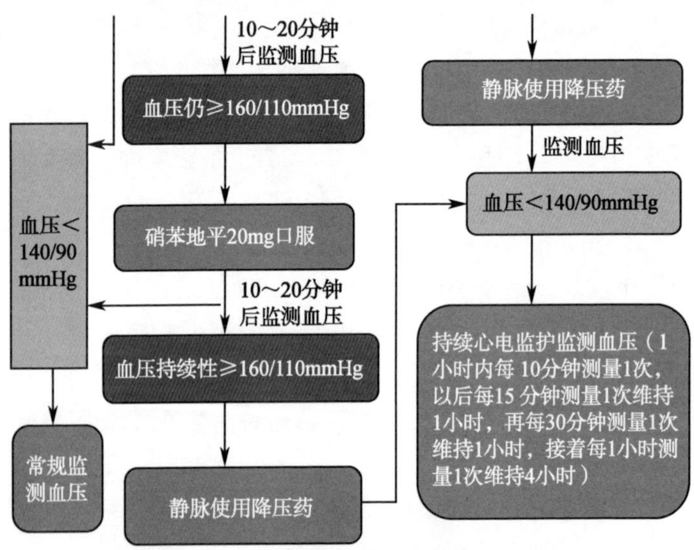

图 5-14 妊娠期重度高血压简易降压流程

（周 颖 赵扬玉）

第六章

常见产科急救的演练模板

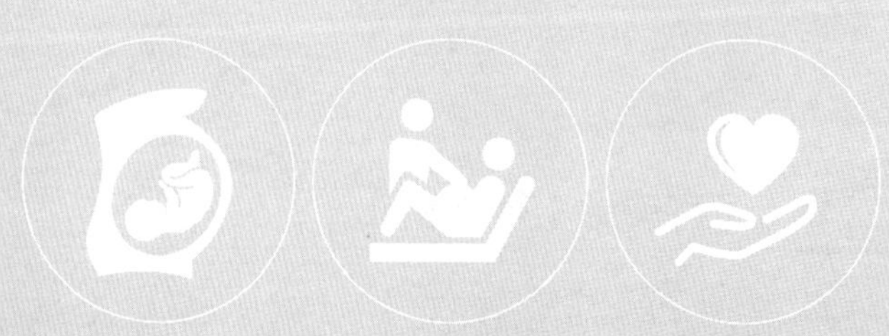

第一节 B-Lynch 缝合术

产后出血是孕产妇死亡的主要因素，产后出血最常见原因是宫缩乏力。1997 年 3 月，Lynch 医师初次使用子宫背带缝合技术治疗产后出血。通过缝线加压子宫，使宫壁间的血管挤压，关闭血窦，从而达到可靠止血。该技术无需缝合子宫动脉或封闭宫腔，便捷有效，即临床广泛使用的 B-Lynch 缝合术。随后文献报道了多种改良的 B-Lynch 缝合术。B-Lynch 缝合术及改良 B-Lynch 缝合术对于宫缩乏力所致的产后出血安全有效，可以有效避免子宫切除术从而保留患者生育功能。详见视频 6-1。

视频 6-1 B-Lynch 缝合术

（周 颖 赵扬玉）

第二节 子宫动脉上行支结扎

子宫血管结扎适用于剖宫产术中宫缩乏力、胎盘因素或子宫切口撕裂而导致的难治性出血者，已成为剖宫产时控制子宫出血的一线治疗操作。子宫动脉上行支结扎尤其适用于宫体部出血患者，在子宫下段的上部处进行动、静脉整体结扎。结扎双侧子宫血管和子宫 - 卵巢动静脉，止血效果显著，有报道称成功率可达 90% 以上，而且后续的随访研究并未发现子宫坏死和卵巢功能不全等并发症。详见视频 6-2。

视频 6-2　子宫动脉上行支结扎术

（周 颖　赵扬玉）

第三节　新生儿窒息复苏

新生儿窒息是胎儿或新生儿因缺氧引起酸中毒并进一步导致机体多器官系统损伤，严重者可发生脑瘫或死亡。因此，及时应用有效且规范的复苏技术对于改善新生儿预后起到了非常重要的作用，可有效降低患儿的窒息死亡率。详见视频 6-3。

视频 6-3　新生儿窒息复苏

（杨 静　赵扬玉）

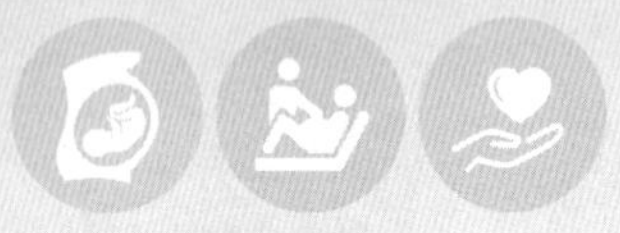

参 考 文 献

1. 谢幸，孔北华，段涛. 妇产科学. 9版. 北京：人民卫生出版社，2018.
2. 中华医学会妇产科学分会产科学组. 孕前和孕期保健指南(2018). 中华妇产科杂志，2018, 53 (1): 7-13.
3. 中华医学会围产医学分会. 电子胎心监护应用专家共识. 中华围产医学杂志，2015, 18 (7): 486-490.
4. 邢爱耘. 胎儿生物物理评分的临床意义. 实用妇产科杂志，2019, 35 (12): 885-886.
5. 中国营养学会. 中国居民膳食指南(2022). 北京：人民卫生出版社，2022.
6. 中华人民共和国卫生行业标准，WS/T 801-2022. 妊娠期妇女体重增长推荐值标准. 2022年8月.
7. BUCK LOUIS GM, GREWAL J, ALBERT PS, et al. Racial/ethnic standards for fetal growth: the NICHD Fetal Growth Studies. Am J Obstet Gynecol, 2015, 213 (4): 441-449.
8. PAPAGEORGHIOU AT, OHUMA EO, ALTMAN DG, et al. International standards for fetal growth based on serial ultrasound measurements: the Fetal Growth Longitudinal Study of the INTERGROWTH-21st Project. Lancet, 2014, 384 (9946): 869-879.
9. 《中华人民共和国卫生行业标准》WS/T 800—2022. 不同胎龄新生儿出生时生长评价标准，2022.
10. BUCK LOUIS GM, GREWAL J, ALBERT PS, et al. Racial/ethnic standards for fetal growth: the NICHD Fetal Growth Studies. Am J Obstet Gynecol, 2015, 213 (4): 441-449.
11. 姜玉新. 中国胎儿产前超声检查规范. 北京：人民卫生出版社，2019.

12. 中国医师协会超声医师分会 . 中国产科超声检查指南 . 北京 : 人民卫生出版社 , 2019.
13. 中华医学会围产医学分会胎儿医学学组 , 中华医学会妇产科分会产科学组 . 胎儿非免疫性水肿临床指南 . 中华围产医学杂志 ,2017, 20 (11): 769-775.
14. 杨慧霞 , 漆洪波 , 郑勤田 . 威廉姆斯产科学 . 25 版 . 北京 : 人民卫生出版社 , 2020: 267-271.
15. 李胜利 , 罗国阳 . 胎儿畸形产前超声诊断学 . 2 版 . 北京 : 科学出版社 , 2017: 712-715.
16. 中华医学会妇产科学分会产科学组 . 妊娠晚期促宫颈成熟与引产指南 (2014). 中华妇产科杂志 , 2014, 49 (12): 881-885.
17. Queensland Clinical Guidelines. Induction of labour. Guideline No MN17. 22-V7-R22.[Internet]. Queensland Health, 2018.
18. 刘兴会 , 漆洪波 . 难产 . 2 版 . 北京 : 人民卫生出版社 , 2021.
19. 曹泽毅 . 中华妇产科学 . 3 版 . 北京 : 人民卫生出版社 , 2014.
20. 中华医学会围产医学分会 , 中华护理学会妇产科专业委员会 , 中国疾病预防控制中心妇幼保健中心 . 新生儿早期基本保健技术的临床实施建议 (2017 年 , 北京). 中华围产医学杂志 , 2017, 20 (9): 625-629.
21. 中华医学会围产医学分会 . 电子胎心监护应用专家共识 . 中华围产医学杂志 , 2015, 18 (07) : 486-490.
22. 吴琳琳 . 产时电子胎心监护 . 中国实用妇科与产科杂志 , 2019, 35 (9): 982-985.
23. 李俊男 . 产时胎心监护与宫内复苏 . 中华产科急救电子杂志 , 2017, 6 (01): 19-23.
24. BASKETT TF, CALDER AA, ARULKUMARAN S. 产科手术学 . 12 版 . 段涛 , 杨慧霞 , 主译 . 北京 : 人民卫生出版社 , 2016.
25. 漆洪波 . 急性子宫内翻的诊断与处理 . 中华产科急救电子杂志 , 2017, 6 (1): 32-35.
26. MICHAEL P WENDEL, KELSEY L SHNAEKEL, EVERETT F MAGANN. Uterine Inversion: A Review of a Life-Threatening Obstetrical Emergency. Obstetrical and Gynecological Survey, 2018, 73 (7): 411-417.
27. 张婉怡 , 杨慧霞 . 2018 年美国妇产科医师学会阴道分娩产科裂伤的预防和管理指南要点解读 . 中华围产医学杂志 , 2019, 22 (2): 79-82.

28. MICHAEL J ARNOLD, KERRY SADLER, KELLIANN LELI. Obstetric Lacerations: Prevention and Repair. American Family Physician, 2021, 103 (12): 745-752.
29. FLAVIANA VIEIRA, JANAINA V GUIMARÃES, MARCIA C S SOUZA, et al. Scientific evidence on perineal trauma during labor: Integrative review. European Journal of Obstetrics & Gynecology and Reproductive Biology, 2018, 223: 18-25.
30. MICHAEL S. BAGGISH, MD MICKEY. 盆腔解剖与妇产科手术图谱 . 3 版 . 魏丽惠 , 译 . 北京 : 人民军医出版社 . 2014.
31. TATTERSALL M, BRAITHWAITE W. Balloon tamponade for vaginal lacerations causing severe postpartum haemorrhage. BJOG, 2007, 114: 647.
32. GIZZO S, SACCARDI C, PATRELLI TS, et al. Bakri balloon in vaginal-perineal hematomas complicating vaginal delivery: a new therapeutic approach. J Low Genit Tract Dis, 2013, 17: 125.
33. 中华医学会妇产科学分会 . 妊娠期高血压疾病诊治指南 (2020). 中华妇产科杂志 , 2020, 55 (4): 277-238.
34. 中国孕产妇及婴幼儿补充 DHA 共识专家组 . 中国孕产妇及婴幼儿补充 DHA 的专家共识 . 中国生育健康杂志 , 2015, 26 (2): 99-101.
35. FIROUZABADI FD, SHAB-BIDAR S, JAYEDI A. The effects of omega-3 polyunsaturated fatty acids supplementation in pregnancy, lactation, and infancy: An umbrella review of meta-analyses of randomized trials. Pharmacological Research, 2022, 177: 106100.
36. 中华医学会妇产科学分会产科学组 , 中华医学会围产医学分会妊娠合并糖尿病协作组 . 妊娠合并糖尿病诊治指南 (2014). 中华围产医学杂志 , 2014, 17 (8): 537-545.
37. 中华医学会糖尿病学分会 . 国家基层糖尿病防治管理手册 (2022). 中华内科杂志 , 2022, 61 (7): 717-748.
38. 中华医学会妇产科学分会产科学组 , 中华医学会围产医学分会 , 中国妇女保健协会妊娠合并糖尿病专业委员会 . 妊娠期高血糖诊治指南 (2022). 中华妇产科杂志 , 2022, 57 (1): 3-12.
39. 中华医学会妇产科学分会产科学组 . 妊娠剧吐的诊断及临床处理专家共识 (2015). 中华妇产科杂志 , 2015, 50 (11): 801-804.
40. 中华医学会妇产科学分会 . 早产的临床诊断与治疗指南

(2014). 中华妇产科杂志 2014, 49 (7): 481-484.

41. 冉雨鑫, 尹楠林, 漆洪波 . ACOG《胎膜早破临床实践指南 (2020)》解读 . 中国实用妇科与产科杂志, 2020, 36(8): 736-739.
42. 中华医学会妇产科学分会产科学组 . 胎膜早破的诊断与处理指南 . 中华妇产科杂志, 2015, 50 (1): 3-8.
43. 中华医学会围产医学分会胎儿医学学组, 中华医学会妇产科学分会产科学组 . 双胎妊娠临床处理指南 . 中华妇产科杂志, 2015, 50 (8): 561-567.
44. 中华医学会围产医学分会胎儿医学学组 ; 中华医学会妇产科学分会产科学组 . 双胎妊娠临床处理指南 (2020 年更新). 中国产前诊断杂志 (电子版), 2021, 13 (1): 51-63.
45. 中华医学会围产医学分会, 中华医学会妇产科学分会产科学组 . 妊娠并发症和合并症终止妊娠时机的专家共识 . 中华围产医学杂志, 2020, 23 (11): 721-732.
46. 中华医学会围产医学分会胎儿医学学组 . 胎儿生长受限专家共识 (2019 版). 中华围产医学杂志, 2019, 22 (6): 361-380.
47. 中华医学会妇产科学分会产科学组 . 前置胎盘的诊断与处理指南 (2020). 中华妇产科杂志, 2020, 55 (1): 3-8.
48. 中华医学会妇产科学分会产科学组 . 胎盘早剥的临床诊断和处理规范 . 中华妇产科杂志, 2012, 47 (12): 957-958.
49. 中华医学会妇产科学分会产科学组 . 妊娠期及产褥期静脉血栓栓塞症预防和诊治专家共识 . 中华妇产科杂志, 2021, 56 (4): 236-243.
50. 中华医学会妇产科学分会产科学组 . 妊娠期肝内胆汁淤积症诊疗指南 . 中华妇产科杂志, 2015, 50 (7): 481-485.
51. 全军计划生育优生优育专业委员会 . 妊娠期 TORCH 筛查指南 . 解放军医药杂志, 2014, 1: 102-116.
52. 陈素华 . TORCH 孕前咨询及产前诊断和处理要点 . 中国实用妇科与产科杂志, 2018, 34 (12): 1332-1335.
53. Prevention of Group B Streptococcal Early-Onset Disease in Newborns: ACOG Committee Opinion, Number 797. Obstet Gynecol, 2020, 135: e51-e72.
54. 中华医学会围产医学分会, 中华医学会妇产科学分会产科学组 . 预防围产期 B 族链球菌病 (中国) 专家共识 . 中华围产医学杂志 . 2021, 24 (8): 561-566.

55. PLANTE LA, PACHECO LD, LOUIS JM. Smfm consult series#47: Sepsis during pregnancy and the puerperium. Am J Obstet Gynecol, 2019, 220 (4): B2-B10.
56. BOWYER L, ROBINSON HL, BARRETT H, et al. SOMANZ guidelines for the investigation and management sepsis in pregnancy. Aust N Z J Obstet Gynaecol, 2017, 57 (5): 540-551.
57. 夏伟, 周容. 2019 年母胎医学会“妊娠和产褥期脓毒症管理指南”解读. 实用妇产科杂志, 2020, 36 (1): 17-20.
58. 中华医学会围产医学分会. 孕产妇流感预防专家共识. 中华围产医学杂志, 2019, 22 (2): 73-78.
59. 中华医学会呼吸病学分会哮喘学组, 中国哮喘联盟. 支气管哮喘急性发作评估和处理中国专家共识. 中华内科杂志, 2018, 57 (1): 4-14.
60. 中华医学会呼吸病学分会哮喘学组. 支气管防治指南 (2020 版). 中华结核和呼吸杂志, 2020, 43 (12): 1023-1048.
61. 中华医学会妇产科学分会产科学组. 妊娠合并心脏病的诊治专家共识 (2016). 中华妇产科杂志, 2016, 51 (6): 401-409.
62. 《妊娠和产后甲状腺疾病诊治指南》(第 2 版) 编撰委员会, 中华医学会内分泌学分会, 中华医学会围产医学分会. 妊娠和产后甲状腺疾病诊治指南 (第 2 版). 中华内分泌代谢杂志, 2019, 35 (8): 636-664.
63. 中华医学会外科学分会. 外科常见腹腔感染多学科诊治专家共识. 中华外科杂志, 2021, 59 (3): 161-178.
64. 中国优生科学协会妇儿临床分会. 妊娠合并急性胰腺炎诊治专家共识 (2022). 中国优生与遗传杂志, 2022, 30 (3): 349-356.
65. 中华医学会外科学分会胰腺外科学组. 中国急性胰腺炎诊治指南. 中国实用外科杂志, 2021, 41 (7): 739-746.
66. 中华医学会消化病学分会. 急性胰腺炎基层诊疗指南. 中华全科医师杂志, 2019, 18 (9): 819-826.
67. 中华医学会妇产科学分会产科学组. 产后出血预防与处理指南 (2014). 中华妇产科杂志, 2014, 49 (9): 641-646.
68. 陈敦金, 漆洪波, 赵扬玉. 产科医师能力提升培训教程. 北京: 人民卫生出版社, 2020.
69. 中华医学会妇产科学分会产科学组. 羊水栓塞临床诊断与处理专家共识 (2018). 中华妇产科杂志, 2018, 53 (12): 831-835.
70. 中华医学会临床药学分会. 急性心力衰竭基层合理用药指南.

中华全科医师杂志, 2021, 1 (20): 34-41.

71. Royal College of Obstetricians and Gynaecologists. Reducing the risk of venous thromboembolism during pregnancy and the puerperium. Green Top Guideline No. 37a. London (UK): RCOG, 2015.

72. 中华医学会呼吸病学分会肺栓塞与肺血管病学组, 中国医师协会呼吸医师分会肺栓塞与肺血管病工作委员会. 全国肺栓塞与肺血管病防治协作组肺血栓栓塞症诊治与预防指南. 中华医学杂志, 2018, 98 (14): 1060-1087.

73. 中国新生儿复苏项目专家组, 中华医学会围产医学分会新生儿复苏学组. 中国新生儿复苏指南 (2021 年修订). 中华围产医学杂志, 2022, 25 (1): 4-12.

74. 中华医学会围产医学分会新生儿复苏学组. 新生儿脐动脉血气分析临床应用专家共识(2021). 中华围产医学杂志, 2021, 24(6): 401-405.

75. 杨孜, 王伽略. 子痫的临床处理与抢救. 中国实用妇科与产科杂志, 2011, 27 (2): 89-92.

76. 中华医学会糖尿病学分会. 中国 2 型糖尿病防治指南(2020 年版). 中华糖尿病杂志, 2021, 13 (4): 95.

77. 葛均波, 徐永健, 王辰. 内科学. 9 版. 北京: 人民卫生出版社, 2018: 747.

78. 徐先明. 妊娠期糖尿病酮症酸中毒的处理. 中国实用妇科与产科杂志, 2011, 27 (02): 103-106.

79. 中华急诊医学教育学院, 北京市心肺脑复苏重点实验室, 首都医科大学附属北京朝阳医院急诊医学临床研究中心, 等. 中国高血压急症诊治规范. 中国急救医学, 2020, 29 (9): 1154-1161.

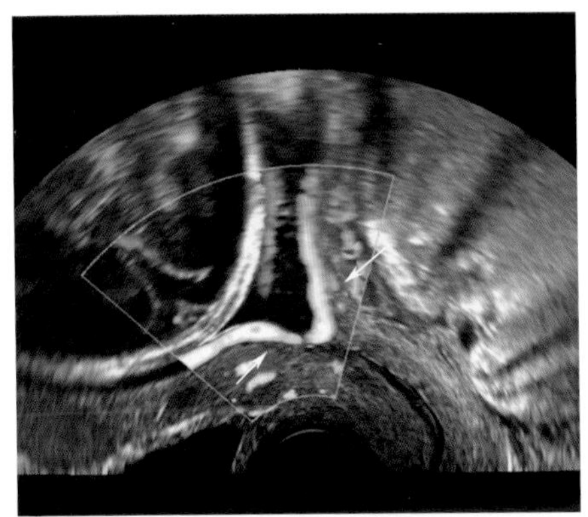

图 2-15　血管前置

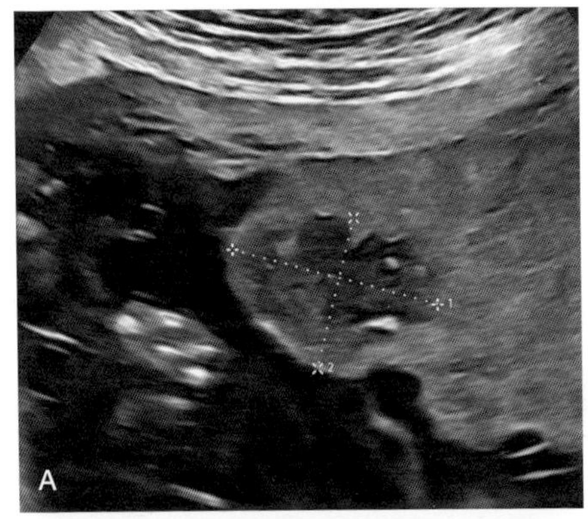

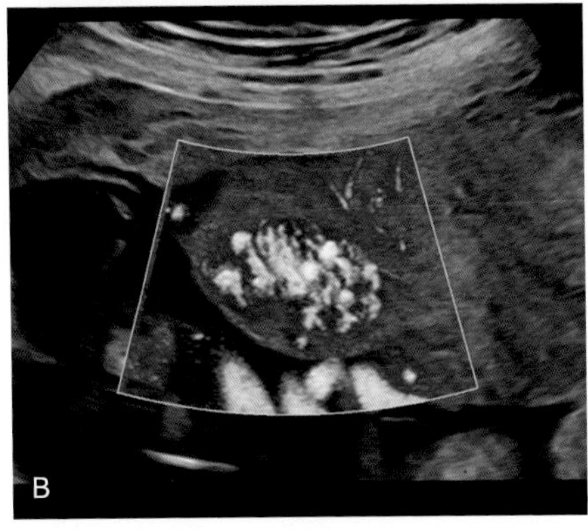

图 2-16　胎盘血管瘤

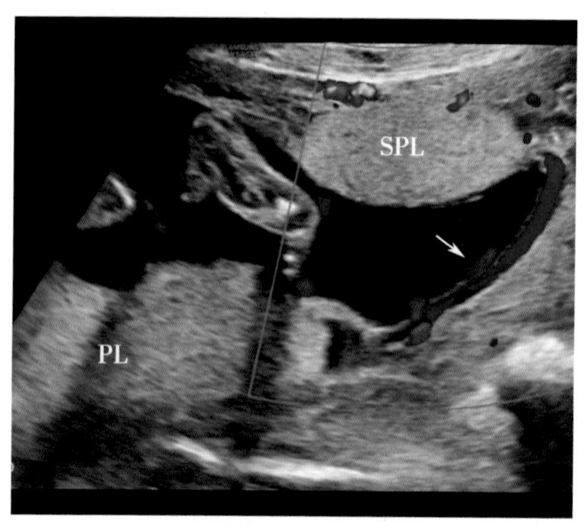

图 2-19　副胎盘

34 岁孕妇，妊娠 22 周，产前超声检查显示主胎盘（PL）以外可见一副胎盘（SPL），副胎盘与主胎盘之间可见胎膜血管相连（白色箭头所示）。

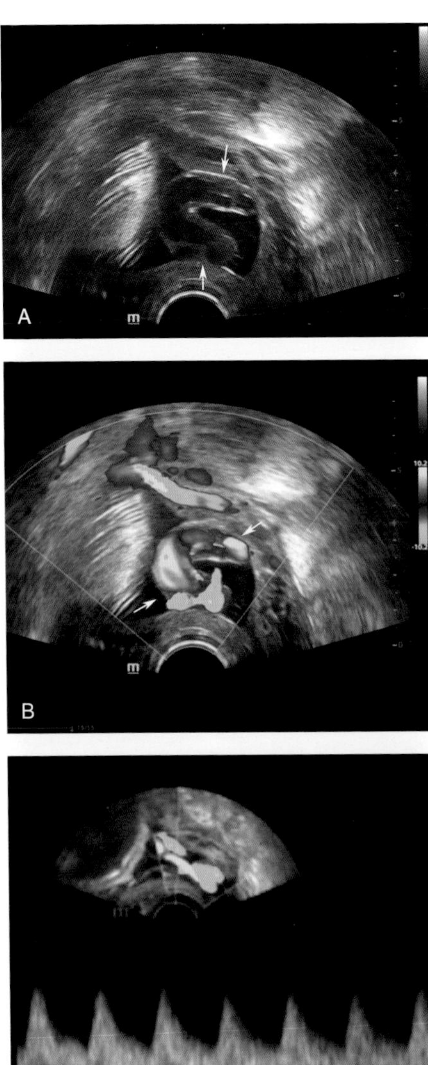

图 2-22 脐带先露和脐带脱垂超声图像

A. 脐带先露：产前超声显示宫颈内口呈“V”形开放；B. 脐带先露：开放的宫颈内口处可见脐带声像；C. 脐带脱垂：产前超声显示宫颈管扩张，扩张的宫颈管内可见脐带回声。彩色频谱多普勒证实为脐血流频谱。

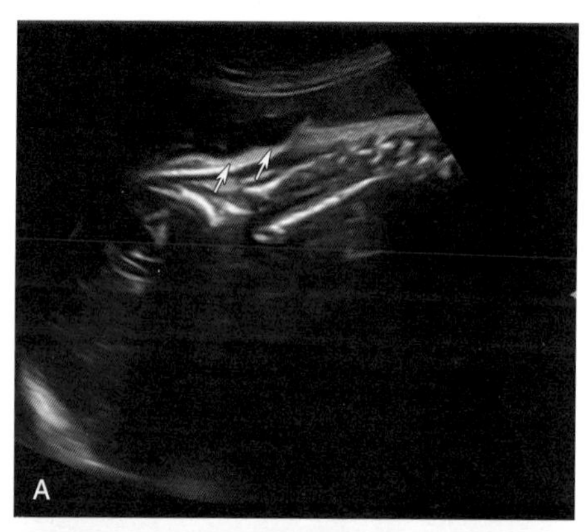

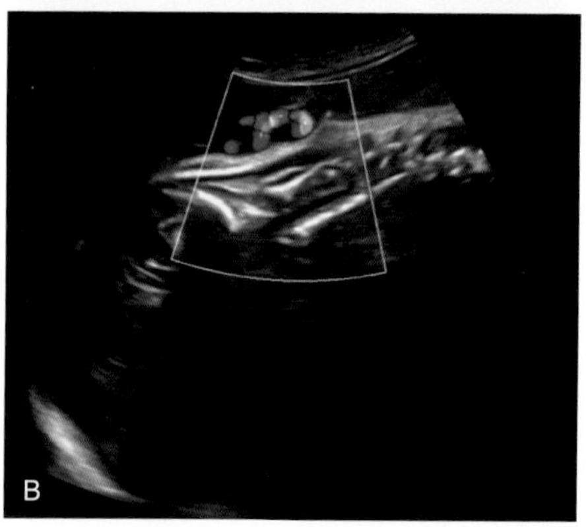

图 2-23 脐带绕颈 2 周

A. 孕 36 周，产前超声颈部纵切面显示颈部皮肤处的 W 形压迹(白色箭头所示)；B. 脐带超声多普勒血流。

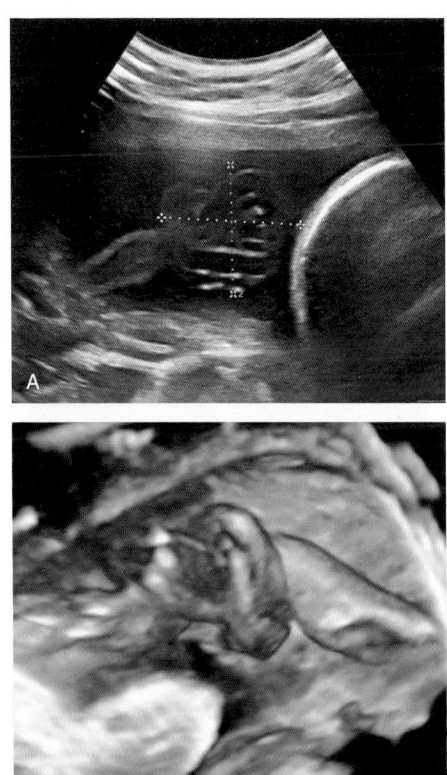
A
B

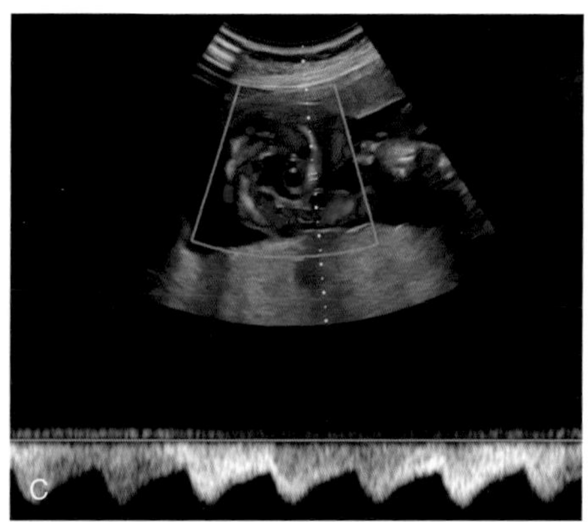

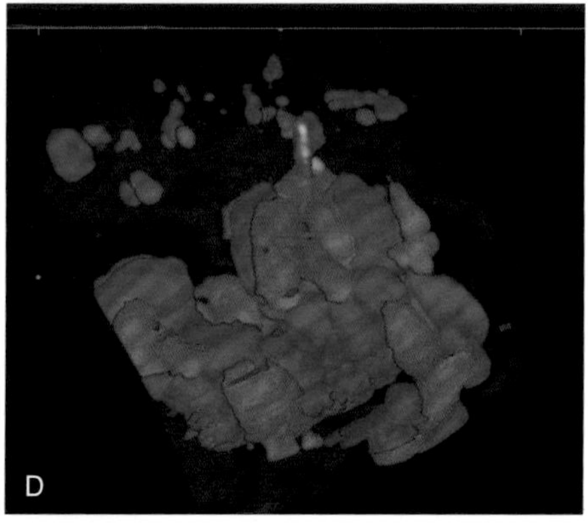

图 2-24（A、B、C、D） 脐带打结

A、B：病例 1 为 39 岁孕妇妊娠 25 周，胎儿脐带游离段局部堆积成团，三维图形渲染图像提示脐带打结。C、D：病例 2 为 40 岁孕妇妊娠 26 周，胎儿脐带相互缠绕，彩色多普勒显示胎儿心率在 158~170 次 /min 之间，心率增快，三维血流成像呈现多个结缠绕的形态。

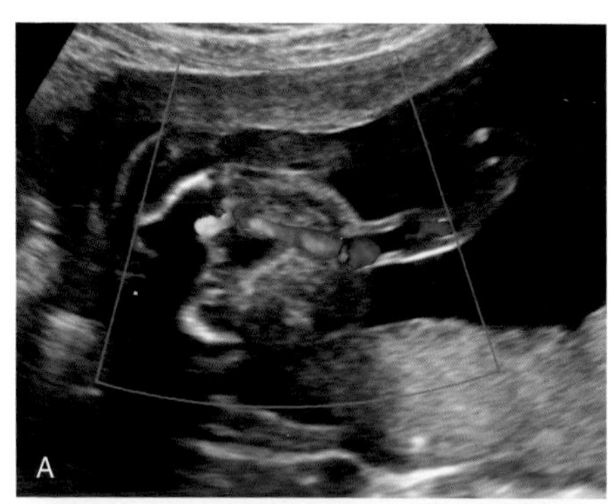

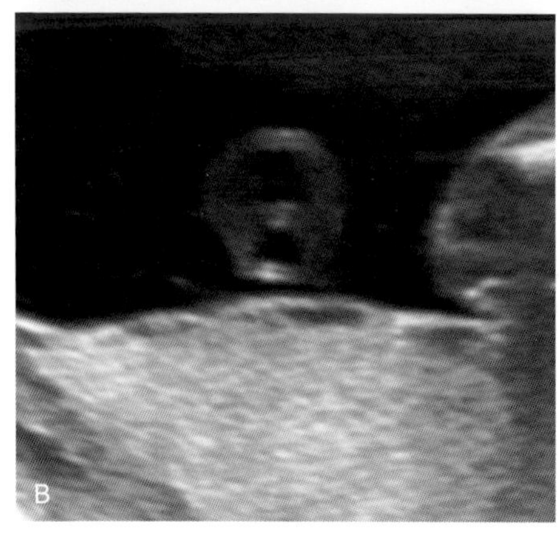

图 2-33　单脐动脉

A. 胎儿膀胱水平横切面彩色多普勒成像，只在膀胱一侧显示一条血管；B. 单脐动脉脐带横切面正常“品”字结构消失，呈“吕”字形。

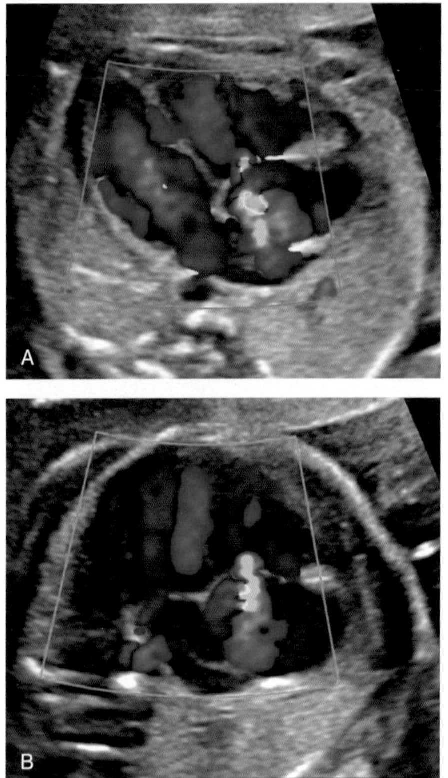
A
B

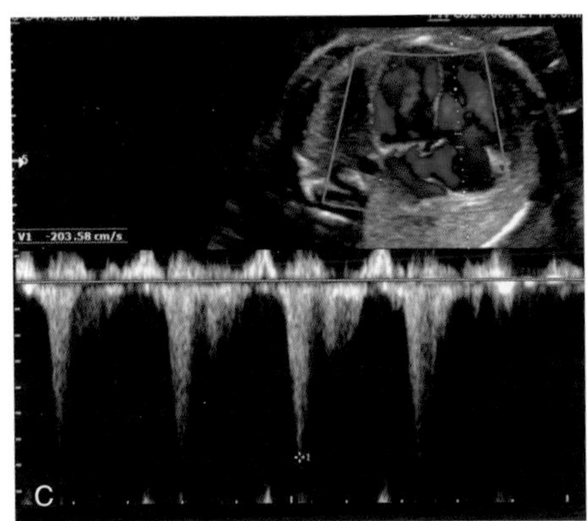

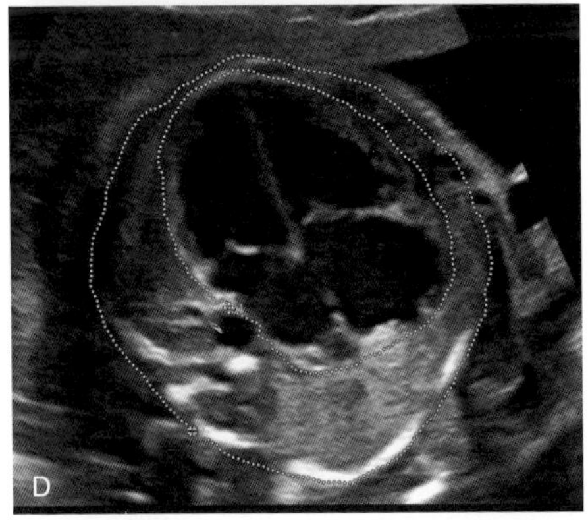

图 2-35 胎儿三尖瓣反流超声检查

A. 胎儿三尖瓣反流：34 岁孕妇，妊娠 25 周胎儿心动图彩色多普勒显示四腔心切面可见三尖瓣处明亮的反流束，频谱多普勒显示最高峰值流速达 247cm/s，胎儿心脏增大，心胸比例增大，面积比约 0.49；B. 三尖瓣处明亮的反流束；C. 频谱多普勒显示最高峰值流速达 247cm/s；D. 胎儿心脏增大，心胸比增大，面积比约为 0.49

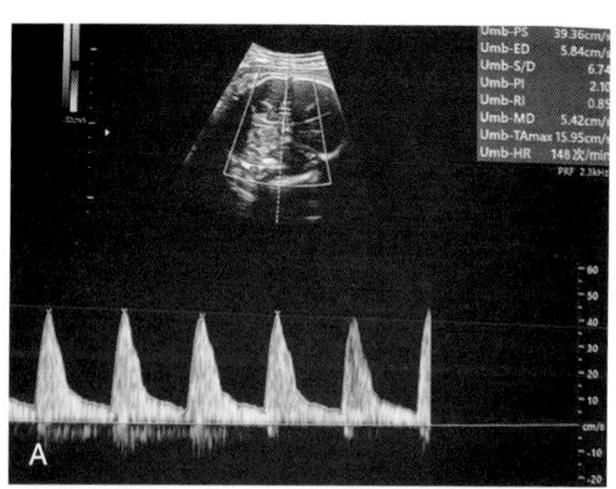

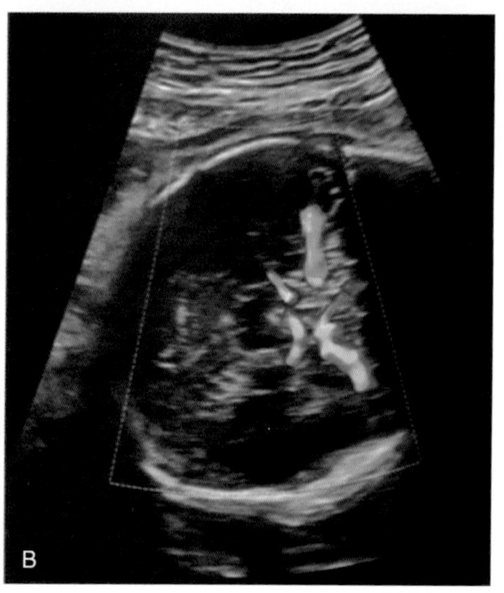

图 2-44　胎儿大脑中动脉血流测速及大脑中动脉基底动脉环

A. 胎儿大脑中动脉峰值流速测定；
B. 大脑中动脉环基底动脉环。

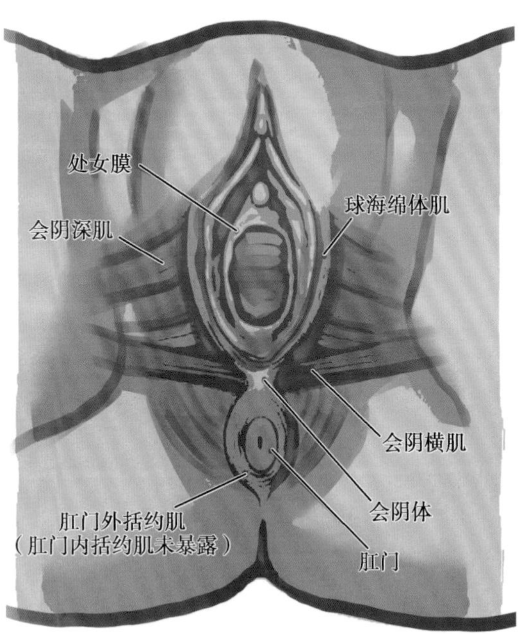

图 3-10　女性会阴的肌肉解剖

显示了受会阴部撕裂伤影响的肌肉。

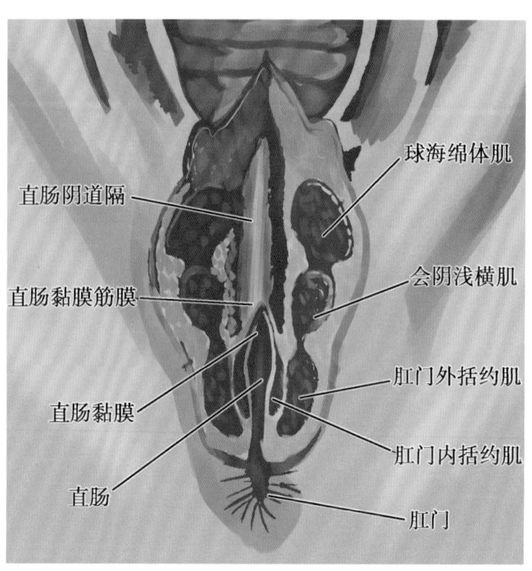

图 3-11 严重产科肛门括约肌损伤

包括会阴体(球海绵肌和会阴横肌)、肛门外括约肌和肛门内括约肌的破坏,导致直肠黏膜的破坏。

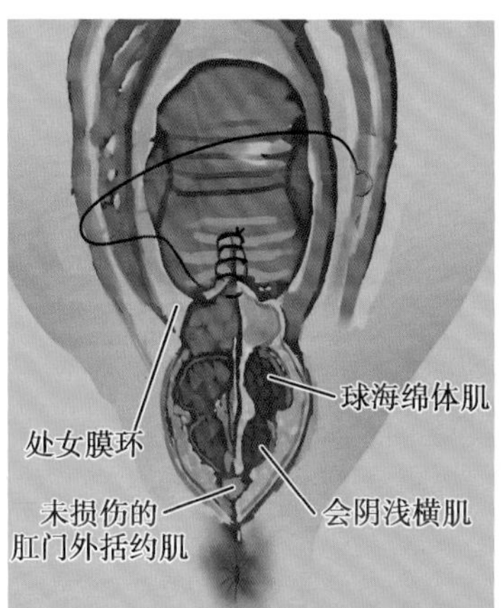

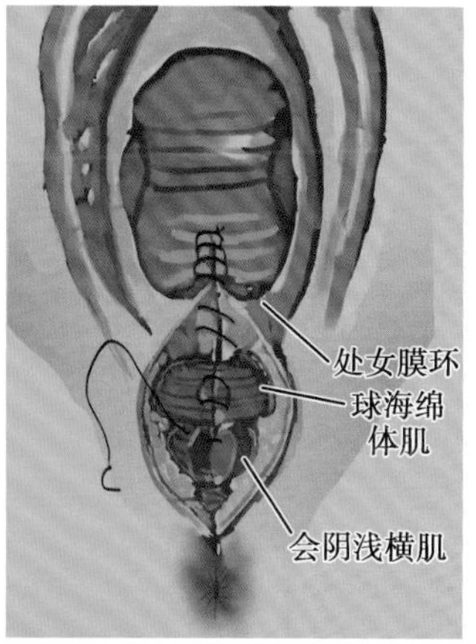

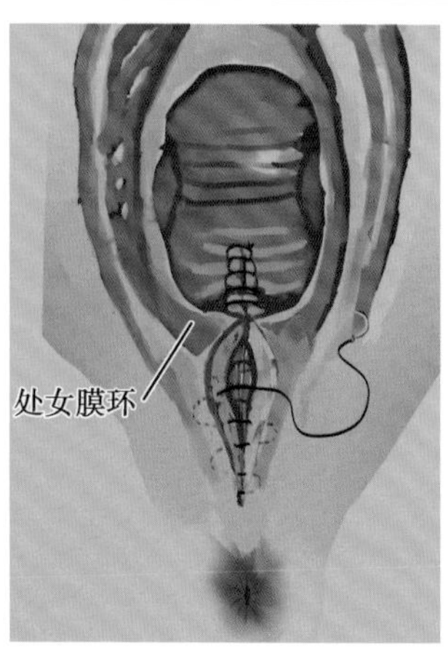

图 3-12 Ⅱ度裂伤的缝合

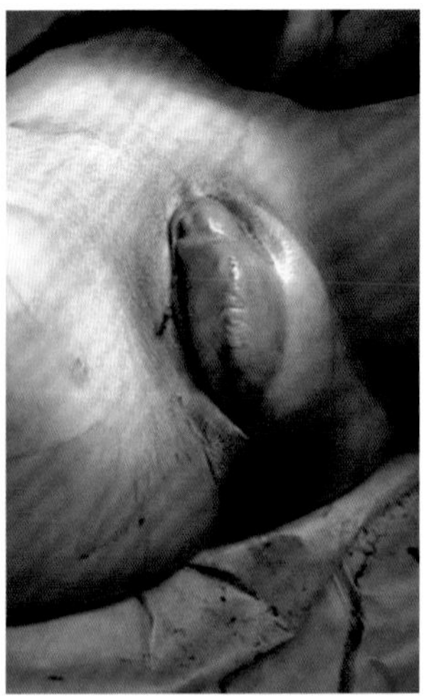

图 3-18 会阴血肿

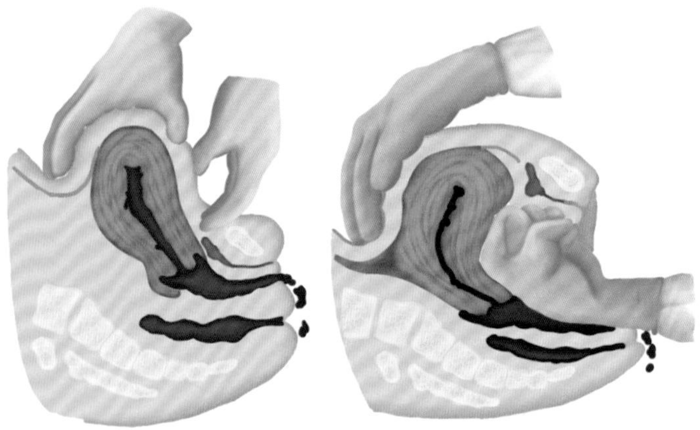

图 5-1 子宫按摩